AF494025

MALADIES DES FEMMES.

DES ULCÉRATIONS ET DES ULCÈRES

DU COL DE LA MATRICE

ET DE LEUR

TRAITEMENT.

OUVRAGES DU MÊME AUTEUR.

DES ABUS DE LA CAUTÉRISATION

ET DE LA

RÉSECTION DU COL

DANS LES

MALADIES DE LA MATRICE.

1846. — Un vol. in-8°. . . . . . 4 fr.

TRAITEMENT

RATIONNEL ET PRATIQUE

DES

ULCÉRATIONS DU COL DE LA MATRICE,

AVEC 27 FIGURES DONT 25 COLORIÉES.

1847. — Un vol. in-8°. . . . . . 6 fr.

DE LA LÉTHARGIE ET DES SIGNES QUI DISTINGUENT LA MORT RÉELLE DE LA MORT APPARENTE, brochure in-8°. 1830.

DANGER DES INHUMATIONS PRÉCIPITÉES APRÈS UNE BATAILLE, *Journal des sciences militaires*, t. 19, 57e liv.

HISTOIRE ABRÉGÉE DE QUELQUES AFFECTIONS QUI PEUVENT OCCASIONNER LA MORT SUBITE; indication des premiers secours à donner aux personnes qui en sont atteintes, brochure in-8°. — 2e édition, 1843. . . . . 2 fr.

TABLEAU SYNOPTIQUE DES MALADIES VÉNÉRIENNES.

Typographie FÉLIX MALTESTE et Ce, 18, rue des Deux-Portes-St-Sauveur,

MALADIES DES FEMMES.

DES ULCÉRATIONS ET DES ULCÈRES

DU COL DE LA MATRICE

ET DE LEUR

TRAITEMENT.

PAR F.-L. PICHARD,

Médecin de la Faculté de Médecine de Paris, Ancien élève des hôpitaux civils de Paris,
l'un des membres fondateurs de la Société phrénologique,
Chevalier de la Légion-d'Honneur.

Avec 8 planches, contenant 27 figures.

A PARIS,

CHEZ L'AUTEUR, 46, RUE SAINT-MERRY,

ET CHEZ GERMER-BAILLIÈRE, LIBRAIRE-ÉDITEUR,

RUE DE L'ÉCOLE DE-MÉDECINE, 17.

1848

AVIS AU LECTEUR.

Ce volume n'est pas un ouvrage nouveau, mais tout simplement la réunion de mes deux mémoires sur les ulcérations du col de l'utérus; mémoires qui ouvrent la série de mes *Recherches pratiques sur les maladies des femmes*, et qui ont pour but : le premier de démontrer que la *cautérisation* appliquée à ces altérations, comme méthode générale de traitement, n'était pas mieux fondée en pratique qu'en théorie; le second de décrire, avec tous les détails convenables, les *agens thérapeutiques*, tant internes qu'externes, sur la valeur desquels la raison et l'expérience se sont prononcées à cet égard.

Mon intention, en les réunissant, a été d'abord de les développer l'un par l'autre, et de montrer que si chacun d'eux, pris isolément, répondait exactement au titre sous lequel il a paru, ils formaient, à eux deux, un traité complet des affections auxquelles ils sont consacrés ; ensuite de répondre aux objections que leur publication a suscitées dans la presse médicale.

Ces objections ont généralement été bienveillantes et toutes convenables ; néanmoins quelques critiques, jugeant chacun de ces deux mémoires, bien plus par les lacunes qu'il pouvait offrir que par ce qu'il contenait réellement et qu'il devait seulement renfermer, ont reproché à quelques-unes de mes opinions de manquer sinon de base logique, du moins de développemens, et ont donné à quelques autres une interprétation qui ne découlait pas naturellement des faits et des raisons invoqués en leur faveur. Examinons-les avec quelques détails.

En publiant le premier de ces deux mémoires, celui qui n'a trait qu'aux *abus de la cautérisation*, je cédais à une profonde conviction ; mais je pouvais craindre que les esprits, encore dominés par l'espèce d'éclat dont quelques praticiens, haut placés dans la science, avaient su environner l'introduction de cette méthode de traitement, se méprissent sur mes intentions et ne vissent dans mon travail qu'une tentative d'opposition systématique. Il n'en a point été ainsi : Etonnées sans doute, qu'on me pardonne cette illusion, de la toute puissance des raisons que j'avais accumulées pour démontrer l'irrationnalité de cette méthode de traitement, quelques personnes me reprochèrent, les unes d'avoir accordé trop d'importance à une thérapeutique qui tombait tous les jours d'elle-même, d'autres, d'avoir exagéré ses inconvéniens pour avoir occasion de les faire ressortir, et, en tous cas, de ne pas avoir étayé mes opinions d'un assez grand nombre de faits pratiques.

Je n'accepte aucun de ces trois reproches : d'abord, il serait contraire à la vérité de dire qu'au moment où parut mon ouvrage (janvier 1846) la cautérisation perdait de son crédit, car jamais elle n'avait été d'un usage aussi fréquent, grâce au soutien qu'elle trouvait encore à la clinique de la Pitié, dans Lisfranc son plus ardent propagateur. Quelques médecins, dont je me suis fait un devoir de citer les noms et d'invoquer l'autorité, avaient bien déjà cherché à réduire à leur juste valeur les allégations exagérées des partisans de la cautérisation, et à ramener les praticiens à des vues plus conformes aux véritables principes de la science; mais ce que le sens pratique avait fait pressentir à cet égard à quelques-uns et ce que l'expérience prouvait journellement à quelques autres, personne n'avait encore eu le courage de lui donner le caractère d'une démonstration pour ainsi dire mathématique ; ce que, sans prévention, je crois avoir fait.

Ensuite, en quoi ai-je exagéré les inconvéniens de la cautérisation? Dire et prouver qu'elle est irrationnelle en tant que méthode générale du traitement des ulcérations du col de l'utérus (ce sont mes propres expressions) n'est pas la proscrire aveuglement, c'est borner son emploi aux cas qui peuvent réellement la réclamer ; c'est blâmer l'abus, mais non interdire l'usage. Enfin, prétendre que les faits manquent à mes assertions, ne me semble pas mieux fondé, puisque ce mémoire contient près de trente observations que j'ai eu soin d'emprunter à des auteurs connus dans la science, craignant que celles qui me sont propres, et dont le nombre est considérable, ne pussent être supposées avoir été choisies ou rédigées en vue de ma manière de voir.

Tout ce que j'ai dit de la cautérisation, employée comme

ressource banale ou moyen général de traitement, reste donc comme définitivement acquis à la science; et les critiques, adressées bien moins au fond même qu'à la forme de mon mémoire, n'empêcheront pas les personnes sincèrement attachées aux progrès de l'art, de me savoir gré des efforts que j'ai faits pour ramener les praticiens à des vues plus conformes à ce qu'une étude attentive et minutieuse des ulcérations de l'utérus nous apprend des formes si variées qu'elles peuvent revêtir, et des divers états généraux de l'économie sous l'influence desquels elles peuvent se déclarer.

Si de mon premier mémoire nous passons au second, consacré tout entier à l'exposé des moyens de traitement des ulcérations du col de l'utérus, que je crois utile de substituer à la cautérisation, il est venu immédiatement me disculper d'avoir fait, d'une question toute pratique, une affaire de simple critique. Mais, s'il a eu l'assentiment général comme ensemble de moyens curatifs, a-t-il satisfait tout le monde sous le point de vue des données pathologiques dont les moyens ne sont que la conséquence logique, que le résultat obligé? Malheureusement non; quelques personnes, oubliant le premier mémoire, dans lequel se trouvait consigné avec détail ce qui a rapport à l'étiologie, au caractère anatomique et à l'expression physiologique des diverses ulcérations de l'utérus, m'ont fait un reproche d'avoir présenté le moyen séparé de l'état maladif qui le motive ou le commande et ont trouvé que n'avoir accordé aux diverses parties dont se compose tout un traitement qu'un espace égal à celui qu'avait obtenu de moi la réfutation d'un seul moyen, était manquer d'ordre ou de méthode.

Mais les deux mémoires étant réunis, comme ils se trouvent dans ce volume, qu'on mette tout ce qui, dans le premier mémoire, traite des causes des ulcérations de l'utérus, immédiatement en tête de ce qui, dans le second, est consacré tant à leur diagnostic qu'à leur marche et à leurs caractères différentiels et on aura une question de pathologie, suffisamment exposée, pour servir d'introduction à la question thérapeutique. Qu'on reporte ensuite ce qui traite de la cautérisation du premier mémoire au second, au lieu où elle revient naturellement comme moyen auquel on peut avoir recours, et la question thérapeutique se trouve ainsi complète.

Les détails dans lesquels j'ai jugé convenable d'entrer au sujet de chaque objet dont se compose le traitement des ulcérations de l'utérus, ont aussi fait dire à un critique qui a analysé mon second mémoire, qu'il se présentait plus sous l'aspect d'un travail de matière médicale que de thérapeutiqne proprement dite; mais, je l'ai déjà dit, convaincu que si les praticiens se sont inconsidérément jetés dans ces derniers temps du côté de la cautérisation pour le traitement des maladies qui nous occupent, c'était bien moins parce que la science était dépourvue de moyens à leur égard que parce qu'on avait généralement négligé de faire de ces moyens une étude minutieuse et véritablement pratique : j'ai cru que rien n'était à dédaigner dans leur description, et ne reculant pas devant ce que certaines de ces descriptions pouvaient avoir de fastidieux, j'ai craint de ne pécher que par brièveté.

Mais, pour reconnaître que les détails accordés à l'application du moyen ne m'ont pas fait oublier l'étude du principe en vertu duquel est faite cette application, qu'on consulte, par exemple, tout ce qui a été dit soit de l'emploi de la saignée, tant déplétive que révulsive, dans les affections de l'utérus en général, et en particulier, dans les cas qui nous occupent, soit de l'immobilité à laquelle on condamne la plupart des femmes en proie à ces maladies, soit, enfin, de diverses méthodes de traitement nouvellement proposées, comme l'historique et le mode d'emploi des pansements directs, du tamponnement du vagin, des injections intra-utérines, etc., et on sera forcé de reconnaître, dis-je, que le reproche d'avoir traité les questions plutôt comme objets de matière médicale que comme objets de thérapeutique, n'était nullement fondé.

Je pense donc être dans le vrai en prétendant que mes deux mémoires forment, par leur réunion, un *Traité complet des ulcérations et des ulcères de l'utérus*, envisagés tant sous le rapport des causes, soit locales, soit générales, sous l'influence desquelles elles peuvent se développer, que sous le point de vue de leur traitement. Pour en avoir la preuve il suffit de mettre à leur place naturelle les objets que le titre particulier de chacun de mes deux mémoires m'a obligé à décrire séparément, et on verra que par leur rapprochement méthodique, rien de ce qui doit essentiellement composer une monographie n'a été omis et que tout occupe bien réellement l'étendue qu'exige son importance; ainsi :

Tout ce qu'il importe de connaître sur les ulcérations

de l'utérus se trouve donc réuni. Si la critique que j'ai faite de la cautérisation occupe à elle seule plus d'étendue que l'exposé des moyens dont je pense avec raison qu'elle a usurpé la place, c'est qu'il m'a paru utile de déblayer avant d'édifier, d'indiquer l'écueil avant d'ouvrir la voie. Cinquante-quatre observations recueillies dans ce volume lui donnent d'ailleurs un caractère pratique que personne ne pourrait, sans injustice, lui contester et forment une source où plus d'un auteur, s'occupant des maladies des femmes, s'est déjà empressé d'aller puiser.

Le soin que j'ai mis jusqu'ici et que je mettrai toujours à citer les auteurs auxquels je fais des emprunts, aurait dû sans doute faire aux personnes qui, depuis la publication de mes deux mémoires, ont écrit sur le sujet auquel ils sont consacrés, et qui ont adopté mes opinions ou profité des faits que j'apportais à leur appui, un devoir de me citer; telle est, malheureusement, la fatale tendance des esprits à notre époque, que la justice distributive semble être la moindre des obligations pour les écrivains. On croit n'avoir jamais partagé une erreur dès le moment où elle vous est bien démontrée, et on adopte immédiatement comme sa propriété une vérité dont on ne se doutait même pas la veille, sans tenir compte des peines qu'elle a coutées à celui qui l'a proclamée le premier.

Le *pessima medicum invidia* serait-il encore de notre temps? Je n'ose le soutenir; mais ce que je crois pouvoir affirmer, c'est que dans tous mes écrits je suivrai la marche déjà suivie; c'est-à-dire que je rendrai toujours justice à qui de droit; quand je mettrai à profit les recherches d'un auteur, pour appuyer mon opinion, je le citerai, et lorsque je ne partagerai pas sa manière de voir, je le combattrai loyalement, ne lui ferai dire que ce qu'il a réellement voulu dire, et ne donnerai à ses idées que l'interprétation qu'il a voulu leur donner lui-même.

Je me montrerai bientôt fidèle à ces engagemens dans les *recherches* que j'ai actuellement sous presse sur les *affections cancéreuses en général*, et en *particulier sur celles du sein et de la matrice.*

Dans le dispensaire destiné aux *maladies des femmes*, que je fonde à Paris, rue Royer-Collard, 17, je mettrai en pratique la méthode de traitement indiquée dans mes ouvrages.

AVANT-PROPOS.

Si les progrès d'un art étaient toujours proportionnés au nombre des écrits à la publication desquels il sert de prétexte, la médecine pourrait se flatter de toucher aujourd'hui à un état de perfectionnement jusqu'alors inconnu, parce que jamais sa littérature n'a été plus productive, pour ne pas dire plus encombrée.

Avouons-le franchement : parmi cette multitude d'écrits il en est très peu qui soient frappés au coin d'une véritable utilité pratique, peu qui portent le cachet d'un progrès incontestable. Ceux qui sont publiés dans l'intérêt de ce qu'on est convenu d'appeler *la science*, paraissent en effet avoir pour but bien plus de remettre en doute des questions physiologiques déjà résolues, que d'en déduire les conséquences immédiatement applicables au traitement des maladies; tandis que ceux qui touchent à l'art proprement dit s'occupent ordinairement de modifier les détails, et négligent d'attaquer les principes, seul moyen cependant de perfectionner le fond même des choses.

Eh bien! que résulte-t-il de cette direction donnée aux études? C'est qu'en définitive notre richesse est plus apparente que réelle; aussi certaines parties, et des plus importantes, restent-elles renfermées dans le cercle étroit d'une pratique routinière et paraissent-elles immobilisées entre les mains de quelques hommes qui les exploitent comme une propriété dont ils n'ont qu'à recueillir les fruits, sans se croire obligés d'en améliorer le terrain : tel est, par exemple, le traitement des maladies de la matrice. Aucun autre point en médecine n'a fait éclore, dans ces derniers temps, un plus grand nombre d'écrits; aucun surtout ne s'est trouvé, depuis une vingtaine d'années, dans des circonstances plus favorables à son avancement : d'abord la découverte, ou, pour mieux dire, la réhabilitation du spéculum (1), qui a permis d'aider et de rectifier les indications toujours insuffisantes et souvent même infidèles du toucher; puis les progrès de la raison qui ont fait un devoir aux dames de sacrifier le préjugé, qui les arrêtait autrefois, à la nécessité de s'éclairer sur la véritable na-

(1) Nous disons réhabilitation, car cet utile instrument, dont on attribue la découverte à M. Récamier, était parfaitement connu des anciens ; témoin cette phrase extraite d'une traduction qui fut donnée en 1610 du traité latin des maladies des femmes, de Jean Liébaut, page 485. « A celles (les verrues) qui seront profondes et qui ne se pourront voir, faudra mettre le *speculum matricis*, dedans le col de la matrice afin qu'on les puisse voir et toucher. »

ture des souffrances qu'elles peuvent éprouver. Tout s'est donc réuni pour donner au traitement de ces maladies un degré de certitude et de précision auquel aucun autre ne pourrait prétendre.

Et cependant quelle importante découverte a-t-on faite de nos jours dans ce champ si vaste et si fertile? Quel principe fondamental a même dirigé les vues de ceux qui s'en sont adjugé l'exploitation? Certes ce sont là deux questions qui sont loin d'être résolues à la satisfaction des praticiens consciencieux, qui, aux illusions de la théorie, aux inspirations du raisonnement, préfèrent les sages enseignemens de l'analyse et de l'expérimentation. Ouvrez en effet tant les écrits que leur volume a fait décorer du titre pompeux de traités *ex professo*, que ceux consacrés seulement à quelques points isolés de l'histoire soit physiologique, soit pathologique de l'utérus, et partout vous trouverez incertitude et contradiction.

Les uns, partant de cette idée de Van Helmont, que la femme est tout ce qu'elle est à cause de la matrice (*propter solum uterum mulier est id quod est*), ont fait de l'utérus un organe tout à fait à part qui formait dans la femme comme une sorte de *sensorium commune*, devenant tour à tour, suivant le besoin, le point de départ ou l'aboutissant de toutes les maladies du sexe, dont il est, suivant eux, le caractère distinctif.

Les autres, au contraire, n'ont vu en lui qu'un réceptacle fibreux destiné à recevoir le produit de la conception, soumis aux lois de la vitalité générale, rien de plus, et dont l'absence par conséquent n'altérait en aucune manière la physionomie tant morale que physique de la femme.

Les premiers dès lors, basant leur pratique sur la théorie qui leur faisait voir dans un utérus malade autre chose que de simples dérangemens organiques, en ont fait une sorte de *noli me tangere*, craignant, par la plus légère médication appliquée sur cet organe, d'éveiller de nombreuses sympathies et de jeter ainsi le trouble dans toute l'économie. Aussi pour le traitement de ces maladies ils ont prescrit une réserve et une prudence telles, que les jours d'une infinité de malades ont été compromis, tandis qu'avec des moyens simples employés avec tout le discernement convenable et en temps opportun elles eussent infailliblement guéri.

Les seconds étant parvenus à démontrer d'une manière à peu près péremptoire, que certaines maladies de cet ordre, et des plus graves, peuvent débuter, poursuivre leur marche, faire des progrès immenses, détruire des portions de l'organe, non pas, comme ils le disent, sans que la femme en ait la conscience, mais sans déterminer des douleurs locales proportionnées à l'intensité du mal, ont adopté les vues thérapeutiques les plus incendiaires, voyant partout l'occasion d'appliquer le fer ou le feu.

De quel côté est l'erreur; où donc est la vérité? Il est difficile de le dire positivement; car ces deux opinions, sur lesquelles on est depuis si longtemps divisé, sont essentiellement fausses, considérées l'une et l'autre dans leur expression générale, surtout dans les conséquences qu'on s'est hâté d'en déduire de part et d'autre pour appuyer des vues pratiques préconçues, et finalement elles ne pèchent que par leur propre exagération; c'est ce qu'il est facile de démontrer.

En effet les physiologistes qui font jouer à la matrice un rôle exceptionnel dans l'organisation de la femme et la dotent d'attributs nerveux qui en font comme un nouveau centre de sensations complétement étranger à l'autre sexe, se fondent sur cette pensée, qu'elle est l'organe distinctif de la femme, celui sans lequel *elle ne serait pas ce qu'elle est;* mais ils commettent en cela une erreur capitale par des raisons sans réplique, qui pourtant ont échappé à l'attention de leurs adversaires, ou sur laquelle ceux-ci n'ont point assez appuyé : d'abord que plusieurs femmes, portant tous les caractères extérieurs de leur sexe, ont néanmoins à leur mort été trouvées complétement dépourvues de matrice, ainsi que MM. Renauldin, Lieutaud, Breschet, Mayer, Béclard, Rault, etc., en rapportent des exemples ; nous-même, en disséquant en 1815 ou 1816 dans l'amphithéâtre de l'hôpital de la Pitié (1), en avons rencontré un cas fort remarquable ; ensuite que le produit de la conception (à laquelle est spécialement vouée la femme) peut parfaitement se développer tout à fait en dehors de la matrice, comme l'attestent les innombrables exemples de grossesses extra-utérines consignés dans les traités d'accouchemens ; enfin que plusieurs maladies nerveuses dont on a

(1) Cet amphithéâtre était alors sous la direction de M. Serres.

placé le siège ou le point de départ dans la matrice, comme l'hystérie, ont été observées non seulement sur des hommes, mais encore sur des femmes chez lesquelles cet organe, ou n'existait pas, ou était remplacé par un simple tubercule fibro-cartilagineux, ainsi que cela s'est offert il y a quelques années à l'examen du docteur Dance.

Cependant est-il rationnel de conclure de ces faits incontestables que la matrice n'est pas un organe important et que l'étude spéciale et minutieuse de ses maladies l'ait été en pure perte? Non sans doute; car partie intégrante d'un système d'organes dont l'ensemble fonctionnel a pour résultat le phénomène mystérieux de la reproduction, elle doit nécessairement porter en elle une partie des causes qui impressionnent si profondément la femme. En ne la considérant même que sous le point de vue du rôle qui lui est principalement départi dans l'accomplissement du grand acte auquel elle concourt, celui d'être l'intermédiaire entre l'agent fécondant et l'organe à féconder, de recevoir et de mettre au jour le produit de la conception, on serait déjà obligé de reconnaître combien il est nécessaire de prévenir les altérations de forme, de texture, de vitalité dont elle peut être le siège, d'arrêter ces altérations dès leur début s'il a été impossible de les prévenir, enfin d'éviter, le plus possible, dans leur traitement, tout ce qui peut porter atteinte à son intégrité. Sur quoi d'ailleurs se fonde-t-on pour excuser l'emploi des moyens extrêmes et souvent destructeurs adoptés aujourd'hui par un grand nombre de praticiens dans le traitement des maladies de la matrice? On éprouve vraiment quelqu'embarras, pour ne pas dire quelque honte à le déclarer : sur ce que, disent-ils les, nerfs de cet organe ne seraient pas en rapport avec son volume et l'exquise sensibilité qu'on lui a généralement supposée ; sur ce que quelques-unes de ses parties, précisément celles qui seraient accessibles au toucher et à la vue, et sur lesquelles nos moyens de traitement peuvent par conséquent agir directement, en seraient en partie dépourvues. Mais depuis quand a-t-on établi en principe que la sensibilité ou pour mieux dire la susceptibilité et surtout celle des tissus morbides dût toujours se mesurer au nombre et au volume des cordons nerveux qu'ils reçoivent? Ne sait-on pas que les organes dans la trame desquels on n'a point encore réussi à découvrir de nerfs proprement dits, comme les os et quelques parties des membranes séreuses, sont ceux mêmes qui, dans certaines circonstances pathologiques, deviennent le siège des plus vives douleurs et jettent parfois le trouble le plus profond dans toute l'économie?

D'ailleurs est-il bien vrai que le col de l'utérus soit dépourvu de filets nerveux, comme l'avancent les partisans des traitemens extrêmes dont ce mémoire est destiné à faire ressortir les inconvéniens? Non assurément, et pour quiconque a disséqué avec soin il reste évident que des nerfs que la matrice reçoit tant du plexus sacré que du système ganglionnaire par les plexus rénal et hypogastrique, les premiers se distribuent presqu'entièrement à son col; il est de même loin d'être clairement démontré que des maladies graves, même de complètes dégénérescences de la matrice, pouvaient avoir lieu pour ainsi dire à l'insu des femmes. Si de fortes douleurs n'accompagnent pas toujours ces maladies, elles se trahissent néanmoins par des troubles généraux qui n'échappent jamais au médecin observateur qui en a fait une étude spéciale. Enfin parmi les femmes qui sont citées comme n'ayant que peu souffert au début d'affections de la matrice, combien n'y en a-t-il pas eu qui, par une réserve naturelle à leur sexe, n'ont osé se plaindre qu'à la dernière extrémité!

En résumé, nous avions raison d'avancer que les deux opinions qui ont aujourd'hui cours dans la science sur l'importance fonctionnelle de la matrice, si contradictoires au premier abord, se rapprochent cependant quand on les dépouille de l'exagération dont elles portent toutes deux l'empreinte. Réduites l'une et l'autre aux faits généraux dûment appréciables sur lesquels elles se fondent, elles nous obligent à en tirer cette conséquence rigoureuse, que si d'un côté on a exagéré le rôle que joue la matrice dans l'économie au point de la croire régie par des lois exceptionnelles et de supposer ses maladies inaccessibles aux ressources générales de la thérapeutique; d'un autre côté, il serait imprudent de penser qu'on peut employer à son égard des traitemens violens sans avoir à craindre ou de favoriser la tendance que peut avoir son propre tissu à se désorganiser ou de jeter le trouble dans le cercle du système organique dont elle forme évidemment un des points principaux et qui domine si impérieusement toute la femme.

Il en est de même des deux opinions qui partagent aujourd'hui les praticiens sur les chances que fait courir à la femme la cessation du flux périodique auquel elle est mensuellement soumise ; tandis que les uns persistent à voir cette cessation comme le prélude d'une foule de maladies ou d'incommodités auxquelles peu de femmes ont l'avantage de se soustraire, les autres (1) n'y voient qu'une fonction de moins, et basant leur jugement à cet égard sur les tables de mortalité qui, en définitive, ne montrent pas un surcroît bien notable pour les femmes de quarante à cinquante ans, traitent de chimérique tout ce qu'on a écrit à ce sujet. Que fait en cette circonstance le praticien qui se dégage de toute idée préconçue et se laisse avant tout guider par l'expérience et une sage apprécia-

(1) C. Lachaise, *Topographie médicale de Paris*, p. 224; et *Hygiène physiologique de la femme*, p. 413.

tion des vues de la nature? Il reproche aux premiers d'avoir fait de cette période de la vie de la femme un tableau dont les faits ne justifient pas les sombres couleurs, et fait observer aux autres que s'il ne succombe pas beaucoup plus de femmes à cette époque qu'à toute autre période de leur existence, il n'en reste pas moins positivement établi que la vitalité exceptionnelle dont l'appareil génital cesse d'être le siége en ce moment peut, par une fausse répartition entre tous les points de l'organisme, être la cause directe de plusieurs maladies auxquelles les femmes succombent plus tard.

Malheureusement, ce n'est pas seulement sur le principe, c'est-à-dire sur l'étendue des attributs de la matrice que l'on est en désaccord; les praticiens sont encore bien loin de s'entendre sur le caractère propre de ses diverses maladies. Chacun ici a voulu avoir son opinion, et, il faut bien le dire, cette opinion a été dictée bien moins par une sage étude des choses que par le désir de faire triompher tel moyen de traitement au préjudice de tel autre.

Ainsi, ce qui n'est pour l'un qu'un simple gonflement inflammatoire dont le repos et quelques bains doivent promptement faire justice, est pour l'autre une induration hypertrophique, point de départ inévitable d'une dégénérescence squirrheuse qui ne peut céder qu'à un traitement général des plus compliqués; là où le premier ne voit qu'un léger changement de couleur à la muqueuse, l'autre y voit un commencement d'ulcération que la cautérisation peut seule arrêter dans sa marche; enfin, certains praticiens diagnostiquent des chutes ou des prolapsus quand il n'y a en réalité que de simples abaissemens (ou des inflexions), comme cela se voit chez le plus grand nombre de femmes qui ont été plusieurs fois mères ; il en est de même pour la plupart des autres maladies dont la matrice peut être le siége.

Toutefois, on comprend aisément qu'il n'est pas toujours facile de s'entendre et d'être d'accord sur les affections d'un organe qui, bien qu'accessible à nos moyens d'investigation, demande cependant, pour être exploré convenablement, une grande attention et beaucoup l'habitude; parce qu'avec les meilleures intentions possibles, on peut encore commettre des erreurs. D'ailleurs si des personnes ont des motifs quelconques de soutenir comme vraie telle ou telle assertion, il est extrêmement difficile de leur démontrer en quoi elles s'écartent de la vérité.

Prouvons d'abord par un exemple déduit de l'étude sommaire de la matrice, considérée soit sous le point de vue de sa position, soit sous le rapport de sa texture organique, que les moyens généralement appliqués au traitement de ses diverses maladies non seulemen ne répondent pas aux indications qui ressortent rationnellement de cette étude, mais leur sont dans bien des cas complètement opposés.

Placée comme nous le savons dans l'excavation du bassin, entre le rectum et la vessie, sa petite extrémité ou son sommet en bas un peu en avant, et sa grosse extrémité ou base en haut un peu en arrière, la matrice est maintenue comme appendue dans cette position au moyen de deux ligamens qui se rendent horizontalement de droite à gauche et de gauche à droite sur les côtés du bassin à peu près à la hauteur des aines. Dans l'état primitif ces ligamens sont assez fermes et assez fortement tendus pour soutenir à eux seuls l'organe; mais pour peu qu'ils aient été distendus par le poids de ce dernier (accru par le produit de la conception ou par toute autre cause), ils l'abandonneraient à lui-même si une nouvelle puissance ne le soutenait pas dans le sens même suivant lequel il a une tendance naturelle à s'abaisser, c'est-à-dire de haut en bas et un peu d'arrière en avant. Or cet obstacle est (en partie) formé par le vagin, espèce de colonne fibro-membraneuse qui, s'insérant autour du col de l'utérus et ayant dans l'état normal ses parois constamment accolées l'une à l'autre, forme un plan assez résistant pour ne pas être aisément vaincu; mais qu'une cause quelconque vienne à porter atteinte à la contractilité de la membrane fibreuse de ce canal, il cessera de revenir sur lui-même et livrera passage à la matrice qui lui est superposée. Comment remédiera-t-on à cette chute ou descente de la matrice? En la soutenant au moyen de pessaires, espèce de bouchons qui, introduits dans le vagin jusqu'à son extrémité supérieure, le distendent fortement pour aller prendre leurs points d'appui transversalement sur les côtés de l'excavation du bassin et former ainsi un plancher ou support artificiel, suppléant les anneaux fibreux qui ont fait défaut. C'est-à-dire qu'on remédie aux chutes ou descentes de la matrice par des moyens qui ne font qu'augmenter les causes sous l'influence desquelles elles se forment; c'est ce que nous développerons plus tard, lorsque dans le mémoire que nous consacrerons spécialement à ces maladies nous expliquerons nos vues sur les indications qui ressortent de la détermination précise de leurs causes et que nous indiquerons les véritables moyens de remédier aux innombrables inconvéniens qu'elles entraînent toujours, et même de les guérir complètement.

Cet exemple que nous avons pris à dessein en dehors des questions à la solution desquelles est spécialement consacré ce premier mémoire, suffit, il nous semble, pour démontrer jusqu'à la dernière évidence que nous sommes dans le vrai en affirmant que le traitement des maladies de la matrice, non seulement est beaucoup moins avancé que ne pourrait le faire croire le grand nombre d'écrits qui lui sont journellement consacrés, mais encore qu'il est dans bien des cas en contradiction flagrante avec ce que nous savons de bien positif sur cet organe considéré sous le seul rapport anatomique.

Maintenant a-t-on été bien juste, bien sincère dans la détermination relative des cas graves propres à ces maladies? Sans vouloir jouer ici le rôle dangereux d'optimiste, il nous est encore permis d'en douter et de croire qu'on a mis à cet égard quelqu'exagération. Nous en donnerons pour preuve le tableau placé à la fin de ce mémoire.

Si l'on n'examinait ce tableau que d'une manière superficielle, on pourrait peut-être trouver que, loin de déposer en faveur de notre opinion, il vient, au contraire, corroborer les assertions des praticiens qui voient chez toutes les femmes des maladies de la matrice; puisque sur 800 femmes prises indistinctement, 102 seulement n'en ont pas offert de traces apparentes. Mais pour n'en tirer que les conséquences qu'il exprime directement, il faut d'abord remarquer que tous les individus sur lesquels il porte sont des femmes malades, puisque toutes avaient été admises dans les hôpitaux. Déjà sous ce rapport on ne pourrait rien conclure relativement à la fréquence des maladies de la matrice que nous croyons cependant être très communes; mais la grande question pour nous dans ce moment est de savoir combien, sur un nombre donné de femmes qui en sont atteintes, il y en a de frappées d'une manière grave.

Or nous trouvons ce nombre de 800, défalcation faite des 102 entièrement exemptes de maladies des voies utérines, réduit à 698. Il y en avait 48 frappées d'atrophie, altération pour laquelle on ne reçoit pas généralement les secours de l'art; 116 portant vers l'utérus lui-même, ainsi que vers ses annexes, des fausses membranes, dont la présence est rarement révélée par de graves incommodités; enfin 250 chez lesquelles une partie quelconque de l'appareil génital offrait de la rougeur à divers degrés, mais sans altération organique. Donc sur 698 malades on en trouve déjà 414 affectées d'états pathologiques pour la plupart sans gravité; restent seulement 284 de sérieusement atteintes, dont 146 d'hypertrophie, 84 tant d'ulcérations que d'ulcères, et 54 de granulations du col; remarquons encore que les cas d'hypertrophie et d'ulcération ne portent pas tous sur l'utérus, puisque parmi ceux d'ulcères ou de simples ulcérations, par exemple, on en compte déjà 12 siégeant seulement dans le vagin sans avoir aucune communication avec l'utérus.

D'ailleurs, sans méconnaître l'influence que les progrès de la civilisation exercent sur la fréquence et la gravité des affections de la matrice, particulièrement sur celles de ces affections qui prennent un caractère vraiment alarmant (1), on est encore obligé d'avouer que la mortalité qu'elles occasionnent est beaucoup au dessous de ce que pourraient faire supposer et les craintes des femmes et les assertions de certains praticiens. Il résulte en effet d'un dépouillement que M. le docteur Tanchou a fait des tableaux de mortalité de la ville de Paris, pour les onze années qui se sont écoulées de 1830 à 1840 inclusivement, que sur le chiffre total de 382,851 décès, dont 188,116 femmes, 2,996 seulement peuvent être attribués à des cancers de l'utérus (2).

Maintenant on nous demandera peut-être pourquoi, après avoir avancé et cherché à démontrer qu'il y avait peu de points importans

(1) On a fait cette remarque en comparant le nombre des maladies cancéreuses de la matrice qui sévissent sur les femmes des grandes villes à celui que présentent les femmes des campagnes où il est incontestablement moindre, puis des pays peu avancés en civilisation, où il est presque nul.

(2) *Recherches sur le traitement médical des tumeurs cancéreuses*, 1844.

de l'histoire pathologique de la femme et en particulier de la matrice qui ne méritassent d'être étudiés de nouveau sous le point de vue pratique, nous avons écrit sur cet objet des mémoires isolés plutôt que de publier un traité complet. Par cette raison bien simple que, dans un traité prétendu complet, sur un point quelconque de l'art, les questions pratiques sont souvent sacrifiées aux discussions de pure théorie, et que dans le cours de ces discussions on est forcément réduit à répéter ce qui a déjà été dit cent fois, dont quatre-vingt-dix-huit au moins sans avancement et sans utilité bien évidente. En se concentrant au contraire sur un seul point on se trouve de toute nécessité obligé de l'étudier dans ses élémens spéciaux, de l'envisager sous tous ses points de vue, et surtout d'en déduire des corollaires précis sur lesquels peut aisément s'arrêter la controverse. Aussi, aurons-nous le soin dans les mémoires dont la publication suivra de près celui-ci de réfuter toutes les objections qui pourraient nous arriver d'une critique honnête et consciencieuse, c'est-à-dire semblable à celle dont nous userons nous-même envers les personnes desquelles nous ne partageons pas les opinions médicales.

Si nous n'avions suivi que l'ordre naturel des choses, nous aurions commencé notre travail, qui n'est au fond qu'une revue de l'état actuel du traitement des maladies de la femme et en particulier des affections de la matrice, par l'examen de questions d'un ordre moins élevé que celles qui se rattachent au traitement des ulcérations et de diverses altérations organiques dont la matrice peut être le siége, et pour lesquelles sont proposés les deux modes de traitement (cautérisation, résection), dont nous voulons surtout, quant au premier, non pas proscrire l'emploi d'une manière absolue, mais faire ressortir l'inutilité et les dangers comme méthode générale; car dans un moment où la valeur des opinions en médecine, comme en toute autre chose, se mesure moins au nom et au titre de leurs partisans qu'à la solidité des principes sur lesquels elles reposent, il nous a semblé que ne partageant pas les vues qui ont servi de base à l'introduction de ces moyens dans le champ déjà si vaste et si hérissé de la thérapeutique, il était de notre devoir de faire servir à leur réfutation les faits que vingt-cinq années d'observation nous ont mis à même de recueillir et les conséquences pratiques que nous en avons déduites, tant de ces faits que de ceux contenus dans les travaux le plus récemment écrits sur la matière. Nous saisirons cette occasion de faire remarquer que si nous n'avons pas tiré toutes les observations de notre propre fonds, ce n'est pas que nous n'en ayons eu une suffisante quantité; mais nous avons pensé qu'en les puisant à des sources étrangères nous enlevions ainsi tout prétexte aux récriminations de la critique; l'esprit en effet est sujet à tant d'illusions qu'on a souvent lieu, et avec raison, de reprocher aux auteurs qui tirent exclusivement leurs inductions de leur propre expérience, une certaine tendance à choisir les matériaux qui s'accordent le mieux au point de vue dont ils sont préoccupés, à en exagérer les circonstances ou à les omettre, ou même à dénaturer celles qui ne leur sont pas favorables; enfin en tout état de cause, dussions-nous être placé par ceux dont nous contrarions ainsi les vues et peut-être aussi les intérêts parmi les praticiens stationnaires, nous nous consolerons aisément en pensant que nous avons signalé un écueil auquel peut succomber l'inexpérience de tant de jeunes praticiens. *Tout mouvement serait-il donc progrès ; et ne serait-ce qu'en compliquant notre art qu'on peut espérer de le perfectionner?*

DES ABUS

DE LA

CAUTÉRISATION ET DE LA RÉSECTION

DANS LE TRAITEMENT

DES

MALADIES DE LA MATRICE.

Trois conditions sont utiles à un moyen quelconque de traitement pour qu'il puisse prendre rang parmi les ressources dont la médecine peut, dans la généralité des cas, invoquer le secours contre une maladie donnée : la première, c'est qu'il agisse en sens contraire des causes qui ont occasionné ou qui entretiennent cette maladie ; la seconde, qu'il soit non seulement en rapport avec les connaissances tant anatomiques que physiologiques acquises sur l'organe auquel il s'adresse, mais encore directement déduit de ces connaissances ; la troisième enfin, qu'il ait subi l'épreuve du temps, c'est-à-dire reçu la sanction de l'expérience, et, ce dont tout le monde convient aussi, c'est que si de ces trois conditions l'une est vraiment indispensable, c'est bien assurément la dernière.

La cautérisation employée comme moyen général de traitement des ulcérations de la matrice, et la résection du col de cet organe donnée comme une ressource rationnelle propre à arrêter sa dégénérescence organique, disons même sa dégénérescence cancéreuse, rentrent-elles dans ces trois conditions?

Nous pensons qu'il nous est permis d'en douter, et nous allons exposer les raisons sur lesquelles nous croyons pouvoir établir ce doute, en commençant par celles qui ressortent de l'étude anatomique.

I

RAISONS DÉDUITES DE L'ÉTUDE ANATOMIQUE.

Tous les auteurs qui ont écrit l'histoire de notre art s'accordent à reconnaître qu'il n'est point d'organe sur la contexture intime duquel les anatomistes aient plus varié, partant, plus disserté que sur la matrice, et il faut convenir que malgré tant de débats et tant de travaux la question est encore bien loin d'être entièrement résolue.

Chargé, dans le phénomène si imposant et si extraordinaire de la reproduction de l'espèce, de recevoir le nouvel être, de le nourrir jusqu'au moment où il peut être mis en rapport avec les agens extérieurs, puis enfin de le mettre au jour, cet organe offre en effet l'exemple unique d'un viscère, qui, sans perdre en rien de sa densité, de son épaisseur et même de sa faculté contractile, se laisse distendre, se débarrasse de lui-même à point nommé de son contenu, et revient à son état primitif, sans laisser de traces bien apparentes de la distension qu'il a subie. C'est bien là sans contredit l'apanage du tissu fibreux; aussi plusieurs auteurs ont-ils comparé la matrice à un muscle (1); et cependant examinée à l'œil nu, son tissu propre ne paraît formé que par une substance homogène, parsemée d'un grand nombre de petits vaisseaux et dans laquelle on ne distingue aucune apparence de fibre musculaire, d'où quelques autres ont cru pouvoir conclure que toute comparaison qu'on pourrait établir entre elle et un muscle est sans fondement (2).

Mais avant de prétendre que la texture de la matrice n'était pas musculaire, il eût fallu, ainsi que l'observe avec raison M. le professeur Velpeau (3), déterminer les caractères du tissu musculaire en général.

(1) C'était l'opinion de Vésale, Ruysch, Hunter, Haller, Levret, Rodœrer, Alphonse Leroy, etc.

(2) C'est ainsi que pensaient Boerhaave, Malpighi, Albinus, Porter, Blumenbach, etc.

(3) *Traité de l'art des Accouchemens*, 2e édition, 1834.

On eût dès lors été forcé de reconnaître que nulle part le tissu cellulo-fibreux élastique et jaunâtre, qui ailleurs forme la trame d'une infinité d'autres organes, n'est plus abondant que dans la matrice; ce caractère fibreux et même musculaire se révèle d'ailleurs au plus haut degré sous l'influence de la grossesse.

Après le tissu fibreux, qui forme l'essence, pour ainsi dire, du corps de la matrice, qu'on pourrait même appeler son élément fonctionnel, celui qui y domine le plus, est le vasculaire ; les veines surtout y sont si nombreuses, que si on coupe un utérus en deux parties, dans quelque sens que ce soit, et qu'on examine au microscope les surfaces des parties aux points divisés, on voit le sang suinter d'une infinité de bouches béantes. Légèrement injectées avec de la cire et séparées du tissu propre, ainsi qu'on le voit dans une belle préparation du nouveau musée anatomique de la Faculté, ces veines forment par leurs circonvolutions un réseau noueux imitant un assemblage de varices.

Les anciens nommaient ces nodosités les sinus utérins, et ne les croyaient là que pour fournir le sang menstruel. Les modernes pensent que ces veines ne sont flexueuses que pour se redresser par l'abord du sang qui se porte à l'utérus au moment de la grossesse, et contribuer ainsi à son accroissement.

Les vaisseaux lymphatiques sont aussi tellement nombreux, que, bien que peu apparens dans l'état ordinaire, ils deviennent pendant la grossesse presque aussi gros qu'une plume d'oie (1). Quant aux nerfs, ils naissent des plexus rénaux et mésentériques inférieurs, puis des grands intercostaux et des sacrés, pour aller se distribuer jusqu'au museau de tanche, et attachent ainsi la matrice à la vie organique et à la vie animale ; mais infiniment plus à la première qu'à la seconde.

De la disposition de cet appareil, qui donne à l'utérus sa sensibilité et sa force contractile, si manifestes dans certaines circonstances, il résulte que le col de l'utérus dans toute sa longueur, et le vagin qui l'enveloppe, peuvent éprouver des sensations de tact (ce qui provient de leurs rapports avec les nerfs sacrés appartenant au système cérébro-spinal), que le corps de cet organe ne ressent que peu l'action d'agens vulnérans, celle même de maladies graves, au point de détruire sa texture; qu'il naît

(1) Cruiksanck, *Anatomie des vaisseaux absorbans*, traduit de l'anglais par Petit-Radel.

de ses affections une action sympathique très marquée sur l'estomac, le centre épigastrique, etc. (ce qui vient de ce que ses nerfs appartiennent au système viscéral dont le *sensorium commune* ne perçoit pas toujours les sensations).

Enfin l'intérieur de la matrice est tapissé d'une membrane muqueuse qui s'étend jusqu'aux trompes où elle se confond avec la séreuse péritonéale. Nous savons que son existence n'a pas été complètement admise par Chaussier et Ribes (1), parce que les dissections les plus soignées ne la leur ont pas fait découvrir. Mais elle est positivement reconnue par Bichat (2), Boyer (3) et M. Velpeau, qui fait observer judicieusement que lors même qu'on ne la découvrirait pas mécaniquement hors le moment de la grossesse, l'analogie suffirait pour convaincre de son existence, par les raisons que les muqueuses, exclusivement pourvues de villosités, fournissent seules du mucus dans l'état sain, et des mucosités purulentes dans l'état pathologique, que c'est à leur surface qu'on voit paraître les polypes et les exhalaisons sanguines.

(1) *Mémoires de la société médicale d'émulation*, tome VIII page 608.

(2) *Traité des membranes*.

(3) *Traité complet d'anatomie*, tome VI.

Ainsi, en résumant les tissus qui entrent dans la texture de la matrice, nous y trouvons du tissu fibreux à l'état rudimentaire, et à l'état complet de fibrilles musculaires séparées par un tissu cellulaire, dense et serré, comme celui qui unit les lobes glandulaires du sein ; beaucoup de vaisseaux sanguins que leurs sinuosités disposent nécessairement à l'engorgement; des nerfs appartenant tout à la fois à la vie organique et à la vie animale; enfin une membrane muqueuse sous laquelle se trouvent une infinité de glandes mucipares.

Ce n'est certes pas sans intention que nous avons insisté sur ces diverses particularités anatomiques; car si elles servent à expliquer la nature et le caractère propres à certaines maladies de l'utérus, elles peuvent aussi, par une conséquence naturelle, servir en quelque sorte de guide dans le traitement de quelques unes de ces maladies; donnons des preuves à l'appui de cette opinion.

La texture de l'utérus est extrêmement vasculaire; cette disposition doit nécessairement le rendre très apte aux pertes sanguines, c'est en réalité ce qui a lieu; mais comme cette excessive vascularité est sutout due au grand développement du système veineux proprement dit, il doit en résulter que les hémorrhagies utérines étant plutôt veineuses qu'artérielles, sont infiniment moins dangereuses que ne pourraient le faire croire au premier abord leur fréquence et l'immense quantité de sang qu'elles fournissent dans certaines circonstances. Ensuite toutes ces veines, bien que pénétrant profondément le tissu utérin, communiquent néanmoins toutes ensemble, de manière que quand on en souffle une elles se gonflent toutes; aussi les saignées révulsives pratiquées, soit avec la lancette, soit au moyen des sangsues, arrêtent-elles assez facilement ces hémorrhagies quand elles ne dépendent pas d'une solution de continuité brusquement opérée.

On pourrait croire au premier abord que ce grand nombre de vaisseaux qui parcourent son tissu devraient rendre cet organe un des plus sujets aux inflammations aiguës; il n'en est pourtant rien, parce que les vaisseaux capillaires, siége essentiel de l'état pathologique appelé inflammation, n'y prédominent pas dans la même proportion que les autres vaisseaux sanguins, et qu'en outre ces capillaires sont comme étouffés dans un tissu très compacte, plus dense même que celui du cœur, peu sujet, comme on le sait, aux inflammations aigués, surtout à celles de son propre parenchyme; mais si les phlegmasies franches du corps de la matrice ne sont pas excessivement communes, son tissu, notamment celui de son col, est très disposé aux sub-inflammations, aux affections chroniques et à diverses dégénérescences organiques. La présence du tissu musculaire et surtout celle du tissu cellulo-fibreux, jaune, qui semble y être l'élément générateur des fibres contractiles, expliquent pourquoi cette dégénérescence peut revêtir les caractères fibreux, cartilagineux, même osseux; enfin l'existence des vaisseaux lymphatiques, qui peuvent y acquérir une grande prédominance par suite de la constitution propre à certaines femmes, rend raison de la possibilité de la dégénérescence tuberculeuse.

Voilà donc quatre ordres de dégénérescences qui trouvent leur cause ou des raisons pathogéniques assez tranchées dans les élémens organiques même de la matrice; mais qu'à cet état primordial, c'est-à-dire qui se trouve à toutes les époques de la vie de la femme, on ajoute d'abord la vitalité extraordinaire dont cet organe devient le siége aux époques menstruelles, quelle que soit d'ailleurs la source du flux sanguin qui caractérise cette époque, ensuite la difficulté qu'il doit éprouver après l'accouchement pour revenir ensuite exactement à son point de départ, abstraction faite des altérations qu'il aura pu éprouver par le fait même de l'accouchement, et on aura l'explication d'une nouvelle transformation qui consiste dans un surcroît ou excès d'élémens constitutifs et forme ce qu'on appelle *l'hypertrophie* ; en somme totale, peu d'organes sont donc, par la texture de leur tissu, plus disposés aux dégénérescences.

Maintenant, comment l'utérus, nous voulons dire son tissu propre, est-il protégé des atteintes extérieures? Par une membrane à laquelle nous avons reconnu le caractère des muqueuses, mais qui, en se réfléchissant des parois du canal membraneux dont il est l'aboutissant sur son col, devient de plus en plus serrée et de plus en plus intimement unie aux parties qu'elle recouvre, et auxquelles elle doit par cela même transmettre toutes les impressions qu'elle peut recevoir. Or, que cette membrane devienne le siége de quelqu'état morbide purement local et au développement duquel les tissus sous-jacens ne prennent aucune part, il est évident que, combattu par des moyens dont l'action se concentrera sur elle, cet état, dans la généralité des cas, se dissipera ; mais que, par une médication irritante, on le force à se propager au tissu propre du col, on fournit alors un aliment à la tendance que nous lui avons reconnue aux transformations et aux dégénérescences qui en sont la suite habituelle.

C'est nécessairement ainsi que doit agir la cautérisation appliquée indistinctement à toutes les ulcérations de forme et de nature pourtant si variées, dont la surface du col utérin peut être le siége.

Voulez-vous vous assurer de la facilité avec laquelle la cautérisation exécutée, par exemple, comme on le fait le plus habituellement, au moyen d'un pinceau de charpie imbibé de nitrate acide de mercure, fait ressentir ses effets sur le tissu propre du col utérin ? Suivez la visite d'un hôpital dans lequel un service spécial est consacré aux affections de l'utérus, et où la cautérisation est en grande faveur ; puis examinez attentivement l'état des parties sur lesquelles le chef de service applique le caustique : même pour les cas les plus simples, immédiatement après la cautérisation vous ne trouverez qu'un changement de couleur dans les parties ; mais, revenez le lendemain, et le plus ordinairement vous aurez de la peine à les reconnaître, tant leur aspect aura changé. L'inflammation occasionnée par le caustique, s'étant propagée au loin, a déterminé dans toute la muqueuse qui recouvre le col, et par contre-coup sur le col lui-même, un gonflement au milieu duquel la tache blanchâtre que la cautérisation a substituée à l'ulcération a disparu, et souvent avec elle le point qui représente l'orifice utérin. Nous avons vu les choses en être à un tel point que le lendemain du jour où plusieurs femmes avaient été cautérisées pour la première fois, les élèves, quelque dissemblable que fût la maladie de chacune d'elles, avaient de la peine à les distinguer les unes des autres, le gonflement occasionné par la cautérisation les ayant toutes amenées à un type commun.

Nous prévoyons bien qu'en avançant que la cautérisation peut dans beaucoup de cas favoriser la tendance que la matrice (particulièrement son col) peut avoir à s'hypertrophier et par suite à dégénérer en tissu cancéreux, nous amenons ses partisans à nous poser ce dilemme : ou les parties situées au dessous du point sur lequel on applique le caustique sont saines, ou elles ne le sont pas.

Dans le premier cas, c'est-à-dire si elles sont saines, la cautérisation aura coupé court à l'ulcération, qui, bien que n'étant pas de nature essentiellement dangereuse, peut toujours entraîner par sa persistance de grands inconvéniens, et elle l'aura fait sans porter aucune atteinte à la matrice, si ce n'est, dans quelques cas, d'avoir occasionné un léger gonflement qui se dissipe bientôt.

Dans le second cas, c'est-à-dire si le tissu de la matrice est déjà frappé au coin d'une dégénérescence cancéreuse, l'irritation occasionnée par la cautérisation n'aura tout au plus qu'accéléré quelque peu le mouvement de désorganisation, que toute autre cause, même tout à fait inappréciable, eût pu déterminer.

Comme on le voit, ce qu'on nous opposerait par cette objection ne serait autre chose que la diathèse cancéreuse soutenue en France par Boyer (1), Bayle (2), Laënnec (3), M. Cayol (4) et encore adoptée aujourd'hui par un grand nombre

(1) *Traité des Maladies chirurgicales.*

(2) *Traité des Maladies cancéreuses*, édité en 1834 par son neveu.

(3) *Traité de l'auscultation.* Paris, 1826, tome III.

(4) *Clinique médicale*, etc., 1833.

de médecins, qui, trouvant en elle la solution d'une foule de questions jusqu'alors mal ou incomplètement résolues, s'en sont servis en théorie pour expliquer les récidives malheureusement si communes des affections cancéreuses et, en pratique, pour croire tant à leur inévitabilité si on peut parler ainsi, qu'à leur incurabilité inconnue. Mais, sans vouloir simplifier les choses au point d'admettre avec Broussais (1) que « le véritable mobile du » cancer réside uniquement dans le phénomène de l'irritation, » on ne peut cependant s'empêcher de reconnaître que si, fort souvent, cette terrible affection naît d'abord inaperçue et se développe progressivement au milieu d'organes jusques-là restés sains, et cela sans qu'ils aient été exposés à l'action d'aucune violence, d'aucune cause quelconque d'altération de tissu, de lésion vitale ou de trouble fonctionnel, bien plus souvent encore elle apparaît « à la suite de l'action de causes provocatrices et précisément de celles-là qui produisent l'irritation ou qui ont pour effet ordinaire d'occasionner les phlegmasies (2). »

« Je ne crois pas, dit avec raison le professeur

(1) *Histoire des phlegmasies chroniques*, etc.

(2) F. Duparque, *Maladies de la matrice*, 1839, tome I.

de pathologie et de thérapeutique générale de notre Faculté (1), que l'on puisse maintenant répéter avec Bayle et Laënnec, que le cancer est une altération *sui generis* caractérisée par la présence de tissus squirrheux ou encéphaloïdes soit isolés, soit combinés; d'une part, en effet, il n'est nullement rare de constater sur le cadavre l'existence de ces deux productions, bien qu'on n'ait observé pendant la vie aucun des accidens qui, d'après les auteurs, accompagnent le cancer...; d'une autre part, on rencontre ces symptômes dans plus d'un cas où, par l'anatomie, on ne peut découvrir ni squirrhe, ni encéphaloïde... En effet le simple développement d'un réseau capillaire insolite à la surface ou dans la trame de la membrane tégumentaire interne ou externe (les membranes muqueuses et la peau), une ancienne fluxion vers un point de membrane muqueuse sans qu'il y ait changement réel dans sa texture, l'hypertrophie d'un point de cette membrane ou du derme, un bouton, une excroissance qui s'élèvent des surfaces muqueuses ou cutanées et qui ne sont formées que par une simple expansion du

(1) M. Andral, *Précis d'anatomie pathologique*, tome I, 1829.

tissu propre des membranes sans traces de formation nouvelle, l'épaississement du tissu cellulaire, l'infiltration de ses mailles par une matière albumineuse ou gélatineuse ; l'induration rouge ou blanche des ganglions lymphatiques, induration dans laquelle il n'y a pas plus de tissus accidentels qu'il n'y en a dans les poumons en hépatisation rouge ou grise, voilà autant de lésions qui, aussi bien que la matière encéphaloïde ou le squirrhe, peuvent toutes se terminer par la destruction de la partie où elles se sont développées et par la production d'une ulcération qui tend sans cesse à s'agrandir en tout sens. »

Pourquoi n'en serait-il pas des diverses ulcérations de l'utérus, traitées par des cautérisations successives, comme de certaines excroissances survenues accidentellement sur quelqu'autre point des surfaces muqueuses recouvrant des parties dont la texture organique se rapproche de celle du col utérin, comme aux lèvres par exemple? Qu'un bouton se développe, même sans cause connue au pourtour de la bouche; le rasoir en passant journellement dessus enlèvera incessamment la croûte qui tend toujours à s'y former pour protéger la cicatrice; la plaie s'irrite, ses bords deviennent durs et calleux, puis il se forme à son centre une ulcération qui gagne du terrain et menace ainsi d'envahir de proche en proche une partie plus ou moins étendue de la figure. Que fait-on contre les ulcères arrivés au point de revêtir ce caractère alarmant? S'amuse-t-on à les toucher avec la pierre infernale, le nitrate acide de mercure? non assurément, car l'expérience a démontré qu'un pareil traitement, non seulement serait insuffisant, mais encore ne pourrait qu'aggraver le mal en ajoutant une cause de plus à la dégénérescence des tissus affectés.

Or, si dans la pluralité des cas on croit avoir des motifs bien fondés pour devoir s'abstenir de porter le cautère sur les lèvres qui pourtant sont accessibles à la vue et à tous nos autres moyens d'investigation, pourquoi, nous le demandons sincèrement, tant de hardiesse et de sécurité quand il est question du col utérin, fût-il même réellement cancéreux; lui qui, situé dans la profondeur du bassin, ne peut ni être touché que très imparfaitement avec le doigt quoiqu'on en puisse dire, ni être aperçu qu'à travers le spéculum? Quoi! ici tout est ténèbres, et on ne serait pas arrêté par les mêmes craintes qui vous empêchent d'agir au grand jour! Les ténèbres seraient-elles donc un guide plus sûr que la lumière? voilà la conséquence forcée!

« Ce n'est donc ni d'après la théorie, ni d'après la pratique suivie dans le cas d'autres ulcères cancéreux que la cautérisation de la matrice et de son col est si fréquemment faite (1). »

Tout cela est incontestable; mais tel est malheureusement la force de l'ascendant des doctrines ou des méthodes irrationnelles quand elles sont parvenues à obtenir quelque vogue, que ceux mêmes qui en théorie sont parfaitement convaincus de leur peu de fondement, en subissent en réalité le joug dans la pratique.

C'est ainsi que M. Duparque, après avoir établi en principe que l'importance des ulcérations de l'utérus ne devait pas être exagérée, et n'excuse même ni ces excès de précautions hygiéniques auxquelles on a voulu soumettre les femmes affectées de maladies utérines, *ni surtout certains moyens locaux destructeurs dont on a fait un si déplorable abus depuis quelques années*, ajoute quelques pages plus loin (2) que : « Quand après un certain temps

(1) Treille, *Mémoires sur les maladies dites cancéreuses de la matrice.* 1838.

(2) Ouvrage cité, tome I, page 379.

de l'emploi de ces divers traitemens locaux *et surtout de la cautérisation*, l'érosion persiste, ou ne diminue d'abord que pour reprendre ses premières dimensions, il est bon de suspendre, pour y revenir un peu plus tard, tout traitement topique et de se borner aux précautions hygiéniques; » et remarquons bien qu'il n'est question que de la simple érosion.

Si c'était ici l'occasion, nous pourrions établir par une foule de faits pratiques le fondement de la doctrine que nous démontrons théoriquement sur de simples raisonnemens déduits de l'étude anatomique de l'utérus; mais nous voulons bien nous contenter pour le moment des trois exemples suivans qui nous semblent parfaitement exprimer notre opinion, tant par chacun d'eux, que par leur rapprochement :

Madame Permère, âgée de 45 ans, d'un tempérament éminemment sanguin, mère de deux enfans, dont l'un est une fille de 25 à 26 ans, d'une parfaite santé et déjà mère elle-même depuis plusieurs années, madame Permère, dis-je, éprouva dans le cours de 1840 quelques légères douleurs abdominales accompagnées d'un sentiment de pesanteur dans la région des reins, et d'une perte en blanc que rien d'ailleurs n'annonçait être d'une mauvaise nature.

S'étant retirée des affaires et se croyant, malgré l'avis de plusieurs médecins, affectée d'une maladie grave de la matrice, elle alla en 1841 se fixer aux Batignolles où elle consulta le docteur L***. Ce médecin reconnut effectivement chez elle une légère hypertrophie du corps et même du col de l'utérus, mais sans autre altération sur cette dernière partie que quelques taches sur la muqueuse recouvrant la lèvre postérieure, et au milieu de ces taches une petite ulcération, véritable éraillure que le toucher avait fait supposer n'être qu'un de ces sillons qu'on remarque assez souvent sur le col de l'utérus chez les femmes qui ont été mères. Ce qui donnait surtout lieu à cette supposition, c'est que le contact du doigt sur cette ulcération ne produisait aucune sensation à la malade. Le docteur L*** crut devoir la rassurer sur la nature de sa maladie, dont elle était très disposée à s'aggraver les conséquences, lui conseilla de porter habituellement sur la peau un caleçon de flanelle et borna tout le traitement local à des injections journalières faites avec une décoction de roses de Provins et d'écorces de chêne, mais rendues de temps à autre plus actives par l'addition d'une certaine quantité d'acétate de plomb, ou de sulfate de cuivre, vu l'absence complète de douleurs et de tout autre signe d'irritation locale.

Cette dame n'ayant pas fait appeler ce médecin pendant les cinq premiers mois de 1842 il la crut parfaitement rétablie, lorsque sur la fin de juin de cette même année elle le pria de lui rendre une visite et même d'amener avec lui un médecin s'occupant spécialement des maladies de l'utérus, parce qu'il lui semblait que la sienne, d'abord arrêtée par le traitement prescrit, s'était réveillée par suite de fatigues et de peines que lui avait suscitées un procès important qu'elle venait de perdre. Désigné par ce docteur, nous constatâmes effectivement une ulcération sur la lèvre postérieure du col, immédiatement au pourtour du méat utérin, duquel s'écoulait une mucosité séro-purulente que nous supposâmes entretenir l'ulcération ; mais l'absence de toutes douleurs lancinantes et de toute odeur caractéristique ayant nécessairement éloigné de nous l'idée d'une dégénérescence cancéreuse de l'utérus, qui d'ailleurs n'offrait pas un développement considérable, nous conseillâmes, à l'intérieur, l'usage des eaux et autres préparations ferrugineuses, puis des frictions aromatiques, parfois même des ventouses sèches aux cuisses, et pour tout traitement local des injections et même des douches faites tour à tour avec une eau légèrement chargée de sulfate d'alumine, et les eaux sulfureuses d'Enghien.

En moins de deux mois ce traitement avait eu de si bons résultats, que l'écoulement avait sensiblement diminué et que l'ulcération, pansée fréquemment avec un plumasseau de charpie imbibé de vinaigre rosat, marchait évidemment vers sa cicatrisation. Mais la malade, que la perte toute récente d'un procès, ainsi que nous l'avons dit, avait jetée dans un état continuel de tristesse et de chagrin, ne put croire à une guérison obtenue par des moyens aussi simples, et se laissa persuader par un guériseur dont le nom figurait naguère sur tous les murs de la capitale, qu'il n'y avait de salut pour elle que dans la cautérisation.

Sous l'influence de ce moyen, les douleurs, de sourdes et passagères qu'elles étaient, devinrent aiguës et continues ; l'écoulement prit l'aspect sanguinolent, dégénéra même en véritable hémorrhagie que renouvelait tout mouvement violent; les forces se perdirent, et l'estomac, qui avait généralement assez bien rempli ses fonctions, ne put bientôt plus rien supporter.

Elle se décida alors à entrer dans un hôpital où est établi un service spécial pour ces maladies. Que se passa-t-il là ? Tout ce que nous avons pu en savoir, c'est qu'on continua sur elle les cautérisations, et que deux mois environ après son entrée, elle avait terminé sa carrière au milieu de souffrances qui, au dire de sa fille, que le docteur L*** eut occasion de revoir depuis, ne permirent pas de supposer qu'elle eût succombé à autre chose qu'à un véritable cancer de la matrice.

De ce fait, duquel on tirera toutes les conséquences que l'on voudra, rapprochons les deux suivans, qui, bien qu'analogues sous certains rapports, en diffèrent néanmoins essentiellement par leurs résultats. Le premier est tiré de l'ouvrage de Samuël Lair (1); l'autre de notre pratique personnelle.

Madame Antoine, rue Montmartre, n. 75, âgée de 52 ans, tempérament nerveux sanguin.

Cette dame est née de parens très sains, morts dans un âge fort avancé, sans avoir éprouvé de

(1) Mémoire cité, p. 25.

maladies organiques ; elle fut réglée à l'âge de douze ans, sans aucun de ces orages si fréquens à cette époque de la vie chez les femmes, et se maria à dix-sept ans. Depuis lors, jusqu'à l'âge de trente-sept ans, où elle devint veuve, elle mit au monde et allaita sept enfans, tous forts et bien portans. Restée avec peu de fortune et une nombreuse famille, elle éprouva de profonds chagrins qui commencèrent à altérer sa constitution, et au sevrage de son dernier enfant elle eut une fièvre de mauvais caractère qui dura sept mois.

A quarante-neuf ans, elle commença à éprouver dans le bas ventre un sentiment de pesanteur incommode, et dans les reins, les aines, les genoux, des douleurs qui, sans être continuelles, ne laissèrent pas de l'inquiéter vivement. Le flux menstruel continua cependant assez régulièrement jusqu'au mois de mai 1825; alors il s'arrêta et ne reparut qu'au mois de juillet suivant, sous la forme d'une hémorrhagie qui dura de vingt-cinq à trente jours. Tous les accidens qui accompagnent les ulcères à la matrice étaient alors au plus haut degré, et la malade, désespérant d'obtenir chez elle une guérison, déjà si problématique, entra à l'Hôtel-Dieu, où le professeur Dupuytren la soumit au traitement suivant :

Le 12 août 1825. — Vingt sangsues sur le col de la matrice.

Le 13. — Deux cautères aux lombes.

Le 2 septembre. — Cautérisation des ulcérations avec le nitrate acide de mercure.

Le 9 septembre. — Nouvelle cautérisation par le même procédé.

La malade éprouva des douleurs assez vives, occasionnées ordinairement par le traitement; douleurs passagères, surtout lorsqu'elles sont combattues par des bains journaliers, un régime antiphlogistique et le repos absolu.

Le 10 septembre. — Les règles reparurent et coulèrent jusqu'au 16.

La malade continuait de beaucoup souffrir; la troisième cautérisation fut différée jusqu'au 3 octobre. Les règles, que l'on n'attendait que le 10, reparurent le 5 et durèrent huit jours; cette cautérisation, au dire de la malade, fut, comme les précédentes, accompagnée de douleurs très vives.

Le 19 octobre. — Quatrième cautérisation suivie des mêmes effets que la première, avec cette différence cependant que l'écoulement leucorhéique cessa, et que les règles, qui avaient paru deux jours après la dernière cautérisation, ne reparurent même pas dans le mois de novembre.

Les douleurs ayant considérablement diminué, l'appétit et les forces étant revenues, la malade fut considérée comme guérie. Elle l'était en effet, du moins provisoirement. Elle quitta en conséquence l'Hôtel-Dieu le 10 décembre.

Rentrée chez elle, la malade continua de jouir d'une santé passable jusqu'au commencement de février 1826, époque à laquelle les douleurs reprirent toute leur intensité. Elle en attendait patiemment la fin, lorsque ses règles, qui avaient disparu pendant six mois, étant survenues avec abondance au mois de mai, lui rendirent toutes ses inquiétudes, et la forcèrent à recourir de nouveau à la médecine.

Je la visitai avec le spéculum dans le mois de juin, et je trouvai une ulcération superficielle, large d'une ligne environ, à bords frangés, et située à gauche, sur la lèvre supérieure du museau de tanche; la muqueuse du col et du vagin était fortement injectée. Quelques jours après, la malade, à qui j'avais donné connaissance de son état, alla retrouver M. Dupuytren, qui pratiqua sur le champ une nouvelle cautérisation, laquelle arrêta les progrès de l'ulcération et la guérit même au bout de quelques jours. Mais les accidens qui accompagnaient cette ulcération n'en poursuivirent pas moins leur marche; la malade m'étant revenue, je l'ai traitée pendant quatre mois et j'espère avoir obtenu une guérison aussi complète que durable.

Le 22 juin. — Dix sangsues sur le col de la matrice, chaque jour une douche d'eau de guimauve tiède et de dix minutes de durée sur la même partie; exercice modéré, régime léger.

Le 10 juillet. — Les sangsues ont été suivies d'une hémorrhagie assez abondante, qui a duré près de deux jours.

Depuis le 1er juillet, les accidens et surtout les douleurs ont considérablement diminué (continuation du même régime).

Le 20 juillet. — Le col reste encore rouge; deux nouvelles ulcérations se sont établies à la lèvre supérieure du museau de tanche: les douleurs sont plus fortes depuis hier; la malade les attribue avec raison à l'époque du mois, laquelle était depuis longtemps celle de ses règles.

(Dix sangsues sur le col de la matrice; continuation des autres moyens précédemment indiqués.)

Le 30 juillet. — L'hémorrhagie qui a suivi la

seconde application des sangsues n'a duré que six heures; la malade n'éprouve plus de douleurs, ce qui ne lui était pas arrivé depuis plusieurs années : la muqueuse du col utérin, et celle du fond du vagin, reprennent peu à peu l'aspect rosé qui leur est naturel, les ulcérations ont disparu. (Continuation des bains, des douches tièdes d'eau de guimauve et d'un régime approprié.)

Le 20 août. — Le mois qui vient de s'écouler a été pour la malade, dont, au reste, le moral est très faible, un mois de bonheur bien vif, car elle n'a ressenti presque aucune atteinte de sa maladie; mais depuis deux jours, malgré la continuation du traitement, elle éprouve de nouvelles douleurs dont la cause est attribuée au retour de l'époque menstruelle ; ce qui me détermine à l'application de nouvelles sangsues, dont l'effet hémorrhagique est encore moindre qu'à la dernière application. Les douches d'eau de guimauve sont remplacées par d'autres, faites avec une solution de deux gros de sulfate d'alumine et douze grains d'opium, dans cinq livres d'eau tiède. (Les mêmes précautions hygiéniques continuent d'être mises en usage.)

Le 1er septembre. — Les sangsues ont produit leur effet accoutumé; c'est-à-dire qu'après s'être promptement gorgées, leur chute a été suivie d'une hémorrhagie de quelques heures qui a laissé la matrice dans un état complet de dégorgement et de repos. (Continuation des douches alumineuses opiacées et autres moyens.)

Le 20 septembre. — L'état complet de guérison où j'ai trouvé la dame Antoine depuis un mois, état qui persévère malgré le voisinage de l'époque menstruelle, me détermine à tenter de franchir cette époque sans avoir recours aux sangsues, et même, afin de mieux apprécier la solidité de la guérison et l'influence réelle du traitement, je le suspends en grande partie.

Le 10 octobre. — Il est vrai de dire que les vingt jours qui viennent de s'écouler n'ont pas été aussi bons que l'avaient été les deux derniers mois ; la malade a souffert plus qu'elle n'était habituée à le faire en dernier lieu ; mais il ne s'est formé aucune nouvelle ulcération, et tous les phénomènes, vers la matrice, se sont bornés à une rougeur et à un gonflement médiocres de la muqueuse et du col. (Saignée au bras, d'une palette et demie, et le 12 octobre, huit sangsues au col de l'utérus ; retour à l'usage journalier des douches alumineuses.)

Dès le 15 octobre, tous les accidens avaient disparu ; il n'y a pas de doute que, s'il s'en présente de nouveaux, ce ne pourra être qu'une répétition de ceux que je viens de signaler à l'occasion de la dernière époque menstruelle ; accidens desquels on se rendra toujours maître, avec la plus grande facilité, par les mêmes moyens. Je discontinue donc toute espèce de traitement le 30 octobre, et rien depuis lors n'est venu altérer le pronostic que j'avais porté.

Madame Gonneau, rue François-Miron, épouse d'un chirurgien militaire, me fut confiée par son mari sur la fin de mai 1842. Agée de 25 ans, d'un tempérament lymphatique, considérablement amaigrie et comme étiolée, elle éprouvait depuis longtemps des pesanteurs dans tout le petit bassin, surtout en arrière, était constipée et avait un écoulement considérable de matières verdâtres d'une odeur très prononcée ; ses règles d'ailleurs étaient peu abondantes et très irrégulières.

Comme cette dame arrivait d'Afrique avec son mari, on s'était contenté de lui faire prendre quelques bains et de lui ordonner des lotions avec l'extrait de saturne, mais jamais on ne l'avait visitée au moyen du spéculum.

Lorsque, le 30 mai, nous l'examinâmes attentivement son mari et moi, et reconnûmes d'abord, par le toucher, des inégalités sur le museau de tanche et quelques granulations, le col était mou, recouvert d'une grande quantité de mucosités.

Ayant ensuite introduit le spéculum, nous découvrîmes que le vagin était rouge-brun, rempli de mucosités d'un blanc-vert sale. Ayant, à l'aide d'un pinceau de charpie, détergé le museau de tanche, nous le vîmes recouvert de granulations d'un rouge foncé, de la grosseur d'un grain d'orge; sur la lèvre postérieure existait une ulcération profonde, à bords irréguliers; nous prescrivîmes alors le repos au lit, des douches émollientes de six pintes en cinq minutes, bains d'eau émolliente de deux heures avec le métro-therme(1), bouillon de veau pour boisson, lavemens émolliens, nourriture substantielle.

Ce traitement est suivi pendant un mois; on avait été obligé de suspendre les douches à plusieurs reprises quand elles fatiguaient la malade.

(1) Cet instrument, auquel nous avons fait subir d'importantes modifications, est d'une grande utilité aux femmes qui, par son moyen, peuvent s'administrer elles-mêmes des bains locaux au col de l'utérus. Il a été inventé par le docteur Creuseton. (Voyez la thèse inaugurale de ce médecin soutenue à Paris en 1834.)

Le 1er juillet on constate l'état suivant : les granulations ont en grande partie disparu ; plusieurs d'entre elles ont fait place à de petites ulcérations d'un bon aspect ; les mucosités sont blanches et peu abondantes ; la malade éprouve un bien-être que depuis longtemps elle n'avait ressenti ; elle reprend de l'embonpoint, de la fraîcheur, de la gaîté. Les douches sont données tous les deux jours avec une eau légèrement acidulée par le sulfate d'alumine ; on continue les bains de siége tous les deux jours.

Ce traitement, suspendu le 13 à cause des règles, est repris le 17 et continué jusqu'au 11 août.

Voici l'état de la malade à cette époque :

Les granulations avaient complètement disparu ; le col de l'ultérus, les parois du vagin étaient d'un rose pâle ; l'ulcération avait considérablement diminué ; la malade fait quelques pas dans son appartement ; elle se tient cependant étendue sur un divan une grande partie de la journée.

Durant le mois d'août elle néglige le traitement et cesse complètement l'usage tant des douches que des bains locaux qui l'ennuient, elle veut sortir. Ses règles viennent assez bien au mois d'octobre ; mais, à cette époque, elle éprouve des douleurs dans le bas-ventre surtout en arrière, des pesanteurs dans les aines, de la constipation.

Lorsque les règles ont cessé de couler, le museau de tanche est douloureux au toucher, plus volumineux que dans l'état ordinaire, lisse, tendu; l'ulcération a un peu augmenté d'étendue. Une saignée du bras, deux bains entiers, vingt sangsues sur le bas-ventre, une diète rigoureuse sont prescrits.

Après cinq jours seulement de ce traitement, les douleurs ont disparu, l'utérus est revenu à son volume ordinaire, la constipation s'est dissipée; la malade se met à l'usage de l'eau de poulet pour boisson; elle prend quelques bains entiers avec addition de deux kilogrammes de muriate de soude et des douches de même nature. Enfin, le 28 octobre, elle est parfaitement rétablie. J'ai eu occasion de la revoir depuis, rien n'est venu démentir sa guérison.

Tout ce que nous venons de dire jusqu'ici, comme on a dû le remarquer, ne s'applique qu'à la cautérisation et suffit, il nous semble, pour démontrer combien elle laisse à désirer considérée seulement sous le point de vue anatomique des parties.

Voyons maintenant si la résection du col de l'utérus est plus rationnelle envisagée de la même manière. Or, pour qui connaît le degré de vascularité de cet organe, il est d'abord évident que de violentes hémorrhagies doivent dans la pluralité des cas être la suite de cette opération ; il doit même paraître étonnant que ces hémorrhagies ne soient pas plus souvent mortelles.

Le fait suivant, rapporté par le M. docteur Pauly(1), prouve qu'elles peuvent le devenir instantanément et frapper les malades comme d'un coup de foudre.

« *Amputation du col. — Hémorrhagie. — Mort vingt-deux heures après.*

» Madame Varanne, 40 ans environ ; affaiblie par des pertes antérieures, elle fut opérée à Chail-

(1) *Maladies de l'utérus, d'après les leçons cliniques* de M. Lisfranc, etc., page 451. On sait que cet ouvrage, écrit en apparence pour faire connaître la pratique chirurgicale de M. Lisfranc, l'a été au fond pour mettre à découvert ses nombreux insuccès dans les cas qui nous occupent. M. Pauly ayant été l'élève particulier de M. Lisfranc, les uns ont vu dans sa publication un acte de courage, les autres un trait d'ingratitude. Nous n'y voyons, nous, que des faits qui, n'ayant pas reçu une dénégation formelle, doivent désormais rester acquis pour la science, à moins qu'on ne veuille se servir de cette maxime : « *Qu'entre un maître qui dit blanc et un élève qui dit noir, il ne peut rester que l'opinion du maître* *. » Comme si la vérité n'était pas indépendante des personnes.

* *Bibliothèque du Médecin praticien,* t. 1, p. 629.

lot, maison de santé du docteur Perdraux, le 21 juillet 1835, en présence de messieurs Pavet de Courteilles, parent de la malade, Malgaigne, rédacteur de la *Gazette Médicale*, Barthe, Leriche, et moi. L'opération n'offre rien de particulier. Hémorrhagie foudroyante ; tamponnement forcé pendant trois heures. Accidens nerveux très graves, frissons, vomissemens, suffocation, toux, etc. Le vomissement ramène l'hémorrhagie à deux reprises, et nous oblige, au bout de cinq heures, à comprimer de nouveau l'appareil de tamponnement resté en place. Les accidens augmentent : ni les calmans, ni la glace ne peuvent arrêter les vomissemens ; la respiration s'embarrasse de plus en plus. Mort vingt-deux heures après l'opération. »

Mais, en admettant que l'hémorrhagie ne fût ici, comme dans beaucoup d'autres opérations, qu'un accident tout à fait éventuel, le col de l'utérus est-il toujours assez accessible aux instrumens chargés de l'enlever pour qu'on n'ait pas à craindre dans beaucoup de cas qu'ils n'intéressent, dans le voisinage, des organes dont la lésion est généralement mortelle? Les deux observations suivantes rapportées par M. Pauly (1) répondent péremptoirement à cette question.

(1) Ouvrage cité, pages 446 et 454.

Amputation du col. — Mort cinq heures après.

« Madame Vurrer, âgée de trente-deux ans, rue Ménilmontant, 17, quoique sujette depuis longtemps à des pertes blanches et rouges, souffrait peu et conservait encore un reste de fraîcheur. La veille de son opération, elle va visiter ses connaissances, et le matin elle m'aide avec joie à préparer l'appareil; M. Marjolin a vu la malade. Opérée vers le 10 mai 1834 à dix heures du matin, en présence de MM. Dupuy, Barthe et moi. Opération facile et complète (même trop complète malheureusement, comme on va le voir). *Hémorrhagie foudroyante, tamponnement forcé, accidens nerveux.*

M. Lisfranc reste une heure avec nous auprès de l'opérée; à midi, nous sommes maîtres de l'écoulement sanguin au dehors; mais la respiration devient difficile; une douleur horrible se déclare vers la région diaphragmatique; vomissemens, hoquet. A une heure, le pouls n'est plus sensible, état de syncope. M. Lisfranc, que j'ai fait prévenir, arrive à deux heures et demie; un quart d'heure après la malade meurt dans mes bras. »

L'autopsie de cette dame ayant été faite, voilà ce

qu'elle montra : « Avec le col, le bistouri avait enlevé en arrière et à gauche une petite portion du vagin, sur laquelle on voyait très bien au côté opposé à la muqueuse un petit disque de séreuse péritonéale d'une ligne et demie de diamètre; je le fis observer à M. Barthe. Aussi je ne mets pas en doute que le péritoine n'ait été ouvert, et que l'hémorrhagie n'ait continué à l'intérieur, comme l'indiquent assez les accidens. M. Lisfranc semblait craindre ce résultat, car il me fit commencer le tamponnement par l'application d'une plaque d'agaric dans le fond du vagin. »

Amputation du col. — Hémorrhagie foudroyante. — Tamponnement forcé. — Perforation ou déchirure du péritoine. — Mort au bout de vingt-quatre heures.

Maillet, femme Guerre, âgée de 55 ans, concierge rue Neuve-des-petits-champs, n° 10, entrée à la Pitié, salle Saint-Augustin, n° 4, le 21 novembre 1834, encore grasse et assez forte, mais un peu lymphatique; elle fut opérée le 29 novembre; *hémorrhagie foudroyante*; tamponnement forcé pendant deux heures, accidens nerveux, douleurs vives dans l'abdomen, respiration embarrassée. Le soir, saignée d'une palette, nouvelle saignée le lendemain matin, où elle mourut à dix heures, vingt-quatre heures après l'opération.

A l'autopsie faite par M. Moret et moi, nous trouvâmes deux palettes de sang dans l'abdomen en arrière du col de l'utérus ; le fond du vagin communiquait avec l'intérieur du péritoine par une ouverture du diamètre d'une pièce de dix sous. Les bords de cette ouverture, très minces, frangés, présentaient à quelques lignes plusieurs petites perforations séparées ainsi de l'ouverture principale par des brides excessivement minces et formées par la séreuse et du tissu cellulaire ; de telle sorte que, regardée à travers jour, la pièce anatomique était comme criblée. Le tampon était-il la cause unique de la déchirure du péritoine, ou n'avait-il fait qu'agrandir une perforation faite avec l'instrument tranchant ; en d'autres termes, y avait-il eu simplement déchirure, ou la déchirure n'avait-elle fait qu'augmenter une perforation ?

La première opinion est plus probable ; car, à l'examen du col amputé, nous avons pu observer, il est vrai, qu'une petite portion du vagin avait été enlevée, mais elle n'offrait pas de traces de séreuse, comme chez madame Vurrer.

Toutefois, le vagin semblait compromis dans la presque totalité de son épaisseur, de telle façon que le bistouri aurait rasé la séreuse.

Si de pareils accidens sont communs à un homme aussi habile que M. Lisfranc, que doit-il donc advenir à des praticiens moins expérimentés et moins habitués que lui surtout à manier les instrumens tranchans. D'ailleurs, mettant encore à part la crainte d'une hémorrhagie, la chance d'une déviation du bistouri, est-on toujours bien sûr d'amener le col à une position qui permette d'exécuter complètement l'opération? Non, sans doute; au dessus du lieu que pourra parcourir le doigt explorateur, ailleurs que sur les points vers lesquels le spéculum permettra de diriger la vue, pourront exister des adhérences qui rendront impossible l'abaissement de l'organe au degré convenable. En voilà encore une preuve toujours fournie par M. Pauly (1).

Tentative d'amputation du col; abaissement impossible; on renonce à l'opération.

Girault, Antoinette, femme Dorauge, âgée de 27 ans, demeurant rue Neuve-du-Colombier, 5, entre à la Pitié, salle St-Augustin, le 2 mars 1835, sur la

(1) Ouvrage cité, page 455.

recommandation du docteur Augouard, son médecin. Accouchée quelques mois auparavant, cette femme portait un champignon fongueux assez développé, mais cependant limité et susceptible encore d'être enlevé puisque M. Lisfranc tenta l'opération. Cette tentative eut lieu le jeudi 26, témoins entre autres MM. Aubenas et Aillaud, qui, quatre jours avant, étaient à l'opération de madame Garneret (1). Des érignes implantées à l'entour du col, M. Lisfranc exerça des tractions sur l'utérus pendant dix minutes, sans pouvoir attirer cet organe jusqu'à la vulve; l'opération fut abandonnée. La malade, renvoyée le 2 avril, est allée mourir le 9 août suivant à Choisy-le-Roi. (Internes de M. Lisfranc MM. Lafargue au service des femmes, Leriche et moi.)

Enfin, supposons encore que par des tractions convenables l'utérus puisse être suffisamment abaissé, même amené jusqu'à l'extérieur de la vulve; ne pourra-t-il pas se faire que par ces tractions on aura déchiré quelques unes des fausses mem-

(1) A l'occasion de cette malade, M. Pauly ajoute la note suivante : « MM. Aubenas et Aillaud avaient été invités à assister à » cette opération pour se dédommager en quelque sorte du désap- » pointement qu'on venait d'éprouver à celle de Mme Garneret. » (Le sommaire de l'observation de cette dernière est ainsi conçu : *Tentative d'amputation du col; on renonce à l'opération après avoir enlevé quelques végétations; mort sept mois après.*)

branes ou des brides celluleuses, qui partent, bien plus fréquemment qu'on ne pourrait le croire, de quelques points de la base de l'utérus (voyez notre tableau), et qu'aussi on ait lésé une portion du péritoine. Le fait suivant rapporté par M. Jobert de Lamballe, l'un des premiers opérateurs de notre époque, démontre, il nous semble, que cette crainte est loin d'être sans fondement (1).

« La bizarrerie de la position du col utérin dans un cas me force à en dire quelques mots.

» Ne pouvant, chez une femme, apercevoir le col de la matrice au moyen du spéculum (quelle que fût la position de la malade), j'introduisis alors les doigts indicateur et médius de la main gauche ; je glissai dessus les pinces de museux fermées, et ne les ouvris pour saisir le prolongement utérin que lorsque j'eus protégé le vagin avec les mêmes doigts, et qu'après avoir mis les mors en leur pouvoir ; je l'attirai ensuite à l'extérieur, et j'en fis la résection avec un bistouri courbe. Après cette opération il s'écoula du sang qui fut promptement arrêté ; des symptômes de métro-péritonite survenus furent combattus heureusement par les saignées et les sangsues. »

(1) *Plaies d'armes à feu, mémoire sur la cautérisation*, etc., 1 vol. in-8°, avec fig. Paris, 1833, p. 404.

II

RAISONS DÉDUITES

DES CAUSES ET DE LA NATURE PARTICULIÈRE DES ALTÉRATIONS

POUR LESQUELLES

ON A ÉRIGÉ LA CAUTÉRISATION ET LA RÉSECTION EN MÉTHODES GÉNÉRALES.

Admettre un traitement unique pour une maladie donnée, c'est reconnaître implicitement que cette maladie se déclare toujours sous l'influence des mêmes causes, revêt toujours le même caractère et suit toujours la même marche.

Cette parfaite identité dans les causes et le caractère se rencontre-t-elle à l'égard des ulcérations de l'utérus? On pourrait le croire, puisqu'un grand nombre de praticiens, jurant plutôt sur la foi de quelques maîtres que d'après un examen approfondi des choses, ne reconnaissent d'autre moyen de traitement contre cet état pathologique que la cautérisation; et cependant rien n'est moins vrai que cette prétendue identité.

Toutefois, en reconnaissant une diversité de causes et par conséquent de caractères aux ulcérations dont la matrice, et particulièrement son col, peuvent être le siége, adopterons-nous les divisions admises par les auteurs pour leur classement? Non, parce que si les uns les ont trop restreintes en se contentant de les diviser en simples ou compliquées, superficielles ou profondes, bornées au museau de tanche ou pénétrant profondément dans la cavité du col de l'utérus (1), s'en tenant ainsi bien plutôt à des signes indiquant des degrés qu'à des caractères pathogéniques; les autres, voulant embrasser tout à la fois les causes et les caractères tant apparens que cachés, les ont divisées à l'infini et ont ainsi admis des espèces dont la valeur ne peut être déduite que d'un ensemble de phénomènes morbides généraux quelquefois bien difficile à établir.

(1) M. Gaston Dumont, *Thèse inaugurale*, 1845,

C'est ainsi que M. Duparque (1) a reconnu sept espèces d'ulcérations, qu'il désigne sous les noms de simples, herpétiques ou dartreuses, scrofuleuses, scorbutiques, chancreuses, cancéreuses et cancers ulcérés; tandis que MM. Blatin et Nivet (2), ne trouvant pas encore cette division assez compliquée, en comptent neuf, savoir : ulcérations simples, profondes, blennorrhagiques, syphilitiques, dartreuses, scrofuleuses, hémorrhoïdales et arthritiques, scorbutiques, cancéreuses.

Cette dernière division a particulièrement pour défaut de reconnaître des espèces d'une essence tellement fugace, qu'elles ne peuvent être établies que sur de simples indications commémoratives. Aussi voulant surtout les distinguer par les causes sous l'influence desquelles elles se développent, nous diviserons les ulcérations du col de l'utérus en quatre ordres principaux : dans le premier se présenteront celles occasionnées par des causes mécaniques ou extérieures, comme celles que déterminent des lésions traumatiques, la présence de pessaires, l'introduction de corps étrangers dans

(1) Ouvrage cité.

(2) *Traité des maladies des femmes qui déterminent des fleurs blanches*, etc., 1842.

le vagin, le toucher, la percussion du pénis; nous les nommerons simples ou accidentelles; dans le second se rangeront celles qui tiennent à un trouble quelconque des états fonctionnels de l'utérus, comme l'accouchement, la menstruation; nous les appellerons fonctionnelles; dans le troisième se placeront celles qui, dérivant d'une cause interne, peuvent par cela même se nommer constitutionnelles, comme celles qui se lient à une affection syphilitique, scrofuleuse, scorbutique, dartreuse; le quatrième est exclusivement réservée pour celles qui sont ou qui ont une tendance manifeste à devenir cancéreuses. Ainsi ulcérations *accidentelles*, *fonctionnelles, constitutionnelles, cancéreuses.*

Dès lors, si ces données étiologiques sont fondées, et on ne saurait en douter, le bon sens indique déjà que le traitement d'ulcérations produites par des causes si différentes consiste bien moins à les ramener toutes à un type commun comme on prétend le faire par la cautérisation, qu'à les attaquer dans leur source même.

En effet, de quel secours pourrait être la cautérisation contre des ulcérations occasionnées ou entretenues par des rapports conjugaux trop fréquens ou mal assortis, par ce qu'on appelle de fâcheuses habitudes, par la présence d'un pessaire? D'aucun bien évidemment, sans la cessation de la cause; et si en même temps que la cause est enlevée la cautérisation est pratiquée, et qu'en définitive l'état pathologique *cesse*, n'est-on pas admis à dire que cet état a *cessé*, non pas à cause de, mais malgré la cautérisation?

Voici un fait qui est venu récemment me faire supposer que la première de ces trois causes, toutes mécaniques, que je viens de signaler, pourrait bien ne pas avoir été suffisamment prise en considération; ce n'est que par elle en effet qu'on peut se rendre compte de cette particularité si fréquemment observée, que le même homme ait successivement perdu plusieurs femmes toutes victimes du même mal.

Madame F., âgée de 28 ans, femme d'un commis voyageur, ayant été obligée d'accompagner son mari de Toulouse à Paris, quinze jours tout au plus après être accouchée (c'était un second accouchement), fut affectée d'un abaissement de l'utérus dont elle se plaignit dès son arrivée à Paris. L'ayant examinée attentivement, je ne reconnus rien autre chose, et me contentai, prenant surtout en considération son état pour ainsi dire encore puerpéral, de lui conseiller le repos, l'immobilité même, et quelques légères injections émollientes pour calmer l'espèce d'éréthisme dont toutes les parties qui avoisinent le col étaient le siége. Au bout de deux mois les choses étaient à peu près revenues à leur état naturel, sauf l'utérus qui restait toujours légèrement abaissé, sans toutefois qu'il le fût assez pour exiger l'emploi d'aucun moyen contentif.

A quelques mois de distance de cette époque, les douleurs se réveillèrent, il se déclara une perte en blanc, de la pesanteur dans les reins, des tiraillemens dans les aines.

Je ne doutai pas alors que l'utérus ne fût de nouveau abaissé, et me disposai à l'application d'un pessaire; mais avant d'en venir à cette détermination, je demandai à examiner l'état du col et j'y reconnus une ulcération occupant la lèvre antérieure; ses bords étaient saignans, sa surface enflammée, le col lui-même était tuméfié et sensible au toucher. Je renonçai bien entendu à l'emploi du pessaire, que l'abaissement de la matrice ne justifiait pas et que l'état du col contr'indiquait formellement, et prescrivis de nouveau le repos, des injections toniques.

En moins d'un mois l'ulcération s'était cicatrisée;

mais pour revenir, disparaître et revenir encore ; ayant remarqué que cette réapparition coïncidait toujours avec le retour de son mari, que ses occupations tenaient fréquemment éloigné d'elle, et cherchant à m'expliquer le siége de l'ulcération en plein sur la partie supérieure de la lèvre antérieure, par un léger renversement de l'utérus en avant, qui rendait cette partie l'aboutissant direct d'une ligne qui traverserait le vagin dans son diamètre vertical, je fis part de mes soupçons au mari qui m'avoua effectivement que les rapports conjugaux, toujours douloureux depuis les dernières couches de sa femme, le devenaient d'autant plus qu'on s'éloignait davantage du moment de ses arrivées à Paris, pour cesser en grande partie de l'être à dater des premiers jours de ses départs.

Cet aveu nous indiqua tout à la fois la cause du mal et son traitement, dont les heureux effets ne se firent pas longtemps attendre.

Qu'eût fait, dans ce cas, nous le demandons, la cautérisation, ou, pour mieux dire, que n'eût-elle pas fait en surexcitant un organe, qu'une cause aussi active que celle que nous venons d'indiquer tenait dans un état continuel d'excitation !

Nous saisissons cette occasion pour fixer l'attention des praticiens sur l'influence que des rapports conjugaux physiquement mal assortis ont agi, bien plus souvent qu'on ne pourrait le supposer, sur le développement des affections de la matrice. L'observation suivante de madame Boivin (1) nous a, pour notre compte personnel, ouvert la voie des avantages qu'on peut retirer des informations dirigées de ce côté.

« Madame la comtesse de B..., âgée de 25 ans, d'une constitution sanguine, fut réglée depuis l'âge de 15 ans à des époques périodiques et avec assez d'abondance. Depuis son mariage, qui date déjà de cinq ans, les règles ont augmenté de beaucoup, et ont pris quelquefois le caractère d'une métrorrhagie.

» Les rapports entre époux ont toujours été très douloureux pour madame de B... ; mais le désir d'obtenir des enfans augmentant chaque jour en raison de la crainte de n'en point avoir, l'acte conjugal était devenu fréquent au point de déterminer plusieurs inflammations successives auxquelles, chaque fois, on avait opposé un traitement anti-phlo-

(1) Madame Boivin et Dugès, *Traité pratique des maladies de l'utérus et de ses annexes*; 1833; tome I, page 105.

gistique et l'abstinence plus ou moins prolongée de la cause principale de l'accident; on commença enfin à soupçonner que peut-être une disposition particulière des parties s'opposait à la fécondation. Je fus appelée en septembre pour constater le fait.

La jeune dame était à l'approche de ses règles; la grande lèvre du côté droit était rouge, tuméfiée, du volume d'un œuf de pigeon et très douloureuse au toucher. Cette tumeur se formait habituellement vers l'approche des règles et disparaissait à la fin de cet écoulement sanguin. Le vagin n'avait guère qu'un pouce de longueur, ou pour mieux dire, cette apparence de canal était formée aux dépens des tégumens de la vulve; car le museau de tanche était tout près de la commissure inférieure des grandes lèvres, et pour peu que madame de B.... fît un léger effort, l'orifice utérin venait faire saillie au dehors. Lorsqu'on refoulait le museau de tanche, le doigt ne pénétrait guère qu'à un pouce de profondeur de quelque côté qu'on le dirigeât. La violence des efforts exercés dans l'acte conjugal pour vaincre les obstacles qui s'opposaient à l'entier accomplissement de cette fonction, avait déterminé les accidens précédens, en même temps qu'ils étaient contraires au but que se proposaient les époux.

» Il eût été difficile de me faire entendre à une jeune femme pieuse et pleine de pudeur ; je rendis compte de la disposition des parties à son médecin, M. Duméril, qui donna au mari les conseils nécessaires pour rendre sa femme féconde. Depuis le mois de juin 1830, les règles n'avaient point reparu ; une petite saignée du bras avait été pratiquée vers l'époque où l'on attendait cette évacuation naturelle ; et le repos complet, l'usage habituel du canapé, furent par mes soins continués jusqu'au six septembre; la santé se soutenait à merveille; l'appétit, le sommeil étaient excellens ; je n'avais, du reste, que des présomptions sur l'existence de la grossesse, et le départ de cette famille, peu après la révolution de juillet, m'a laissée dans l'incertitude à cet égard. »

Un médecin allemand, fixé parmi nous depuis quelques années (1), a donné de ce fait l'explication suivante, dans des lettres aussi scientifiques que spirituelles qu'il a publiées sur les maladies de la matrice, mais qui ont à nos yeux le grand tort

(1) M. S.-J. Otterburg, *Lettres sur les ulcérations de la matrice, et leur traitement*, brochure in-8°. Paris, 1839.

de montrer parfois un désaccord profond entre l'appréciation des raisons pathogéniques et la détermination des moyens thérapeutiques.

« L'acte sexuel devient, dit-il, une cause de l'elkose (c'est ainsi qu'il appelle l'ulcération) dans une position un peu basse déjà de la matrice, et à plus forte raison quand l'abaissement est plus considérable. A l'endroit vers lequel l'excitation est le plus souvent répétée, se trouve un point agacé, l'affluence des liquides augmente, et c'est ainsi que se développe peu à peu une altération, qui naturellement a son siége au col de l'organe.

» Dans plusieurs cas de ce genre, j'ai toujours remarqué que les ulcères avaient leur siége à quelques lignes seulement de la lèvre antérieure.

» Le museau de tanche proprement dit, de même que la paroi postérieure, étaient donc intacts. Ce siége particulier est facile à expliquer; la lèvre postérieure et encore moins la région plus élevée du col n'éprouvaient pas le contact à cause de leur position dans la concavité de l'os sacrum. L'ulcération se présentera sous la forme peu importante d'une érosion qui n'attaque là que l'épithélium, et elle peut, comme nous le verrons, se montrer plus grave en entrant plus profondément dans la substance. Ce sont toutes ces formes que les auteurs ont désignées du nom d'ulcères simples, benins, et que d'autres, sans entrer dans des recherches sur leur nature, ont encore désignées plus vaguement. Il est vrai, la nature n'agit pas d'après nos divisions, mais « *il n'est pas moins vrai aussi qu'une* » *fausse classification peut bien amener une fausse* » *thérapeutique.* » C'est précisement ce que nous nous efforçons de démontrer.

Au surplus, voici en quels termes M. Otterburg établit les signes auxquels on peut reconnaître les ulcérations de la nature de celles dont nous venons de parler : « cette elkose, toutefois, est accompagnée de peu d'engorgement, elle ne pénètre pas profondément dans les tissus, sa surface est unie, ses bords nullement élevés, elle a peu d'étendue ; sa couleur est d'un rouge vif au commencement, comme celle de toutes les affections sous l'influence d'une irritation continuelle, plus tard elle est d'un rouge brun, presque jaunâtre (1) ; le liquide séreux dont l'elkose est accompagnée n'est pas abondant, il est d'une fluidité assez remarquable, fort peu corrodant ; les symptômes constitutionnels ne

(1) Nous n'avons jamais rencontré cette couleur, et nous pensons que l'auteur que nous citons se trompe sur la valeur du mot.

sont pas d'une grande importance; l'état général est fort peu dérangé; il n'y a que les sujets sensibles qui se plaignent de douleurs dans les parties voisines; il leur survient quelquefois une irritation sympathique des seins (1); cet accident se renouvelle surtout pendant l'approche du flux menstruel. Beaucoup de femmes ne feraient peut-être pas plus de cas des inconvéniens qu'elles éprouvent (l'auteur veut dire ne seraient pas plus inquiètes), que dans des affections semblables à quelqu'autre endroit du corps, par exemple, aux angles de la bouche, si la peur des affections utérines n'était pas si grande; l'imagination suffit déjà chez les femmes pour exciter l'idée de l'existence d'une maladie grave de la matrice. »

Les ulcérations causées par de mauvaises habitudes sont beaucoup plus fréquentes qu'on ne le croit ordinairement; nous nous contenterons de citer à ce sujet l'observation suivante, extraite de l'excellent ouvrage de madame Boivin (2).

« Madame de W..., âgée de trente-trois ans, née en Suisse, d'un tempérament sanguin, d'une

(1) Ce signe est, à notre avis, très caractéristique dans l'espèce, il pourrait même être donné comme pathognomonique.

(2) Ouvrage cité, t. 2, p. 327.

force athlétique, éprouvait (en 1826) dans les parties génitales une sensation de chaleur dévorante et des élancemens comparables à des coups de canif dans le fond du bassin : l'examen manuel et avec le spéculum nous fait reconnaître que l'utérus est un peu plus gros que d'ordinaire ; peut-être que son volume n'est que proportionné à la taille de la malade qui a eu deux enfans à terme. Cet organe, quoique légèrement douloureux, m'a paru sain. La région hypogastrique, qui est le siége d'une douleur assez vive, ne m'a montré ni tumeurs, ni engorgemens remarquables ; mais des chagrins domestiques, la vie retirée et sédentaire, l'absence du mari, de fréquens désirs érotiques entretenus par la lecture de romans et que l'on cherche à calmer par des moyens illusoires et abusifs, enfin tout ce qui peut caractériser une affection hystérique très prononcée, se trouve réuni dans les aveux de la malade, aveux d'autant plus pénibles que ses mœurs extérieures sont plus sévères. J'engageai cette personne à faire des efforts sur elle-même pour renoncer à des habitudes qui produisaient par là seul des accidens très graves.

» Un traitement antiphlogistique fut prescrit

et suivi pendant quelque temps avec assez de persévérance, et la malade s'en trouva bien.

» En 1829, je fus appelée de nouveau pour calmer ses craintes : elle avait à supporter le chagrin de la double perte de son mari et de sa fortune ; sa position, ses habitudes, tout était changé ; sa santé était altérée au point de la forcer à garder le lit une partie de la journée ; elle choisissait alors pour ses lectures ordinaires des sujets en harmonie avec l'état actuel de son ame, c'est-à-dire une mélancolie profonde en partie due aussi à la persuasion où elle était de l'existence d'un ulcère cancéreux. Il était survenu du dérangement dans les époques des règles, elles manquaient, ou l'écoulement était plus abondant ou de plus longue durée.

» Les douleurs des régions inférieures de l'abdomen étaient revenues; cette fois le col était vraiment tuméfié ; il était le siége d'une exquise sensibilité ; des sangsues à l'anus, des injections de décoctions émollientes et narcotiques firent cesser pour quelque temps ces accidens.

» Le 15 mars 1830, l'état normal et physique de la malade est à peu près le même que précédemment ; douleur dans la région iliaque droite ; l'utérus est plus développé, plus abaissé dans le bassin ; le col n'est pas beaucoup plus tuméfié que là dernière fois; le bord antérieur de son orifice est beaucoup plus épais, mais mollasse, excorié à sa surface et saignant au moindre contact; les mauvaises habitudes sont reprises, et il est à craindre que cette fois la malade n'en soit victime.

» Il était convenu avec le médecin ordinaire de la malade que l'on ferait de petites saignées révulsives, que l'on appliquerait des ventouses vers les lombes, que l'on ferait des injections avec une décoction de morelle et de têtes de pavot. La malade ne voulant pas consentir à se faire saigner du bras, sa famille fit appeler M. Rullier pour lui donner les conseils que sa position exigeait.

» Nous avons donné à M. Rullier communication des notes recueillies sur cette malade.

» La cause de l'inflammation et du ramollissement de l'utérus est bien certainement l'excitation locale due à de fâcheuses habitudes. Si cette dame eût pu changer de lieu, de position; si elle se fût mariée, si elle eût été occupée de soins domestiques, si des enfans eussent excité sa tendre sollicitude, le mal eût pu être prévenu; mais elle était veuve; elle avait eu à peine le temps de connaître la douceur d'être mère; elle ne connut que les malheurs, les ennuis, les dégoûts d'une solitude absolue pour laquelle elle n'était pas façonnée à l'avance; n'ayant pas été, par son éducation, préparée à supporter les douleurs et les peines de l'adversité. »

Quant aux ulcérations produites par la présence des pessaires, M. Otterburg en parle ainsi (1) : « Après une lésion ulcéreuse produite par un corps dur non organique (ce qui est parfaitement indifférent), l'inflammation dans l'ulcère se déclarera, comme nous le disions, très violente et exigera une médication antiphlogistique dirigée avec une grande énergie; si, par des moyens indiqués, l'inflammation ne diminue pas, mais au contraire augmente, en sorte que la sécrétion s'arrête et que l'ulcère devient douloureux, sec, rouge, il faut procéder de suite à une légère saignée, ou, ce qui est préférable chez des sujets faiblement réglés, à l'application de quinze à vingt sangsues (2) autour de l'ulcère enflammé. On répètera cette médication tant que l'inflammation et la douleur l'exigeront. Une métrite était quelquefois la suite d'une telle phlogose topique (de cause extérieure).

» Il n'y a pas d'état dans lequel la cautérisation

(1) Ouvrage cité.

(2) Nous croyons cette quantité un peu exagérée non seulement quant au résultat thérapeutique, mais encore au moyen de les appliquer. De six à dix nous paraissent suffisantes.

puisse nuire davantage que dans ce cas-ci; elle ajoute une nouvelle irritation à l'elkose enflammée, et c'est ainsi que la phlogose augmentera naturellement.

» J'ai observé tout récemment un cas traité par la cautérisation par un médecin; l'ulcère produit par un mauvais pessaire était extrêmement enflammé, et peu s'en est fallu que la jeune femme de trente-six ans ne soit devenue la victime de cette imprudente médication. »

Le fait suivant est un des plus remarquables que nous ayons rencontrés de ce genre. Madame Laforest, âgée de trente-quatre ans, d'un tempérament lymphatico-nerveux, mère de quatre enfans, était depuis longtemps affectée d'une chute de l'utérus, qu'elle maintenait au moyen d'un pessaire d'ivoire. Obligée par état de marcher beaucoup et de porter au bras des corps assez pesans, elle fut prise dans les premiers jours de février 1845 de douleurs très vives dans le bassin, d'une hémorrhagie utérine abondante, d'une pesanteur extrême vers le siége, et d'une impossibilité absolue de se tenir debout. Obligée de garder le lit elle m'envoya chercher; bien qu'elle eût enlevé son pessaire, ses traits exprimaient un état indéfinissable de douleur et de tristesse et elle éprouva un dépérissement subit. Par le toucher il était facile de reconnaître que non seulement la matrice était fort abaissée, mais encore que son col et son corps étaient durs, tandis que le museau de tanche était mou, plus volumineux que dans l'état normal, et qu'il présentait à sa lèvre postérieure un ulcère assez profond, et une érosion sur la lèvre antérieure. Le spéculum me fit aussi reconnaître une rougeur très vive du vagin et du col dont l'orifice était entr'ouvert; des mucosités abondantes recouvrent toutes les parties qui sont comme contuses; le museau de tanche est fortement porté en avant; il est presque impossible de soulever l'utérus qui semble fixé par sa face postérieure.

Des bains entiers, des douches émollientes, des bains locaux au moyen du métro-therme, le repos au lit, la diète au bouillon sont prescrits; la malade éprouve toujours des douleurs vives; mais une perte sanguine assez abondante pour faire suspendre le traitement pendant trois jours les calme. Dès lors, le col est moins dur au toucher, en même temps que le museau de tanche est moins mou. L'érosion et l'ulcère diminuent notablement d'étendue, et cette rémission si graduelle des symptômes ne permet pas d'aller chercher la cause de tous les accidens ailleurs que dans la présence du pessaire. Le 3 mars, le traitement est repris; douches à l'eau salée de dix minutes chaque fois, bains de siége d'une heure dans une eau gélatineuse, bains entiers, lavemens émolliens, application de cataplasmes sur le ventre; bains locaux à l'eau légèrement acidulée par le sulfate d'alumine. Ce traitement a duré jusqu'à la fin de mars, époque à laquelle les règles sont revenues comme dans l'état ordinaire. Le 4 avril, la malade est dans la position suivante : la petite ulcération et l'ulcère ont complètement disparu par une franche cicatrisation. L'épithelium qui recouvre le museau de tanche est lisse et d'un rose pâle; le bord de ses lèvres n'offre plus cette espèce de dépression qu'on y remarquait; seulement l'adhérence de la face postérieure de l'utérus existe toujours; car il est impossible d'imprimer à cet organe un mouvement de bascule en avant. Ajoutons à tout cela que la santé générale s'est sensiblement améliorée; la malade a repris de l'embonpoint et a surtout recouvré sa gaîté habituelle; elle continue néanmoins pendant quelques jours encore à faire usage des demi-bains émolliens, garde le repos, prend une nourriture douce, mais toutefois substantielle.

Vers le milieu du mois de mai elle reprend ses occupations ordinaires, et remplace son pessaire d'ivoire par un pessaire dit en caoutchouc, infiniment plus léger et plus élastique que celui qu'elle portait (1).

Si de cet ordre de causes qui constituent à proprement parler ce que les auteurs nomment ulcérations simples, bénignes, on passe à celles appelées par nous fonctionnelles, on trouve qu'elles sont, relativement, si nombreuses, que nous sommes déjà obligé de reconnaître, avec un jeune confrère qui vient de soutenir une bonne thèse inaugurale sur cette question (2), que les acouchemens et les avortemens doivent être considérés comme les causes prédisposantes les plus marquées des ulcérations.

Voyons comment agissent ces causes.

Presque toutes les femmes, après un accouche-

(1) Si depuis longtemps je n'avais pas été à même de reconnaître les inconvéniens des pessaires d'ivoire, cette observation eût été bien propre certainement à m'éclairer à cet égard. Je n'excepte même pas de la réprobation dont ils doivent être frappés ceux dont la partie calcaire de l'ivoire a été enlevée, qu'on nomme *pessaires d'ivoire flexible*. Ce sont, au reste, des questions sur lesquelles je reviendrai bientôt dans le mémoire que je consacrerai spécialement aux divers déplacemens de la matrice.

(2) M. Laurès : *Quelques considérations sur les ulcérations et les engorgemens de la matrice.* Paris. 1844.

ment ou un avortement, conservent des douleurs plus ou moins vives et un écoulement catarrhal plus ou moins abondant pendant le mois et même les six semaines qui suivent la parturition ; or, cet écoulement, chez beaucoup d'entre elles, se continue bien au-delà du temps que nous venons d'indiquer, de sorte que l'utérus finit par s'y accoutumer, et cet état fluxionnaire, entretenu par l'écoulement catharral, devient pour lui son état en quelque sorte normal ; il arrive alors que ce flux leucorrhéique qui passe sur les lèvres du col les entretient dans un état d'irritation permanente, de la même manière que, dans le coryza, le flux nasal, en passant sur la lèvre supérieure, l'irrite, l'enflamme et l'excorie. On comprend dès lors combien les ulcérations doivent être faciles à s'établir sur des parties ainsi engorgées et irritées ; et si l'étiologie que nous donnons ici est exacte, c'est surtout sur la lèvre postérieure que l'on devra observer les ulcérations. Eh bien, nous verrons que c'est en effet celle qui est de beaucoup la plus souvent affectée. Cette opinion a été démontrée d'une manière péremptoire par M. le docteur Gosselin (1), prosecteur et agrégé de la Faculté de Paris.

(1) *Archives générales de médecine.* Juin 1843.

Quant à la menstruation, son mode d'agir est encore plus facile à comprendre que celui de la grossesse et de l'avortement. En effet, il est bien peu de femmes qui, à la suite de leurs règles, n'ont pas de fleurs blanches, persistant pendant quatre à cinq jours, durant même quelquefois pendant tout l'intervalle qui s'écoule entre deux époques menstruelles : chez quelques-unes, les fleurs blanches paraissent quelques jours avant et persistent seulement quelques jours après la ménorrhagie; or cet écoulement annonce évidemment que la surface interne de l'utérus est congestionnée et qu'elle se trouve momentanément dans un état pathologique. Supposons alors, ce qui arrive fréquemment, que sous l'influence d'une cause morale ou physique quelconque, le flux menstruel soit subitement arrêté, voilà l'utérus congestionné pendant un temps plus ou moins long, mais qui ordinairement dure jusqu'au retour le plus prochain des règles. Dès lors le catarrhe utérin s'établit, l'utérus et surtout son col s'engorgent; et l'on comprend desuite l'influence que doit avoir sur la production des ulcérations un pareil état de choses (1).

(1) Gaston Dumont, thèse citée.

Ajoutons à toutes ces considérations que les ulcérations de cet ordre seront d'autant plus promptes à se former, que l'utérus dans le moment de l'accouchement aura éprouvé vers son col quelques déchirures; dans tous les cas n'est-il pas évident que ce n'est pas à elles que la cautérisation est applicable? Ce qu'il y a de rationnel à faire à leur égard, c'est d'arrêter l'écoulement qui les entretient, et, en attendant qu'on obtienne ce résultat, de garantir la partie ulcérée par un pansement régulier. Nous avons pour notre compte personnel plus de vingt faits qui confirment la justesse de cette opinion.

Ainsi que nous venons de le voir et en vertu de tout ce qui précède, le nombre des cas d'ulcérations utérines qui réclament la cautérisation est déjà diminué de toutes celles qui sont occasionnées soit par des causes agissant mécaniquement sur l'utérus, soit par le passage de produits morbides sécrétés par cet organe; car si cet axiôme, si souvent invoqué, et toujours avec justesse, *sublatâ causâ tollitur effectus*, est applicable à ces altérations, les indications principales qui sont à remplir à leur égard consistent, d'une part, à soustraire l'agent mécanique qui a causé le désordre; d'autre part, à guérir la maladie dont le produit agit défavorablement (1).

Le moyen dont nous cherchons à faire ressortir le dangereux abus comme méthode générale, la cautérisation, en un mot, trouve-t-elle une application dans les ulcérations qui se lient à une cause générale ou spécifique et dont nous avons fait le troisième des quatre ordres, suivant lesquels nous les avons rangées? C'est ce qu'il faut examiner avec soin.

Nous avons dit que de ces diverses espèces d'ulcérations celles qui tiennent à un principe syphilitique, à un vice scrofuleux ou dartreux et à une diathèse scorbutique, devaient seules être conservées; celles qu'on a désignées comme tenant à un état soit rhumatismal, soit arthritique, sont à nos yeux de pures illusions, les maladies générales desquelles on les a fait dépendre ne revêtant jamais la marche ulcéreuse, et la possibilité d'établir leurs caractères propres sur l'analogie qu'elles pourraient offrir avec des ulcérations de même nature développées ailleurs, n'existant par conséquent réellement pas.

(1) Voyez, pour les injections intra-utérines appropriées à ce traitement, l'excellent *Traité de pathologie externe*, de M. Vidal (de Cassis), t. 5.

Commençons donc par celles qui sont de nature syphilitique.

Suivant quelques auteurs, les ulcérations utérines syphilitiques sont très rares, puisque M. Lagneau (1) affirme que Cullerier, l'ancien médecin de l'hospice des vénériens, dont la réputation pour tout ce qui tient aux affections de ce genre était universelle, déclarait n'en avoir rencontré qu'un seul exemple, que M. Duparque rapporte en ces termes (2) : « Madame*** cohabitait depuis plusieurs années avec M. ***, dont la mauvaise santé était occasionnée par des retours fréquens d'une ancienne maladie vénérienne. Presque dès le commencement de ce commerce, cette dame s'était aperçue, au col de l'utérus, d'une sensibilité qui ne lui était pas ordinaire ; mais elle l'attribua à tout autre cause que celle qui existait réellement. Cette sensibilité passa successivement à la douleur lancinante la plus vive, et s'accompagna bientôt d'un écoulement sanieux, âcre et très abondant. Après trois ans, cette dame, ne pouvant plus tolérer ses souffrances, vint consulter Cullerier. Ce praticien reconnut un engorgement *squirrheux* considérable au col de la

(1) *Traité des maladies vénériennes.*

(2) Ouvrage cité, t. 1, p. 398.

matrice, qui était en outre le siége de plusieurs ulcères à bords durs et perpendiculaires, source de l'écoulement sanieux dont nous avons parlé. Comme le mercure exaspère ordinairement cette fâcheuse maladie, on hésita d'abord à en proposer l'administration. Enfin bien persuadé de l'origine du mal, Cullerier se décida à procéder au traitement; ce qu'il fit au moyen de décoctions sudorifiques très concentrées, unies à une faible quantité de deutochlorure de mercure. En moins de deux mois le col de l'utérus revint à son volume naturel, les ulcères se cicatrisèrent et tous les symptômes de cette cruelle maladie se dissipèrent. »

Toujours est-il que cette ulcération multiple, à bords durs et perpendiculaires, qui datait de *trois ans*, qu'accompagnaient *un engorgement squirrheux* considérable et un *écoulement sanieux*, âcre et très abondant, fut parfaitement guérie sans cautérisation. Mais ces ulcérations sont-elles aussi rares que le disent les auteurs que nous venons de citer? Il est permis d'en douter : témoin les exemples qu'en donnent plusieurs praticiens qui n'ont pas fait des maladies vénériennes une occupation spéciale, comme M. Meirieu (1) et M. Duparque

(1) *Nouvelle bibliothèque médicale*, année 1825, t. 3.

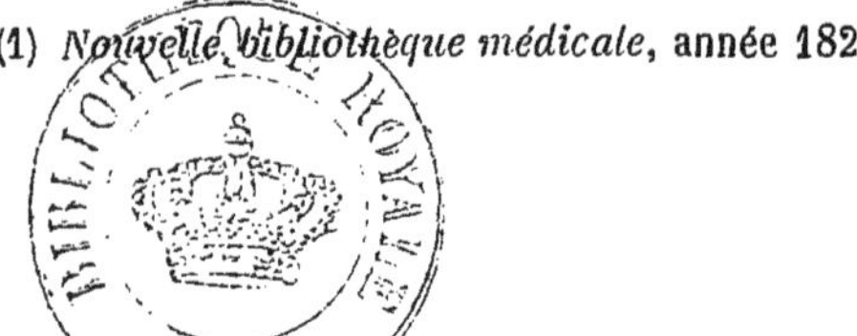

témoin les deux cas que nous citons plus loin, et dont l'inoculation montra le véritable caractère; témoin enfin ceux que rapporte le docteur Gibert dans la piquante brochure qu'il a publiée en 1837, sur ce sujet (1) et dans laquelle il déclare que sur cinq cents femmes affectées de mal vénérien, il en a rencontré cent quarante-trois portant des ulcérations de nature syphilitique et parmi elles quinze seulement n'offraient pour toute preuve que ce symptôme.

Nous savons fort bien que pour atténuer les effets de l'assertion de ce praticien, on a objecté que n'ayant établi ces calculs que sur des données fournies par un hôpital spécialement consacré aux maladies vénériennes, il n'était pas étonnant qu'il eût rencontré une si grande proportion d'ulcérations utérines de cette nature.

Mais, sans exprimer leur rapport général avec les autres ulcérations prises dans toutes les circonstances possibles, ces cent quarante-trois cas n'en montrent pas moins que les ulcérations vénériennes sont plus communes qu'on ne le pense. M. Mélier

(1) *Remarques pratiques sur les altérations du col de la matrice*, etc.

est tout-à-fait de cet avis (1). Qu'on n'oublie pas d'ailleurs 1° que M. Gibert, en déclarant qu'elles affectent généralement la forme granuleuse, autorise à croire que parmi celles qu'on rencontre de cette apparence, beaucoup pourraient être vénériennes sans qu'on le crût; 2° qu'en citant l'opinion de Cullerier on se reporte à une époque où le peu d'usage qu'on faisait du spéculum privait des moyens de constater la véritable nature d'un grand nombre d'affections utérines.

Aussi M. Ricord en trouve-t-il de fréquens exemples dans le service de son hôpital. Nous empruntons à la *Bibliothèque du médecin praticien* (2) les deux observations suivantes extraites des *Mémoires de l'Académie royale de médecine.*

Obs. I. Une fille de la police, en traitement depuis plus d'un mois, pour une ulcération saillante, mais peu étendue, de la commissure gauche des lèvres du museau de tanche, ayant en même temps un catarrhe utérin, opaque, légèrement purulent, fut examinée au spéculum le jour de sa sortie : la vulve fut trouvée saine ainsi que les parties voisi-

(1) Mémoire inséré parmi ceux de l'Académie royale de médecine.

(2) *Maladies des femmes*, t. 1, p. 614.

nes et le vagin ; le col de l'utérus était sain aussi et d'un volume normal ; seulement l'ulcération de l'orifice n'était pas complètement cicatrisée ; il restait un point de l'étendue de la tête d'une grosse épingle, qui nous parut pourtant prêt à se cicatriser. Les mucosités que laissait échapper l'utérus étaient transparentes ; la malade fut considérée à tort comme guérie et je la renvoyai. Un étudiant en médecine de mes élèves, qui l'avait connue, et qui depuis longtemps n'avait pas vu de femmes, eut au moment de sa sortie des rapports avec elle, et contracta un *ulcus elevatum* à la base du gland et un bubon. La malade revint à l'hôpital le surlendemain ; nous l'examinâmes avec soin au spéculum, et nous ne trouvâmes rien à l'extérieur ni à l'entrée de la vulve ; le vagin était encore sain, mais le col de l'utérus était rouge, il semblait un peu gonflé ; la cicatrice de l'ulcération rompue et celle-ci doublée d'étendue sécrétaient une matière puriforme. La malade fut gardée à l'hôpital et renvoyée plus tard parfaitement guérie.

Obs. II. Une femme entrée récemment dans les salles du civil, affectée d'ulcération profonde de l'orifice utérin, mais peu étendue en surface, et donnant lieu à un écoulement purulent, sans qu'il y ait rien à la vulve ni au vagin, nous dit que son mari avait un chancre ; cet homme se trouvait aussi à l'hôpital des vénériens. On a pu constater chez lui l'existence d'un chancre au méat urinaire.

Voilà, d'ailleurs, les principaux caractères que leur assigne M. le docteur Gosselin (1) : « Elles se présentent pendant les premiers jours avec les caractères du chancre : ulcère arrondi, à bords taillés à pic, à fond grisâtre, puis au bout de quelques jours elles changent d'aspect, offrent les caractères des ulcérations non syphilitiques avec lesquelles alors il est aisé de les confondre. J'ai été deux fois à même de constater cette transformation insidieuse. »

Nous avons rencontré dans le cours de notre pratique un très grand nombre d'ulcérations utérines dont la nature syphilitique ne pouvait être l'objet d'aucun doute, comme, par exemple, le cas suivant.

Mademoiselle B***, âgée de 20 ans, d'un tempérament lymphatico-nerveux, d'une constitution délicate, cohabitait depuis l'âge de seize ans avec un homme dont le pénis était hors de proportion avec ses parties sexuelles ; aussi à la suite de chacun de

(1) *Archives générales de médecine*, juin 1843.

leurs rapports, éprouvait-elle d'affreuses douleurs, une impossibilité de marcher et une espèce de déversion du vagin. Cet état alla en s'aggravant jusqu'au jour où, vaincue par la douleur, elle me fit appeler. C'était le 5 mai 1840; je la trouvai dans l'état suivant : quoiqu'elle n'eût jamais été mère, ni même fait de fausse couche, le vagin formait un bourrelet à l'entrée de la vulve, à la manière d'un doigt de gant qu'on aurait retourné ; l'orifice utérin était tellement abaissé qu'on l'apercevait extérieurement; une sérosité sanguinolente peu liée, d'une odeur fétide, en découlait; le spéculum ne pouvait même pas être introduit; repos au lit, sur un plan horizontal, le siége un peu élevé; compresses épaisses sur la vulve, imbibées d'eau de guimauve; bains de siége émolliens.

Huit jours après ce traitement préparatoire j'examinai de nouveau la malade, et remarquai alors que sa voix était rauque, son haleine fétide, qu'elle avait un fréquent besoin de cracher, puis je découvris un chancre vénérien assez développé sur le voile du palais; portant alors de plus minutieuses investigations sur les parties génitales dont l'état s'était singulièrement amendé, je reconnus par le toucher et par le spéculum que le col était plus fort que dans l'état ordinaire, et que sa partie postérieure portait un large ulcère à fond jaunâtre, à bords irréguliers, saillans et perpendiculaires, envahissant même la muqueuse vaginale et qu'accompagnait un écoulement abondant de matières verdâtres, fétides; la malade avait d'ailleurs eu ponctuellement ses règles. Je ne doutai pas dès lors avoir affaire à une affection vénérienne des plus compliquées et prescrivis en conséquence le traitement suivant : repos au lit, deux bains généraux par semaine, tisane de salsepareille, sirop de Cuisinier une cuillerée matin et soir, pansemens réguliers consistant à introduire tous les matins et tous les soirs, à l'aide du spéculum et au moyen d'une longue paire de pinces, un plumasseau de charpie enduit d'onguent mercuriel, sur l'ulcère du col et sur ceux du vagin; puis je touchai plusieurs fois par jour l'ulcération de la gorge avec un pinceau de charpie imbibé d'eau phagédénique.

Le mois de mai se passa ainsi; vers les premiers jours de juin, l'ulcération du voile du palais avait diminué; mais celles des organes génitaux continuaient à offrir un mauvais aspect; la tuméfaction du col paraissait même augmenter ainsi que la couleur rouge-brun des parties; écoulement moins abondant, mais douleur en urinant. Le 4 juin, les règles, qui auraient dû paraître cinq jours plus tard, sont très abondantes ; les douleurs sont moins vives; on cesse les pansemens, mais on continue le traitement intérieur et on touche tous les jours l'ulcération du voile du palais ; les règles cessent le 10. Le 12, l'ulcère du voile du palais était presque cicatrisé ; la turgescence et le mauvais aspect du col et du vagin avaient disparu et bien que l'ulcère de la lèvre postérieure persistât, ceux du vagin étaient améliorés et la malade urinait sans douleur. On pouvait alors aisément soulever l'utérus au moyen du doigt indicateur.

Dès ce moment on donna, de deux jours l'un, des douches à l'eau légèrement acidulée avec le sulfate d'alumine pendant dix minutes chaque fois, en les dirigeant particulièrement sur l'utérus; les pansemens sont continués; mais comme on permet à la malade de se lever, il est impossible que la charpie tienne en place; pour la maintenir on a recours à une petite éponge entière, introduite à l'aide du spéculum ; enfin ces moyens et le traitement intérieur continués pendant deux mois, c'est-à-dire jusqu'au 7 août, et une abstinence absolue du coït, procurent une guérison complète ; à cette époque la malade a déjà repris de l'embonpoint et de la fraîcheur. L'abaissement de la matrice qui existait toujours, bien qu'on pût la soulever sans que la malade éprouvât la plus petite douleur, exigea qu'on lui plaçât un pessaire qu'elle fut obligée de porter quelques mois, au bout desquels tout rentra dans l'ordre (1).

Au surplus laissant de côté la question de savoir dans quels rapports les ulcérations syphilitiques sont au nombre total des autres espèces, et admettant même qu'il fût faible, il reste toujours à décider si la cautérisation est leur meilleur mode de traitement. Voilà comment M. Gibert s'exprime à cette occasion (2) « Cette ulcération, toujours assez superficielle, a généralement une forme arrondie et plus ou moins nettement circonscrite. Elle occupe tantôt la lèvre supérieure, tantôt la lèvre inférieure, tantôt les deux lèvres, et parfois même elle semble

(1) J'ai insisté sur les divers détails dont s'est composé ce traitement parce qu'il montre l'importance que j'attache aux pansemens des ulcérations utérines et la manière dont je procède à ces pansemens. M. le docteur Mélier décrit au long cette manière d'agir dans le tome 2 des *Mémoires de l'Académie royale de médecine.* Il n'a que le tort de la donner comme nouvelle ; car il y a plus de vingt ans que je la mets en pratique.

(2) Mémoire cité, p. 13 et suivantes.

pénétrer dans la cavité du col de l'utérus; sa surface est rouge, grenue et contraste notablement avec l'aspect lisse et poli du col à l'état normal; elle saigne avec facilité au contact. L'érosion granulée du col de l'utérus n'est pas, à proprement parler, un symptôme grave. Elle ne donne le plus ordinairement lieu à aucune douleur, à aucun accident (le cas rapporté par M. Lagneau le fait déjà supposer); et c'est bien gratuitement qu'on a prétendu lui assigner les signes de la métrite proprement dite. Elle guérit très bien sans qu'il soit nécessaire d'avoir recours à aucun des moyens énergiques que l'on emploie journellement contre ce symptôme. Mais elle a ordinairement une assez longue durée, quel que soit le traitement qu'on lui oppose, et montre beaucoup de tendance à se reproduire. Nous ne l'avons presque jamais vue bien effacée et bien cicatrisée avant un laps de temps qui varie de deux à trois ou quatre mois, et nous savons de bonne part que ceux qui prescrivent le repos absolu, les saignées, les sangsues, *les applications caustiques* et tout l'ensemble banal de précautions, de remèdes et de procédés adoptés par la mode et appliqués indistinctement à tous les cas par la routine, ne sont pas plus heureux... Chez la plupart de nos malades nous jugeons nécessaire l'emploi d'un traitement mercuriel. » Ajoutons à cela que dans le doute il est même souvent prudent d'essayer de ce traitement; *naturam morborum ostendit curatio..*, a dit Hippocrate, le résultat de cet essai sera toujours, à notre avis, moins dangereux que la cautérisation.

En voici un exemple :

Miss Chard***, jeune Anglaise âgée de 19 ans, d'une forte constitution, ayant toujours joui d'une bonne santé, fut séduite et amenée en France par une personne qu'elle croyait digne de toute son affection. Lâchement abandonnée, et sans aucune espèce de ressource, bien qu'elle eût reçu une brillante éducation, et d'ailleurs n'osant implorer l'assistance de sa famille, cette infortunée se vit réduite pour subvenir à ses besoins et payer les mois de nourrice de son enfant âgé de six mois à se livrer à des travaux pénibles. Levant un jour un fardeau assez pesant, elle ressentit une douleur très vive dans l'hypocondre droit, suivie d'une hémorrhagie utérine abondante. Appelé pour lui donner des soins, je prescrivis un traitement antiphlogistique, sangsues, bains de siége et cataplasmes émolliens. Quelques jours après la cessation de ces premiers accidens, voyant que la malade ressentait toujours des douleurs dans les reins, les aines, de la pesanteur dans le siége, je lui proposai de la toucher, puis d'examiner à l'aide du spéculum s'il n'y avait pas quelqu'affection, soit du vagin, soit du col de la matrice. Elle y consentit et l'expérience prouva la justesse de mes prévisions. Effectivement je sentis et vis des granulations en assez grande quantité sur les deux lèvres du museau de tanche et même dans l'orifice externe de l'utérus; toutes ces parties étaient déprimées; le vagin était d'un rouge foncé; la malade éprouvait de la douleur en urinant. Cependant, elle n'avait pas actuellement d'écoulement; mais elle m'avoua qu'elle en avait eu un qui avait duré fort longtemps et qu'elle attribuait à la suite de ses couches; on l'avait arrêté brusquement par des injections faites avec le sulfate d'alumine. Ne doutant pas que nous avions affaire à une affection vénérienne, je soumis la malade au traitement suivant.

A dater du 20 janvier 1845. Tisane de salsepareille. — Sirop sudorifique, une cuillerée à bouche, matin et soir. — Bains de siége émolliens. — Douches à l'eau de guimauve. — Régime. — Repos. —

Le 30. — Les règles apparaissent, cessation du traitement jusqu'au 4 février, époque à laquelle elles cessèrent; mais quoiqu'abondantes elles n'ont pas retenu la malade au lit, la douleur de l'hypocondre a cessé complètement. Le col de la matrice est légèrement tuméfié, quelques granulations se sont ulcérées. — Le traitement prescrit ci-dessus est repris et suivi exactement jusqu'au 27 février; les règles se passent comme elles le font ordinairement. La malade ne ressent aucune espèce de douleur. Celles qu'elle éprouvait en urinant ont cessé depuis longtemps.

Presque toutes les granulations ont disparu. — Les ulcérations qu'elles ont laissées après elles se sont complètement cicatrisées; le museau de tanche qui était flétri a repris son état ordinaire; seulement quelques petites granulations qui paraissent succéder à celles développées primitivement existent encore. Des bains locaux au métro-therme de deux heures par jour à l'eau saturée de muriate de soude, les font entièrement disparaître. — Vers la fin du mois de mars, après avoir passé heureusement son époque mensuelle la malade est parfaitement guérie. — J'eus occasion de voir cette demoiselle deux mois plus tard, sa guérison ne s'était pas démentie.

Après les ulcérations qui tiennent à un principe syphilitique, les plus fréquentes de cet ordre nous ont paru être celles qui se lient à un vice herpétique ou dartreux. Elles affectent le plus communément les femmes au retour de l'âge, coïncident quelquefois avec certains eczémas chroniques fixés aux cuisses, au pourtour des parties génitales externes ; mais le plus souvent surviennent à la suite de la disparition brusque de ces affections. Les signes commémoratifs, comme on le pense, doivent fournir sur leur véritable nature de précieuses indications ; mais leur aspect offre aussi certaines nuances que le praticien expérimenté doit regarder comme propres à les faire connaître.

Ces ulcérations tantôt débutent par de petites vésicules dont la rupture laisse des ulcérations superficielles qui souvent se réunissent et forment des plaques excoriées assez étendues ; tantôt elles sont précédées par des taches brunes ressemblant en tout point aux ulcérations de même nature siégeant sur la peau. Elles sont rarement profondes et jamais à bords taillés à pic, ne fournissent qu'un léger suintement qui se dessèche quelquefois sous forme de croûte, et s'accompagnent toujours d'une démangeaison âcre et mordicante, irradiant jusqu'à la vulve ; mais rarement d'un engorgement très prononcé du col et jamais d'une véritable induration. L'observation suivante rapportée par Samuel Laïr (1) montre jusqu'à la dernière évidence que ces ulcérations ne cèdent qu'à un traitement tout-à-fait approprié à la nature spéciale de la cause qui les entretient.

« Madame Grienwald, rue de la Montagne-Sainte-Geneviève, 83.

» Depuis dix ans, cette dame, qui est douée d'une constitution lymphatico-nerveuse, n'a pas cessé d'éprouver des douleurs dans les reins, les aines et les cuisses, ni d'avoir des écoulemens très abondans de matière jaune, verte, blanche, opaque, ce qui, vivant, ne l'a pas empêchée d'avoir deux enfans, dont l'un est âgé de huit ans. Ajoutons à ces graves accidens une glande engorgée du volume d'une noix, située sur le trajet des vaisseaux lymphatiques du sein droit, et une dartre squammeuse humide qui occupait toute la face externe des parties génitales. Pendant dix ans, toutes les ressources de l'art et même du charlatanisme ont été mises en œuvre pour obtenir une guérison qui paraissait de jour en jour plus difficile. Cependant il était impossible d'apporter plus de zèle que ne le faisait ma-

(1) Ouvrage cité, p. 60 et suivantes.

dame Grienwald à suivre les traitemens qu'on lui conseillait, et parmi lesquels on voyait figurer les moyens les plus opposés de la pharmacie.

» Le 1er juillet 1827, nous vîmes la malade pour la première fois : elle était maigre, fatiguée, son pouls battait à quatre-vingt-dix pulsations au moins; appetit médiocre et dépravé ; sommeil fréquemment interrompu par des douleurs de reins qui la forçaient à se promener dans sa chambre une grande partie de la nuit; écoulement abondant d'une matière jaune, verdâtre, souvent teinte de sang et dans laquelle j'ai reconnu des globules de pus; nulle régularité dans le retour des menstrues, qu'il est même impossible de distinguer maintenant des pertes auxquelles la malade est sujette; toute la muqueuse du vagin est fortement injectée ; le volume du col de l'utérus est double de ce qu'il doit être; une ulcération, née du pourtour de son orifice, se prolonge dans le col à une profondeur qu'il est difficile d'apprécier au juste.

» Le 2 juillet, application de huit sangsues au col de l'utérus; après leur chute, injection dans le vagin d'un cataplasme composé de graine de lin, de carottes et de cerfeuil, qui sera renouvelé matin et soir pendant six semaines. Le 3, douches d'eau de guimauve, qui seront également continuées pendant six semaines. Le 4, bain entier d'une heure et demie à 28 degrés; les bains feront partie du traitement général, la malade en prenant un tous les trois jours.

» Tous les trois jours aussi, le lendemain du bain, elle prendra, le matin à jeun, une forte cuillerée d'huile de ricin.

» Enfin, le 6, un vésicatoire de quatre pouces de diamètre est placé aux lombes.

» Dès le 10 juillet les accidens se civilisent; l'écoulement est moins abondant, moins foncé; le sommeil est plus calme.

» Le 25. — L'écoulement est très diminué, aucune trace de sang ni de pus.

» Le 27. — Les règles arrivent, coulent pendant six jours et seront désormais parfaitement régulières.

» Le 3 août. — Continuation de tous les moyens indiqués; application de huit sangsues au col de l'utérus.

» Le 10 août. — La malade est si bien qu'elle se croit déjà guérie; son traitement a marché avec une rapidité qui lui cause autant de surprise que de plaisir.

» Le 25 août. — L'examen au spéculum et au toucher nous fait voir que la rougeur du vagin et du museau de tanche a disparu, ainsi que l'ulcération du col, lequel est encore plus volumineux que dans l'état naturel, mais tout à fait indolent. Un stylet introduit dans son intérieur et poussé graduellement jusque dans l'utérus ne fait éprouver à la malade aucune douleur, ce qui aurait eu lieu si la muqueuse de cet organe eût été encore enflammée ou ulcérée.

» Enfin, la dartre squammeuse ayant aussi à peu près disparu, la malade, trop pleine de confiance dans le bien-être actuel de son état, suspend tout à coup son traitement et reprend ses habitudes conjugales, malgré la recommandation que je lui en avais faite de s'en abstenir pendant longtemps, ou du moins de les éloigner le plus possible. N'était-il pas indispensable, en effet, que, par un traitement méthodique et longtemps continué, la dartre fût entièrement guérie et le bon état de la santé bien consolidé, avant qu'elle s'exposât aux chances d'une rechute? Dès le 1er octobre, cette dartre avait repris une nouvelle intensité; elle est ainsi une cause puissante d'irritation pour le col utérin, qui devient le siége d'une légère phlogose, mais sans ulcération.

Avertie à temps, madame Grienwald a repris quelques uns des moyens qui ont fait la base de son traitement; nous y avons joint un vésicatoire qui sera conservé jusqu'à la disparition complète de la dartre, et tous les autres remèdes les plus propres à hâter cette disparition.

» 1er janvier 1828. — Madame Grienwald se porte très bien. »

Ce fait inspire à l'auteur ces réflexions : « Quelle que soit l'opinion qu'on ait adoptée sur la nature des maladies de la peau, en général, et en particulier sur celle dont madame Grienwald était atteinte, l'expérience la plus rigoureuse démontre qu'elles forment toujours une fâcheuse complication dans les affections inflammatoires et organiques du vagin et de l'utérus. Le traitement alors est plus long, plus difficile, demande à être modifié par l'usage des moyens les plus propres à guérir l'affection cutanée, et le succès ne saurait être complet à moins que la dartre n'ait entièrement disparu. »

M. Guilbert (1) a très bien apprécié l'influence des affections herpétiques dans ces sortes de maladies.

(1) *Considérations pratiques sur certaines affections de l'utérus*, 1826; in-8° avec figures.

M. le docteur Duparque partage tout à fait cette manière de voir, comme l'atteste ce qui suit(1) : « La femme d'un ancien militaire, âgée de 34 ans, voulait se débarrasser d'une leucorrhée qui la fatiguait beaucoup, de nombreux moyens rationnels ou empiriques avaient été tour à tour employés. Quelques uns avaient paru efficaces, mais ce n'avait été que momentanément ; l'affection récidivait bientôt. Le toucher ne me fit rien découvrir qu'un peu de tuméfaction du col; sans augmentation notable de consistance, sans douleur ni sensibilité à la pression. A l'aide du spéculum je trouvai cette partie parsemée de points rouges, assez semblables à des piqûres de puces, discrètes à la circonférence du col, confluentes en approchant de l'orifice. Il suintait de là un fluide séro-muqueux, incolore, assez abondant.

» Ayant pressé la malade de questions, elle me dit enfin avoir porté pendant longtemps une dartre miliaire à la partie interne et supérieure des cuisses, et notamment à la gauche, qui n'avait eu d'autres inconvéniens que de lui occasionner de la démangeaison, principalement quand elle était

(1) Ouvrage cité, t. 1. p. 392.

échauffée par la marche; depuis deux ans, elle n'avait plus ressenti cette affection qui avait disparu sans qu'elle s'en aperçût, et qu'elle ne se rappelait maintenant que parce que je la mettais sur la voie.

» Je pensai dès lors que l'espèce d'éruption dont le col utérin était couvert pouvait bien provenir de la rétrocession de cette dartre, d'autant plus que ce n'était que depuis sa disparition que la leucorrhée était devenue bien plus abondante qu'auparavant. Après quelques purgations j'eus recours aux préparations de soufre, administrées à l'intérieur (soufre doré d'antimoine), en injections et en bains (eau de Barèges); en même temps j'appliquai aux cuisses quelques vésicatoires volans, que je remplaçai ensuite par un cautère à demeure au bras gauche. L'éruption utérine guérit, et la leucorrhée fut réduite au point de n'être plus fatigante.

» Il est impossible, comme on le voit, de faire le procès de la cautérisation, dans l'espèce, en termes plus formels. »

Cette vérité nous était d'ailleurs personnellement démontrée par des faits nombreux dont nous extrayons les deux exemples suivans. Le premier date de 1821, lorsque nous étions médecin d'une communauté de dames religieuses.

Madame Sainte-L***, religieuse, dont le père avait eu une affection herpétique de longue durée, étant arrivée à l'âge de trente-quatre ans sans avoir jamais eu de dartre, fut prise tout-à-coup d'une démangeaison extrêmement violente vers les parties génitales et autour de l'anus, de douleurs et d'un sentiment indéfinissable de chaleur mordicante dans le vagin, fleurs blanches abondantes. Cet état durait déjà depuis plusieurs mois, sans que la malade osât en parler ; cependant vaincue par la douleur, elle fut obligée de faire l'aveu de la position où elle se trouvait à madame sa supérieure, *personne aussi spirituelle que pieuse*, qui, justement alarmée sur la santé d'une sœur qu'elle regardait comme sa fille, me fit appeler de suite. Je dus d'abord la rassurer sur la nature du mal, d'autant plus que j'avais déjà été à même plusieurs fois de constater de semblables affections. — Sans même être obligé de soumettre la malade à un examen *pénible*, je prescrivis un traitement anti-herpétique, tant à l'intérieur qu'à l'extérieur, des bains de siége et des injections à l'eau de Barèges, et fis établir un vésicatoire au bras. — Au bout de peu de temps, six semaines environ, la malade se considérait comme entièrement guérie; mais comme nous ne pouvions pas constater le fait *de visu*, nous lui fîmes continuer le traitement pendant encore trois semaines. Le cours périodique n'avait jamais cessé d'avoir lieu. Comme rien, ici, n'a pu constater d'une manière entièrement irréfutable l'affection du col de l'utérus, nous donnons le cas suivant comme entièrement concluant à cet égard.

Madame D. H***, âgée de 46 ans, d'une forte constitution, née en Angleterre, fut réglée à 19 ans, mariée à vingt-deux à un Français officier de marine, dont elle eut deux enfans. Malgré les longs voyages qu'elle entreprit pour accompagner son mari, cette dame n'éprouva jamais aucune espèce d'indisposition, lorsque vers la fin de l'année 1843, étant venue en France et habitant Paris depuis quelques jours seulement, elle fut prise d'un érésypèle de la face qui se termina heureusement en quinze jours de temps; mais depuis cette époque elle ressentit de la démangeaison à la partie interne des cuisses, et fut prise d'un écoulement en blanc assez considérable.

Bientôt ses craintes augmentèrent avec l'intensité du mal et ce fut le 3 février 1844 que je lui fis une première visite.

Je la trouvai étendue sur un divan, les traits affaissés, en proie à un découragement extrême. — Son mari m'avoua que depuis longtemps il était lui-même atteint d'une affection herpétique grave, pour le traitement de laquelle il était venu à Paris. Ne doutant pas que la maladie de son épouse ne fût de même nature que la sienne et pensant qu'il y avait peut-être quelques ulcérations au col de l'utérus, je touchai la malade, puis à l'aide du spéculum, je reconnus effectivement que plusieurs ulcérations superficielles existaient sur le museau de tanche, qu'un écoulement considérable et jaunâtre transsudait de toutes les parties du vagin qui était d'un rouge brun. (La malade est réglée comme à son ordinaire.) — Bains généraux, bains de siége, bains locaux et douches, à l'eau de Barèges, affaiblie. — Vésicatoire au bras. — Tisane de chicorée sauvage, patience, bardane. — Chaque matin et chaque soir une cuillerée à bouche de sirop de gentiane. Ce traitement, suivi pendant deux mois, produisit une guérison radicale, *sans cautérisation.*

Les ulcérations scorbutiques du vagin et du col de l'utérus disparaissent ainsi à la suite d'un traitement spécifique sans qu'on ait besoin de recourir à des moyens extrêmes.

M. le docteur Duparque n'est pas moins explicite à leur sujet que pour les ulcérations dartreuses; car à cette occasion il fait les réflexions suivantes après l'exposé d'un exemple qu'il emprunte à M. Desvouves, de la Martinique (1) :

« Qu'est-il besoin de répéter que ce pourrait être en vain que l'on chercherait la guérison de ces ulcères par des topiques, si on n'a pas détruit préalablement la disposition vicieuse utérine ? Bien plus, le traitement général propre à la cause suffit ordinairement pour amener la disparition de l'affection locale, qui n'est que symptomatique. Si après la destruction de l'état pathologique général, l'ulcération persiste, elle est réduite alors au niveau des ulcérations simples ou essentiellement locales, et rentre sous les mêmes indications thérapeutiques. »

Nous joindrons ici l'observation suivante tirée de notre clientèle.

Madame E..., née à Buenos-Ayres, d'une constitution délicate, fut réglée à huit ans, mariée à douze; elle était mère de six enfans à l'âge de vingt-deux ans; toutes ses couches avaient été heureuses et tous ses enfans étaient vivans, lorsque pour des

(1) *Thèse inaugurale*; Paris, 1826.

intérêts de famille et surtout poussée par le désir de voir la France dont son mari était originaire, elle entreprit le voyage avec lui vers la fin de juillet 1843. La longueur de la traversée, le changement de nourriture, le défaut d'exercice, etc., contribuèrent à l'affaiblir considérablement; elle fut atteinte d'une affection scorbutique que l'on traita avec assez de succès. Cette dame était à Paris depuis quelques mois lorsque son mari remarqua un changement complet dans ses habitudes journalières ; elle hésitait à sortir de son appartement. En rentrant de faire la plus petite promenade elle était extrêmement fatiguée, avait mal aux reins, des douleurs dans les aines, ses règles venaient irrégulièrement, elle avait un écoulement considérable et continuel de matières roussâtres, son haleine était fétide. Appelé près de madame E..., le 9 mai 1844, je la trouvai dans l'état décrit ci-dessus; puis le visage d'un blanc mat, les lèvres décolorées, les yeux ternes offraient l'expression d'un malaise général et profond; découragement complet, regret du pays natal. Aucune tache n'existait à la peau, les digestions étaient lentes et pénibles, bien que la malade mangeât peu. Par un excès de pudeur mal entendu elle ne voulait pas se laisser visiter et ce fut avec des peines inouïes que son mari parvint à l'y décider.

Enfin le 14 du même mois je la touchai, puis à l'aide du spéculum je reconnus que le col de la matrice était extrêmement ramolli ; on pouvait aisément introduire le bout du doigt dans l'orifice utérin ; le museau de tanche et la muqueuse vaginale offraient des taches bleuâtres. Un écoulement fétide, sanieux, baignait tout le vagin et venait en s'écoulant gercer la partie interne des cuisses.

Je prescrivis à la malade une nourriture douce et aussi abondante que possible, prise surtout parmi les viandes rôties ou grillées, l'eau rougie avec du Bordeaux. Chaque matin et chaque soir une cuillerée à bouche de vin de Séguin ; pour boisson des tisanes amères ; puis je donnai chaque jour une douche de sept minutes à l'eau de quinquina, à l'eau de roses de Provins légèrement vineuse, puis des bains locaux de même nature, d'une heure chaque fois. Sous l'influence de ce régime tonique et de soins assidus, les forces revinrent peu à peu, l'écoulement cessa et les accidens qui paraissaient très graves six semaines auparavant avaient disparu comme par enchantement. Il faut dire aussi que les règles étaient assez mal venues le 17 mai, tandis que le 15 juin elles avaient été comme dans l'état de santé habituel. Aujourd'hui quatre juillet, la malade fait d'assez longues promenades sans fatigue, sa gaîté est revenue ; je prescris l'habitation à la campagne, les promenades à l'air libre, les bains alcalins, généraux et locaux, et suspends l'usage des douches. Comme madame E... a établi son domicile à Montmorency je lui conseille de prendre les eaux d'Enghien ; ce qu'elle fait depuis un mois. L'exercice à âne et même à cheval n'ont causé aucune altération nouvelle vers les voies utérines, qui sont dans un état parfait ; enfin la malade est radicalement guérie depuis plus d'un mois, ce jourd'hui 23 août 1844.

Restent donc des quatre espèces d'altérations spécifiques ou constitutionnelles que nous avons admises comme irrécusables, celles qui tiennent à un vice scrofufeux.

L'auteur de l'article *Utérus* du dictionnaire du docteur Fabre (1) s'exprime ainsi à leur égard : « M. Lisfranc a décrit une espèce d'ulcération dont personne n'avait parlé avant lui, c'est celle qu'il appelle scrofuleuse, et qui résulterait de la

(1) Tome huitième, p. 790.

fonte des tubercules engendrés dans le col utérin. Cette ulcération est très rare et offre beaucoup de ressemblance avec les ulcères scrofuleux externes ; elle ne se rencontre, comme on le pense bien, que chez les sujets éminemment scrofuleux. Le col ainsi que la matrice elle-même sont bosselés dans ce cas, ce qui fait présumer l'existence d'autres tubercules. Le traitement local est le même que dans les autres ulcérations ; mais c'est sur le traitement *constitutionnel* qu'il faut principalement compter pour la guérison. »

D'abord est-ce bien à M. Lisfranc qu'il faut faire honneur de la première description de cette espèce d'ulcération? Nous ne le pensons pas, et nous nous fondons à cet égard sur le fait observé dès 1830 par M. Duparque et qu'il avait déjà fait insérer dans les *Transactions médicales*, avant de le consigner daus son traité (1). Ensuite ces ulcérations sont-elles aussi rares qu'on le donne à entendre ici? Nous le croyons encore moins parce que non seulement on en trouve plusieurs exemples dans Morgagni (2); mais encore parce que tous les auteurs qui dans ces derniers temps ont écrit sur

(1) Ouvrage cité, p. 365.

(2) *De sedibus et causis morborum*, etc.

l'anatomie pathologique en général ou en particulier sur les affections tuberculeuses (1) ont reconnu qu'elles siégeaient souvent dans l'utérus, et ont par là implicitement admis qu'elles affectaient fréquemment, comme terminaison, la forme ulcéreuse.

Résumant donc en peu de mots les caractères propres à ces ulcérations, nous verrons que la plaie qui en provient se présente avec des bords minés et émincés par les masses tuberculeuses qui se sont creusé dans le col de l'utérus des cavernes profondes; qu'en pressant sur le tissu utérin, encore sain en apparence, on fait sortir de la matière caséeuse par les orifices restés fistuleux; enfin que les symptômes généraux répondent aux symptômes locaux; puis arrivant à leur traitement, nous prendrons pour exemple un cas dans lequel l'affection s'était parfaitement localisée, comme celui-ci rapporté par M. Pauly (2):

« Madame Ou.., rue du Temple, n° 57, âgée de 32 ans, n'ayant eu qu'un enfant, était affectée depuis deux ans environ de troubles dans le cours de ses règles, de retards accompagnés de douleurs

(1) Voyez les travaux de MM. Cruveilhier, Andral, Louis.

(2) Ouvrage cité, p. 363.

sourdes vers les lombes. Peu à peu, cet état devint plus sérieux ; des douleurs vives vers l'utérus furent suivies d'un écoulement abondant et épais. Croyant que l'air de Paris pouvait influer sur sa position, elle rentra dans sa famille à Poitiers, où elle reçut les soins du médecin de la maison. Celui-ci trouva, par le toucher, le col utérin un peu volumineux et la matrice légèrement abaissée ; il crut dès lors que tous les accidens ne provenaient que du relâchement de l'organe, qu'il suffirait de tonifier. A cet effet il prescrivit des injections vineuses qui, loin d'amender, aggravèrent l'état de la malade. Elle revint alors à Paris et fut confiée par M. Lisfranc (*retenu dans son lit par la pierre*), aux soins de M. Carron du Villards (1).

» Le col fut trouvé fort volumineux, et le siége de bosselures isolées, dont plusieurs étaient ramollies

(1) On sait que M. Carron du Villards, aujourd'hui un de nos oculistes les plus distingués, a suivi longtemps la pratique de M. Lisfranc, et qu'ayant, au moyen des faits puisés dans cette pratique, remporté le prix proposé par la Société médicale de la Moselle sur l'excision du col, il ne publia pas son mémoire, dans la certitude qu'il avait acquise que *ces faits n'étaient point réels*. Nous ignorons si ce mémoire est le même que celui que ce praticien a publié en 1834, en italien, sous le titre de : *Dell' estirpazione dell' utero canceroso*, que nous n'avons pu nous procurer.

et sur le point de tomber en suppuration. On diagnostiqua une affection tuberculeuse.

» L'état aigu étant assez marqué, la malade fut mise aux antiphlogistiques; saignées petites et révulsives, régime, bains généraux, injections, repos absolu. Sous l'influence de ce traitement, les accidens se calmèrent; les tubercules tombèrent en suppuration et furent remplacés par des ulcérations légères qui se cicatrisèrent assez rapidement *par la cautérisation.* »

De bonne foi, à quoi peut-on penser que, dans ce cas, a servi la cautérisation; n'est-il pas facile de reconnaître qu'elle a été employée comme un moyen banal dont on veut à toute force faire ressortir les avantages, et de démontrer que de simples injections et des douches détersives eussent été plus rationnelles? Ce que prouve surabondamment l'exemple suivant :

Madame Jol*** de la B., fut élevée en Bretagne, chez une parente âgée qui négligea la santé de cette enfant au point de la laisser sortir au milieu de l'hiver, le corps rempli des pustules de la variole; l'éruption cessa tout à coup; la pauvre petite, qui avait sept ans alors et n'avait pas été vaccinée, fut dangereusement malade; ses paupières et ses oreilles furent couvertes d'une espèce de gourme qui, faute de soins, dura plusieurs années. Cette pauvre petite, à l'âge de dix ans, n'était pas encore guérie et des chapelets de glandes s'étendaient sur les parties latérales de son col. La dame qui l'avait élevée mourut; ce fut alors qu'arrivée à Paris, ses parens, qui ne se doutaient pas de l'état où elle se trouvait, furent effrayés de sa position, et la firent soigner par plusieurs médecins; mais, malgré les traitemens les plus rationnels employés successivement pendant plusieurs années, la maladie resta stationnaire jusqu'à l'époque où les règles parurent pour la première fois. Dès lors, encouragés par une amélioration notable dans la santé de leur demoiselle, les parens voulurent tenter quelques efforts pour arriver à la tirer de la position maladive où elle se trouvait; l'iodure de potassium, employé à l'intérieur, à assez haute dose, un large vésicatoire appliqué au col et un régime approprié, produisirent d'assez bons effets; car les yeux et les oreilles guérirent, mais les glandes du côté gauche du col persistèrent. A dix-huit ans, cette jeune personne se maria, puis, l'année d'ensuite, elle eut une couche assez heureuse; mais, quelques mois après, elle fut prise d'une toux sèche et cracha quelques filets de sang. C'est alors que je la vis pour la première fois : la malade éprouvait des douleurs assez vives vers l'épaule gauche, ainsi qu'à la partie antérieure de la poitrine ; de là gêne à respirer ; la toux était sèche ; en auscultant la poitrine, on entendait un sifflement et un peu de crépitation dans le poumon gauche ; les glandes du col du même côté étaient en grande quantité et grosses comme des noisettes ; saignée du bras ; application de douze sangsues sur la poitrine, à l'endroit le plus douloureux ; le vésicatoire est rétabli ; des frictions avec l'onguent napolitain sont faites sur les glandes du col ; tisane pectorale ; julep gommeux. Ce traitement, suivi pendant deux mois, rend la malade sinon à une santé parfaite, du moins à un état de bien-être dont elle n'avait pas joui depuis longtemps. Cette dame partit alors de Paris et je ne la vis que six mois après ; voici ce qui s'était passé dans cet intervalle.

On avait supprimé le vésicatoire que j'avais fait établir au bras gauche et à l'aide de pommade iodée on avait voulu faire disparaître les glandes du col, qui, en réalité, étaient considérablement diminuées. Mais depuis trois mois environ la malade éprouvait des douleurs dans les reins, des pesanteurs vers le siége, des glandes s'étaient développées dans les aines, un écoulement blanc avait lieu depuis quelque temps. Consulté de nouveau, je ne doutai pas que l'affection scrofuleuse dont la malade était atteinte depuis son enfance, ne se présentât sous une nouvelle forme. Je touchai la malade et reconnus une tumeur considérable développée sur le col de l'utérus et saillissant d'arrière en avant; à l'aide du spéculum je constatai que cette tumeur était accompagnée de trois autres bosselures très peu développées; puis, qu'une ulcération à bords minces existait vers la lèvre antérieure du museau de tanche et laissait échapper une humeur blanchâtre, contenant quelques parties caséeuses. Je prescrivis à la malade le repos absolu, des demi-bains émolliens, des douches et des bains locaux de même nature; un vésicatoire fut établi; au bout de huit jours les douleurs étaient diminuées; la grosse bosselure s'était abcédée; en pressant légèrement autour de sa base avec le doigt indicateur j'avais fait sortir le tubercule presque en entier; il restait à sa place une ulcération caverneuse assez profonde. Depuis le commencement de son traitement et pendant deux mois qu'il dura, je fis prendre à la malade un bain local matin et soir, avec de l'eau amidonnée légèrement iodée ; puis, chaque matin, trente grains d'iodure de potassium ; pour boisson, de l'eau de gruau gommée, quelques bains entiers et un régime doux ; les glandes des aines disparurent dès les quinze premiers jours ; les petites bosselures s'abcédèrent comme la plus grosse l'avait fait ; les ulcérations guérirent rapidement et la malade fut en état de faire un voyage assez long quinze jours après sa guérison. Ce qu'il y a de remarquable, c'est que durant la maladie les règles sont toujours parfaitement venues à leur époque périodique.

Enfin arrive la grande question, celle des ulcérations affectant le caractère cancéreux. Nous savons tous qu'on en reconnaît de deux sortes suivant que l'ulcération précède la désorganisation cancéreuse ou qu'elle la suit, comme conséquence : de là pour l'utérus, comme ailleurs, les *ulcères cancéreux* et les *cancers ulcérés*. Nous n'insisterons pas sur les signes différentiels de ces deux espèces d'ulcérations, que les auteurs ont généralement assez bien établis ; nous n'avons qu'à examiner jusqu'à quel point la cautérisation et la résection leur sont applicables comme moyens de traitement. Commençons par les ulcères cancéreux, c'est-à-dire par ceux dans lesquels l'ulcération apparaît d'abord.

Les partisans de la cautérisation emploient ce moyen contre les ulcérations de cette espèce dans deux circonstances : la première, pour changer, modifier leur caractère quand elles sont superficielles, et alors ils cautérisent légèrement, mais souvent; la seconde, pour détruire positivement, enlever la partie affectée quand elle s'étend assez notablement dans l'épaisseur des tissus, et alors ils agissent profondément, les uns avec les mêmes caustiques que ceux employés pour les cas précédens, nitrate acide de mercure, nitrate d'argent, etc., mais tenus queltemps à demeure; les autres avec le fer rouge (1).

Les choses ainsi établies,il reste à savoir si, dans les cas où le caustique est seulement employé pour modifier la surface dé l'ulcération, on n'a pas moins à espérer que l'effet désiré sera obtenu, qu'à craindre qu'il ne soit dépassé, c'est-à-dire, à craindre que la prétendue modification ne soit autre chose

(1) M. Jobert de Lamballe est le chirurgien qui a de nos jours le plus préconisé l'emploi du fer rouge. Ses vues à cet égard ont été exposées dans un mémoire lu à l'Académie des sciences en avril 1838, ainsi que dans une thèse soutenue en 1840 par M. le docteur Landry, un de ses anciens internes.

qu'une accélération dans la marche de l'affection.

Nous avons déjà prouvé, dans le paragraphe relatif aux raisons anatomiques, combien certains tissus avaient de tendance à dégénérer sous l'influence d'irritations intempestives. Citons deux nouveaux faits qui, dans l'espèce toute particulière, prouveront que nos craintes ne sont pas chimériques : nous les empruntons à l'excellent ouvrage que madame Boivin et Dugès ont publié sur les maladies de l'utérus (1).

1re Obs. — *Cautérisation avec le nitrate de mercure, puis le fer rouge; progrès rapides de l'ulcère.* — « Une dame Espagnole, en proie à de violens chagrins depuis six ans qu'elle est en France, fut prise au mois de juin dernier (1832) d'une perte de sang précédée de douleurs utérines, et pour laquelle elle fit appeler M. le docteur Tanchou. On apprit que cette dame, réglée à douze ans, mariée à quinze avec un officier français, avait accouché naturellement de son premier enfant à seize ans. Elle fit un second enfant, qu'elle mit au monde avec la même facilité; il y avait six semaines qu'elle était accouchée, lorsqu'elle fit des visites à ses

(1) Ouvrage cité ; t. 2, p. 81.

amies. Chez une d'elles (c'était au mois de juin) elle prit du lait à la glace; le soir elle fut assaillie d'une hémorhagie foudroyante qui continua plusieurs jours avec assez de violence pour laisser chez la malade une grande faiblesse, une disposition à la syncope et un dérangement des règles. Elles devinrent aussi plus abondantes qu'auparavant. Les rapports conjugaux étaient accompagnés d'émission de sang. Mais par la suite, les époux ayant vécu séparés, les accidens avaient cessé entièrement pendant quatre ans, lorsqu'ils reparurent à l'époque indiquée plus haut : on découvrit alors un gonflement du col utérin. — Application de sangsues sur l'hypogastre, cataplasmes émolliens sur la même région, la douleur ne cesse pas; le gonflement du col utérin reste le même. Injection vaginale de farines émollientes délayées dans une décoction narcotique, applications réitérées de sangsues sur le col de l'utérus.

» Les douleurs étant toujours de la même intensité la maladie continuant de faire des progrès, on fit une consultation avec M. Marjolin qui proposa la cautérisation avec le nitrate acide de mercure. Après *six* de ces cautérisations, on reconnut que la cavité du col de l'utérus était atteinte d'ulcération.

M. le baron Larrey, appelé, conseille la cautérisation avec le fer rouge : la malade supporte avec le même courage l'application de ce nouveau moyen que l'on a réitéré plusieurs fois à des distances assez rappochées.

» L'ulcération continue de faire des progrès, elle a pénétré jusque dans la cavité du corps de l'utérus, et lorsque M. J. Cloquet fut appelé dans les derniers jours de novembre, les parties ne présentaient plus qu'une espèce de clapier qui menaçait de s'ouvrir prochainement dans le rectum.

» Cette malade, d'après le conseil de M. J. Cloquet, entra dans la Maison royale de santé le 28 novembre 1832.

» C'est alors que nous avons vu cette dame âgée de vingt-huit ans, très maigre, d'une extrême pâleur, ayant les paupières livides, se plaignant de douleurs sur le fondement, dans le fond du vagin, dans les reins, dans les fesses et sur les régions inguinales. Les pertes de sang étaient remplacées par un écoulement sanieux abondant. Les injections narcotiques, les bains de siége de même nature, de temps à autre les grands bains réclamés par la malade, les pilules d'opium, quatre à cinq par jour, d'un demi-grain chacune, ont procuré du soulagement et un peu de sommeil ; mais aujourd'hui (10 février 1833) l'état de la malade est tel qu'il ne laisse pas l'espoir de voir son existence se prolonger au-delà de quelques mois. »

2e Obs. — *Cautérisation, d'abord avec le nitrate d'argent, puis avec le nitrate acide de mercure; accidens inflammatoires; espérances de guérison, bientôt déçues.* — « Madame Beauf..., âgée de vingt-cinq ans, née et domiciliée à Versailles, s'est présentée à la Maison royale de santé le 1er octobre 1832, pour y être traitée d'une affection du col de l'utérus.

» Renseignemens donnés par la malade et son mari.

» La jeune femme, très petite, fort délicate, blanchisseuse de son état, fut mariée deux ans sans avoir d'enfans, malgré les tentatives peut-être trop fréquentes de la part du mari, jeune homme de taille et de formes herculéennes. Enfin elle devint enceinte et eut quatre enfans à terme dans l'espace de trois ans. Les accouchemens furent naturels et faciles et les suites de couches fort heureuses. Quoique se livrant avec activité à son métier de blanchisseuse, sa santé se conservait bonne : ce ne fut que depuis sa dernière couche qu'elle ressentit des lassitudes dans tous les membres, puis des douleurs dans les cuisses, dans les reins, dans les aines, des pesanteurs fort incommodes sur le siége.

» Cependant, les règles n'étaient point dérangées dans leur cours; l'écoulement s'opérait aux époques ordinaires et aussi abondamment que de coutume; malgré son courage et le besoin qu'elle ressentait de continuer son travail, elle fut obligée d'y renoncer et de garder le lit dans les premiers jours de juillet, ne pouvant plus résister aux douleurs qu'elle éprouvait dans les régions inférieures du ventre.

» L'application réitérée de sangsues sur l'abdomen et vers l'anus, les cataplasmes émolliens, les bains simples et les demi-bains avec les décoctions de plantes émollientes et aromatiques, ne produisirent qu'un soulagement léger et de peu de durée.

» Dans un de ces accès de douleurs, qui fut accompagné de contractions musculaires de tous les membres, on fit une saignée du bras qui fut suivie de quelques jours de calme.

» Ce ne fut que six semaines après l'apparition de tous ces symptômes, que le médecin consulté jusqu'alors examina les parties génitales et qu'il reconnut un abaissement de l'utérus, une tuméfaction, une ulcération du col de l'organe ; huit jours après, s'étant procuré un spéculum, l'application de cet instrument lui confirma, par la vue, ce que le toucher lui avait appris auparavant ; il fit alors injecter dans le vagin un cataplasme émollient et continuer les autres moyens employés précédemment.

» Ayant pris ensuite l'avis d'un de ses confrères il cautérisa l'ulcération avec le nitrate d'argent. A quelques jours de distance, un nouvel examen fit trouver l'ulcération dans un meilleur état : on renouvela, quinze jours après, l'application du même caustique.

» Lors de cette cautérisation il avait été question, pour le cas où ce moyen deviendrait insuffisant, de faire l'excision du col. La malade, effrayée de cette opération qu'elle s'était fait expliquer, prit sur le champ la résolution de venir à Paris, à la Maison de santé, service de M. Jules Cloquet.

» L'examen avec le spéculum fit voir une tuméfaction du col et un manque de substance de forme triangulaire d'environ huit lignes de diamètre, d'un rouge vif, sur le côté gauche de la lèvre antérieure du museau de tanche.

» L'état de faiblesse où cette femme était réduite

ne permettait pas d'espérer un succès certain de l'excision de la partie affectée.

» Le 5 octobre. — *Première cautérisation.* — M. J. Cloquet employa pour cette fois le nitrate acide de mercure, qu'il porta, au moyen d'une longue pince à anneau, chargée d'un pinceau de charpie trempé dans ce liquide, et qu'il promena sur toute l'étendue du museau de tanche, jusqu'à parfaite blancheur de la partie cautérisée.

» Ce jour-là même, la malade ne se plaignit que d'un peu de fatigue et de gêne dans les parties génitales; mais le surlendemain, il survint de la chaleur, puis une douleur vive dans le fond du vagin. Le troisième jour, 8 octobre, douleurs dans les régions inférieures de l'abdomen. Les jours suivans, fièvre, diarrhée, douleurs abdominales plus violentes dans la région hypocondriaque gauche. Le 10 octobre, vingt-cinq sangsues, cataplasmes, bains de siége, boissons mucilagineuses et gommeuses, lavement d'amidon avec laudanum de Rousseau, quatre gouttes; le calme renaît, mais la fièvre persiste.

» Le 12. — Vomissemens de liquides verdâtres. Le lendemain, vomissemens de liquides glaireux, incolores; potion éthérée.

» Le 15. — Apyrexie ; la malade se trouve bien, ne se plaint d'aucune douleur.

» Le 18. — Examen des parties ; la plus grande portion du museau de tanche, très dilatée, semble avoir disparu depuis la cautérisation ; on en remarque un lambeau, semblable pour le volume, la forme et la disposition, à une luette ; les bords de la plaie sont rouges, souples et d'un aspect très favorable.

» *Deuxième cautérisation.* — M. Cloquet, après avoir fait une copieuse injection dans le vagin, dispose un cylindre de linge roulé très serré, du diamètre d'environ trois lignes et de quinze lignes de longueur, affilé par le bout, et l'introduit, après l'avoir trempé dans le nitrate acide de mercure, dans la cavité même du col utérin ; il promène ensuite un pinceau de charpie imbibé du même fluide à la surface de l'orifice, puis retire le cylindre de linge qu'il avait laissé séjourner pendant quelques minutes.

» Les accidens qui avaient suivi la première cautérisation ne se montrèrent point après la seconde. La malade se trouve bien ; on lui accorde des alimens qu'elle mange avec appétit et qu'elle digère avec assez de facilité : une indigestion avec vomissemens a pourtant suivi une fois l'usage d'un ragoût de viande et de navets.

» Le 28. *Troisième cautérisation.* — Ce jour-là, l'examen présente les parties dans un état satisfaisant ; la lèvre antérieure du museau de tanche offre un écartement triangulaire à bord rouge, vermeil, disposé en apparence à une cicatrisation prochaine. Cautérisation de la même manière que la dernière fois. La journée s'est bien passée.

» Le lendemain, nausées, vomissemens, fièvre, douleurs dans les régions inférieures de l'abdomen.

» Le 1er novembre. — Sommeil calme, digestion bonne.

» Le 2. — Coliques intestinales, selles en diarrhée.

» Le 4. — Idem.

» Le 12. — Examen. Bon état des parties ; il ne reste au bord antérieur de l'orifice qu'un point noirâtre de la grandeur d'une lentille, portion gangrénée par suite de la dernière cautérisation. On touche ce point avec le nitrate acide de mercure, ainsi que la face interne du col, de la même manière que la dernière fois.

Dans la nuit du 13, violentes douleurs dans les régions inférieures de l'abdomen, qui se sont prolongées jusqu'au matin. Deux bains entiers d'eau tiède; injections émollientes; cataplasmes opiacés.

» Les douleurs s'apaisent, sommeil.

» Le 15 novembre.—Retour des douleurs utérines, huit sangsues à l'anus; bains de siége, diète. Jusqu'au 21, les douleurs se renouvellent encore souvent, mais avec moins d'intensité.

» Du 22 au 26.—Les douleurs de l'abdomen et les vomissemens continuent; l'examen montre les bords de l'ulcération d'un aspect tout-à-fait cancéreux; la malade se désespère, s'ennuie, veut revoir ses enfans, et quitte la maison, le 27 novembre 1832, pour retourner chez elle. »

Les mêmes auteurs font suivre cette observation des réflexions suivantes :

« Les accidens qui se sont manifestés à chaque cautérisation étaient-ils dus à l'irritation locale et aux sympathies qu'elle éveillait, ou bien à un empoisonnement véritable par l'absorption du caustique (nitrate d'argent, puis nitrate acide de mercure)? On apporterait aussi facilement des raisons à l'appui de l'une que de l'autre de ces deux opinions.

» Quoi qu'il en soit, tout violent qu'est ce remède (la cautérisation), s'il était employé avec les soins que M. Jules Cloquet apporte dans son application, il ne produirait pas les accidens graves qui en ont été la suite dans quelques cas parvenus à notre connaissance.

» Tout récemment on porta sur le col de l'utérus un gros tampon de charpie, trempé dans le nitrate acide de mercure, et on le laissa en place pendant vingt-quatre heures.

» Lorsqu'on en vint à l'examen des parties, on trouva le col couvert d'une large escarre, ainsi que la paroi postérieure du vagin. On découvrit presqu'aussitôt que le canal, profondément entammé, s'ouvrait dans le rectum. La femme ne survécut que quelques jours aux symptômes de péritonite qui suivirent de près *cette désorganisation des tissus, causée par le caustique.* »

Les accidens dont ces faits si positifs et si irrécusables démontrent la possibilité, doivent nécessairement être d'autant plus à craindre qu'on se sera cru obligé d'employer le caustique pour qu'il enlève tout ce qui est cancéreux, et pourtant pour qu'il n'agisse pas au delà. C'est ici un double écueil que tout praticien consciencieux déclarera difficile, sinon impossible à éviter.

Nous savons bien que pour les cas qui ne permettent pas de savoir précisément à quelle profondeur s'étend la dégénérescence, dont l'ulcération n'est que l'expression extérieure, on conseille d'appliquer le caustique en diverses fois, et de détruire ainsi les parties malades par couches successives.

Cette pratique a surtout été préconisée par M. Récamier (1) ; mais, aux faits sur lesquels ses adhérens croient pouvoir se fonder, pour soutenir, « qu'on peut revenir sans cesse à la cautérisation sans inconvénient, et la porter hardiment jusqu'à la destruction d'une partie considérable de l'organe sans occasionner d'accidens (2), » nous opposons les faits que nous venons de rapporter et auxquels nous pourrions en ajouter une centaine (3) d'autres non moins concluans en notre faveur.

Pour résumer toute notre pensée relativement à la cautérisation considérée sous le point de vue du caractère spécial des ulcérations de l'utérus, nous poserons à ses partisans le dilemme suivant : ou

(1) Voyez ses *Recherches sur le traitement du cancer*; 2 vol. 1829.

(2) M. le docteur Téallier, *Du cancer de la matrice*; 1 vol. in-8°, 1836, p. 241.

(3) Il ne faut pas croire que ce chiffre soit exagéré, car, indépendamment des observations qui nous sont propres, plusieurs de nos amis, et notamment M. le docteur C. Lachaise, nous en ont communiqué un grand nombre qu'ils ont mis à notre disposition.

bien l'ulcération n'est pas cancéreuse et alors la cautérisation devient pour le moins inutile, ou bien elle a le caractère cancéreux, et alors en l'attaquant avec les caustiques, quels qu'ils soient, on ne sera jamais sûr, soit qu'ils tomberont droit jusqu'au point où toute altération cesse, soit qu'ils n'accélèreront pas la dégénérescence de l'organe et la transmission de la maladie à tous les points de son tissu.

Cette dernière considération ne s'applique pas moins à l'excision du col de l'utérus qu'à sa cautérisation ; aussi pensons-nous que M. Treille était dans le vrai quand il disait en parlant de cette opération (1) :

« Si les malades opérées n'avaient pas rapidement succombé aux suites de l'opération, j'ose prédire que le mal se serait montré avec une nouvelle fureur dans la totalité de l'organe et que ces infortunées n'auraient survécu que pour devenir la proie des plus cruelles souffrances. »

Voici au surplus une observation que nous empruntons à M. Téallier (2) lui-même et qui met

(1) *Annales de la médecine physiologique*, n° de janvier, 1822.
(2) Ouvrage cité, p. 262.

dans tout son jour l'abus qu'on peut faire de la cautérisation et de l'amputation du col utérin pour des cas où toute guérison étant rationnellement impossible et toute opération ne pouvant qu'abréger les jours de la malade, le devoir du médecin nous semble être de s'abstenir.

« Le 2 juillet, une femme âgée de 40 ans, nerveuse et irritable, entra à l'Hôtel-Dieu pour s'y faire traiter d'une maladie de matrice. Après l'avoir touchée, le col utérin nous parut être dans un état de squirrhosité avancée ; sa lèvre postérieure, volumineuse, dure, bosselée, était séparée de la lèvre antérieure par un tubercule qui se trouvait dans les mêmes conditions organiques ; il était placé sur l'orifice utérin, et il l'oblitérait. La lèvre antérieure, beaucoup moins saillante, présentait aussi au toucher les caractères du squirrhe parvenu à un état voisin du ramollissement. Depuis plusieurs mois la malade éprouvait toutes les anomalies des fonctions utérines, qui précèdent ou accompagnent le développement du cancer utérin. La maladie nous parut être parvenue au point où l'ulcération ne pouvait tarder à avoir lieu ; du reste, la malade ne souffrait pas, même au toucher pratiqué avec quelque rudesse ; sa constitution n'avait point fléchi; ses dispositions morales étaient bonnes; elle était résignée.

» M. Récamier décida d'enlever, avec l'instrument tranchant, tout ou partie des surfaces indurées et de poursuivre avec le caustique la destruction des parties malades qui auraient échappé à la résection. Il procéda à cette excision le 4 juillet, au moyen de longs ciseaux courbés sur leur plat, après avoir saisi le col avec une érigne double de Museux portée sur le col entre trois doigts de la main gauche, introduits profondément dans le vagin et servant à en écarter les parois et à diriger les instrumens. Le col saisi convenablement, un aide, M. Sanson, tenant l'érigne et la dirigeant tantôt dans un sens, tantôt dans un autre, M. Récamier put en peu de temps exciser avec ses ciseaux les lèvres antérieure et postérieure de cet organe. Le mamelon central échappa à l'instrument; il dut être attaqué peu de jours après avec le caustique.

» Par cette opération, M. Récamier se proposait d'enlever en quelques secondes des parties considérables, dont la destruction par le caustique aurait exigé de nombreuses applications; il abrégeait ainsi considérablement la durée du traitement, dont les cautérisations devaient ensuite faire la base... Une forte cautérisation fut faite trois jours après l'excision. Elle fut plus douloureuse au dire de la malade, que l'opération ne l'avait été. Des douleurs assez vives se réveillèrent dans le ventre et firent craindre pendant quelques jours une inflammation péritonéale ; mais elles cédèrent assez promptement et l'on put reprendre les cautérisations qui ont été continuées jusqu'à ce jour avec persévérance. (Et en note. La malade découragée par la longueur du traitement sortit de l'hôpital, et nous avons appris qu'elle n'avait pas tardé à succomber.) »

Si cet exemple prouve qu'on opère souvent dans des cas où nulle opération ne peut sauver les malades, l'expérience ne démontre-t-elle pas aussi qu'on enlève souvent des cols de l'utérus qui ne portent aucune trace de désorganisation cancéreuse ? c'est l'opinion non pas seulement de M. Pauly, qui en rapporte plusieurs exemples, mais encore de M. le professeur Roux qui s'exprimait ainsi dès 1828 (1) : « L'extirpation du col de l'utérus est devenue si commune dans ces derniers

(1) Voyez la *Clinique des hôpitaux*, n° du 31 juillet 1828.

temps que des doutes sur la nécessité de cette opération se sont élevés dans un grand nombre de cas où elle a été faite. Plus d'une fois l'examen anatomique des tissus enlevés en éclairant sur la nature de la lésion organique a démontré combien ces doutes étaient fondés. »

C'est encore la conviction de M. le docteur Duparque dont voici les propres expressions (1) : « A juger de la masse des faits par ceux que le désir de la publicité m'a fourni l'occasion d'examiner, je suis persuadé que l'amputation du col de l'utérus a été pratiquée dans un grand nombre de cas où elle était au moins inutile. »

Nous verrons plus loin que M. Téallier, malgré son enthousiasme pour la pratique suivie à l'hôpital de la Pitié, n'est pas fort éloigné de cette manière de voir, et que M. Velpeau est assez disposé à la partager.

(1) Ouvrage cité, p. 458 (2e édition).

III

RAISONS DÉDUITES DE L'EXPÉRIENCE.

S'il en était de la médecine comme des sciences exactes à la hauteur desquelles elle a la louable prétention de se placer, on pourrait prévoir d'avance l'effet de tout traitement en l'appréciant d'après les principes desquels il est déduit; mais il n'en est pas ainsi; quelque rationnel que puisse paraître un moyen thérapeutique, il ne prend néanmoins définitivement rang parmi les véritables acquisitions de l'art, comme nous l'avons déjà dit, que quand il a subi l'épreuve du temps, la sanction de l'expérience, qui alors suffit même à elle seule dans bien des cas pour le faire prévaloir. Aussi la cautérisation et la résection du col de l'utérus seraient en vain opposées à tout principe; si les faits se prononçaient en leur faveur elles devraient être acceptées. En est-il ainsi? examinons....

Que les anciens aient songé ou non à porter des caustiques sur l'utérus, ceci importe peu; ce qu'il y a de certain c'est que M. Récamier en a eu la première idée de notre époque. Voici à quelle occasion(1): madame S***, âgée de quarante-trois ans, d'un tempérament sanguin, d'un embonpoint assez considérable, bien réglée, mère de quatorze enfans, dont sept sont encore existans, accoucha du dernier, il y a près de quatre ans; elle avait toujours joui d'une assez bonne santé, ses couches avaient été très heureuses. Dans l'année 1816, deux ans environ après son dernier accouchement, apparition d'un écoulement fétide, continuation des règles, léger saignement dans les rapports conjugaux. M. Récamier fut consulté, cette femme alors n'avait encore ressenti aucune douleur. Le toucher fit

(1) *Dictionnaire des sciences médicales*, article *Matrice*, t. 31, p. 240.

reconnaître une tumeur du volume d'un œuf, à surface inégale, mollasse, pédiculée, située sur la lèvre antérieure du col. Il pensa avec Dupuytren qu'on pouvait en faire l'extirpation; elle fut pratiquée par ce dernier le 15 décembre 1816; le tissu sur lequel porta l'incision parut sain; vers le onzième jour la malade était en convalescence. Mais en avril 1817, Dupuytren fut obligé de faire l'extirpation d'un autre tubercule cancéreux, puis autant en 1818. Ce qui n'empêcha pas la maladie de revenir. Ce fut alors que M. Récamier conçut l'idée de l'attaquer avec le caustique. « Il inventa un instrument avec lequel il pût voir les parties affectées, porter dessus les caustiques et garantir les parties environnantes de son action. Cet instrument, qu'il appelle *speculum uteri*, est très simple et remplit parfaitement ces trois indications. »

Vers la fin du mois de mai 1845, M. Récamier fit la première cautérisation avec un pinceau trempé dans du nitrate de mercure. Quinze cautérisations furent ainsi faites à huit ou dix jours d'intervalle ; mais il restait encore à détruire un bourrelet rénittent, saillant de près d'un pouce; « douze cautérisations ont suffi à cet effet ; quelques-unes sont encore à faire, disent MM. Patissier et Murat qui rapportent ce fait, pour faire disparaître un reste de dureté isolée. Depuis quatre mois l'état général de la malade est sensiblement amélioré, et tout semble promettre une guérison durable. » Ce pronostic se réalisera-t-il? hélas non; car M. Patissier s'exprime de la sorte à ce sujet au mot spéculum du même dictionnaire (1) : « Madame S***, après avoir éprouvé un soulagement marqué et une guérison apparente, ressentit bientôt vers l'utérus des élancemens qui, augmentant chaque jour, devinrent intolérables malgré de fortes doses d'opium; après des souffrances très aiguës la malade succomba dans le mois de mai 1820 (2). Quelques femmes cependant ont obtenu de la cautérisation un soulagement plus durable. » Puis après avoir cité deux cas heureux, le même praticien ajoute : « Mais il ne suffit pas de proclamer les succès d'une nouvelle méthode, il faut leur opposer les cas où elle a été nuisible; nous savons que dans quelques hôpitaux la cautérisation du col squirrheux de la matrice a été employée plusieurs

(1) Tome 52, p. 273.

(2) Ce fait est le même que celui que Nauche a cité en faveur de la cautérisation; seulement il n'en rapporte que la première moitié. (*Des maladies propres aux femmes*, 2 vol. in-8°, 1829.)

fois et que cette opération n'a fait qu'avancer la mort des malades. »

Ainsi, il est formellement établi que le premier cas que peut invoquer la cautérisation lui est positivement défavorable ; nous prévoyons bien qu'on nous répondra que ce cas étant extrême ne doit point entrer en ligne de compte, et que depuis on l'emploie journellement avec succès contre des ulcérations moins avancées ; mais alors, dès le moment où nous prouvons que les cas simples guérissent très bien sans cautérisation, nous sommes en droit de conclure que dans ceux dont on lui attribue la guérison, elle a été sans action et n'a eu d'autre avantage que de ne pas s'y opposer, ou bien que lorsqu'il y a eu des récidives, rien ne prouve qu'elle ne les a pas occasionnées.

On peut d'autant mieux admettre cette dernière supposition, que les partisans de la cautérisation sont obligés de reconnaître que « quand elle n'entame pas le tissu cancéreux, outre la phlegmasie qu'elle provoque la marche envahissante du mal s'en accroît rapidement (1). »

(1) *Bibliothèque du médecin praticien*, etc., publiée par M. le docteur Fabre, t. 1, p. 626, 1re col.

Cette opinion, grace à un retour vers des vues plus rationnelles, commence tellement à prévaloir dans la pratique que bon nombre de médecins, livrés à leurs propres déterminations, s'abstiendraient d'en venir à ce moyen s'ils ne s'y voyaient pour ainsi dire obligés par les clientes elles-mêmes, qui, effrayées par les mots de cancer qu'on a si souvent *depuis quelques années* fait retentir à leurs oreilles, s'en croient menacées à la plus légère incommodité qu'elles éprouvent du côté de l'utérus, et s'imaginent que l'art n'a d'autres ressources à opposer à cette cruelle maladie que le feu ou le fer.

Serait-ce même, après tout, avoir une pensée bien téméraire que de supposer qu'il pourrait bien se rencontrer des médecins que le désir de ne pas contrarier leurs malades pourrait porter à leur laisser croire à des affections qu'elles n'ont pas, se ménageant ainsi, par une guérison assurée d'avance, des droits certains à leur reconnaissance? Nous ne répondons point à cette question; mais ce que nous pouvons affirmer, c'est que l'occasion d'en agir ainsi se présente encore assez souvent aux praticiens qui s'occupent spécialement des maladies des femmes; en voici une preuve :

Dans le mois d'avril de 1840, je fus consulté par madame la baronne de L***, habituellement d'une bonne santé, mais d'un tempérament nerveux et fort impressionnable; elle se croyait atteinte d'une affection squirrheuse de la matrice et se fondait uniquement sur ce qu'elle éprouvait parfois une douleur sourde dans le bas-ventre, que ses règles étaient tantôt rares, tantôt abondantes et que souvent dans le premier cas elle devenait sujette à quelques pertes en blanc, dont elle n'avait jamais été tourmentée; elle avait alors quarante ou quarante-deux ans.

Cette dame avait passé une grande partie de la mauvaise saison précédente à tenir compagnie à l'une de ses parentes, réellement atteinte d'une maladie de ce genre et que son médecin cautérisait fréquemment.

Son mari me fit remarquer que jamais elle ne se plaignait plus que lorsqu'elle revenait de chez son amie; je pensai dès lors que son imagination pourrait bien faire tous les frais de ses douleurs et la rassurai en déroulant à son esprit le tableau des signes caractéristiques des affections utérines et dont aucun ne se rapportait positivement à ce qu'elle éprouvait. Je fus, malgré tout, obligé de me livrer à une exploration, non seulement par le toucher, mais même au moyen du spéculum. Je ne découvris rien, bien entendu, et ne parvins à ramener le calme dans son esprit qu'en la priant de garder le secret sur l'examen auquel j'avais consenti à me livrer, craignant, lui dis-je, que ma réputation n'eût à en souffrir, comme d'une précaution dont rien ne pouvait sérieusement justifier la nécessité.

M. le docteur Brachet, de Lyon (1), rapporte l'exemple d'une dame qui eut l'imagination tellement frappée du tableau des souffrances qu'endurait une de ses amies affectée de cancer utérin, qu'elle tomba dans un état complet d'hypocondrie, se persuadant être elle-même atteinte de cette maladie, dont elle ressentait tous les phénomènes, quoique l'examen le plus minutieux eût prouvé à son médecin qu'elle n'était aucunement malade.

De tout cela nous concluons qu'aux raisons déduites, soit de l'organisation de la matrice, soit de la nature particulière des causes sous l'influence desquelles elle peut s'affecter, vient se joindre l'ex-

(1) *Recherches sur la nature et le siége de l'hystérie et de l'hypochondrie*, 1 vol. in-8°, 1832.

périence pour prouver qu'on a eu tort d'ériger la cautérisation en méthode générale de traitement pour les ulcérations dont elle est si fréquemment le siége ; on nous opposerait en vain des cas de guérison d'ulcérations contre lesquelles la cautérisation a été employée, il restera toujours à savoir, nous le répétons, quelle part elle a pu prendre à cette guérison; et nous persistons à penser que dans bien des cas, réduite à sa juste valeur, non seulement cette part sera bien minime, mais pourra encore être trouvée nulle. Citons, par exemple, l'observation suivante, rapportée par M. le docteur J. F. A. Troussel, dans une brochure où il se déclare grand partisan de la cautérisation (1).

Une dame de 40 ans, mariée depuis deux ans, n'ayant pas eu d'enfans, avait perdu sa mère et une sœur, toutes deux atteintes de cancer utérin. Elle éprouva des douleurs, eut des pertes qui l'inquiétèrent et pour lesquelles elle me consulta.

Je reconnus qu'elle était affectée d'un engorgement du corps et du col de la matrice, avec rougeurs et légères ulcérations du col.

(1) *Des écoulemens particuliers aux femmes et plus particulièrement de ceux qui sont causés par une maladie du col de la matrice*, brochure in-8°, 1842.

Le repos, les saignées générales peu copieuses, mais répétées à des intervalles plus ou moins éloignés, un régime convenable et des cautérisations avec le nitrate acide de mercure, firent disparaître tous les accidens, et empêchèrent cette maladie de faire des progrès et de revêtir le caractère de celle à laquelle avaient succombé la mère et la sœur de cette dame ; mais le traitement dura plus de deux ans.

Que voyons-nous ici ? Un engorgement du corps et du col de la matrice avec *rougeurs* et *légères ulcérations* du col, dont la marche fut arrêtée par un traitement dont les cautérisations firent partie, mais qui dura *plus de deux ans*. M. Troussel croit-il que ce soient elles qui ont assuré le succès de ce traitement et qu'elles en ont abrégé la durée ? Nous sommes d'un avis tout à fait opposé, et nous fondons notre opinion sur des cas absolument semblables dans lesquels les mêmes moyens, moins les cautérisations, ont été employés et dont la guérison a été infiniment plus prompte.

Nous sommes d'ailleurs parfaitement de l'avis de ce praticien qui, tout en se déclarant partisan de la cautérisation, ne peut s'empêcher de faire remarquer « qu'on doit, sous le rapport du traitement, attacher peu d'importance aux différences minutieuses, indiquées et décrites par les auteurs qui ont parlé des rougeurs, des érosions plus ou moins granulées du museau de tanche, des excoriations,des éruptions et des légères ulcérations qu'on y remarque. » Il est bien plus essentiel, à mon avis, de s'attacher à bien connaître l'état de toute la matrice et de ses dépendances, à bien apprécier le degré et la nature de l'engorgement phlegmasique ou autre, afin de savoir à quel point on doit insister sur les moyens généraux, et par quels moyens locaux il faut commencer le traitement, avant d'en venir aux cautérisations, et bien souvent on verra qu'on peut se dispenser d'y avoir recours. M. Lisfranc semble même revenir à cette opinion ; car, dans sa *Clinique chirurgicale* (1), s'il soutient que les solutions de continuité récentes ou anciennes de la matrice réclament en général le moyen dont nous attaquons l'usage en tant surtout qu'il a dégénéré en abus, il reconnait aussi « que les ulcérations non cancéreuses peuvent guérir sans qu'on ait besoin de recourir à l'usage des caustiques. »

Qu'on sache bien, d'ailleurs, que les maladies de

(1) Tome 3, page 578.

l'utérus sont dans une dépendance réciproque; elles s'engendrent en quelque sorte les unes des autres et se succèdent dans leur formation. « Les plus graves, les plus décidément incurables, dit M. Mélier (1), ont souvent pour point de départ, pour cause primitive, une affection légère, qu'il eût été facile de guérir, et dont la guérison eût arrêté le mal dans sa source. Ainsi la leucorrhée, qui n'est souvent qu'un symptôme d'affections diverses, devient très souvent à son tour la cause des maladies les plus graves. Cet écoulement, ou, pour être plus exact, l'état catarrhal ou phlegmatique de la muqueuse qui le produit, ouvre la marche dans un grand nombre de maladies de la matrice, les précède, et bien certainement les engendre en se prolongeant. D'où nous concluons que c'est souvent à cet état qu'il faut d'abord s'adresser pour avoir raison de certaines ulcérations. »

Prouvons maintenant que si l'expérience est infiniment moins favorable à la cautérisation qu'on ne le dit généralement et qu'on ne semble le croire, elle s'est montrée encore plus contraire à la résection du col.

(1) Mémoire cité.

Et d'abord pour quels cas pratique-t-on cette résection? évidemment pour des affections cancéreuses. On peut donc, on doit même, dès lors, mesurer ses résultats par ceux que donnent les autres opérations appliquées aux maladies cancéreuses en général.

Or, si nous ne savions pas qu'Hippocrate donnait le conseil de ne pas enlever les parties qu'avaient envahies les maladies de cet ordre, parce que le mal n'en repullule que plus vite; que Celse, après lui, reconnaissait que brûler ou couper ces parties, n'était pas leur appliquer un traitement rationnel; qu'Ambroise Paré, enfin, disait que: « aux chancres et cancers il ne faut aucunement toucher, ni par le cautère actuel, ni par l'incision; » si nous ignorions cela, disons-nous, nous devrions du moins savoir que les plus grands praticiens des temps modernes, tels que Monro, Boyer, Atsley Cooper, Antoine Dubois, Dupuytren, avaient érigé en principe de ne pas opérer en pareilles circonstances, convaincus que l'opération compromettait en pure perte la vie des malades, puisqu'elle ne les garantissait pas de la récidive.

Il résulte en effet d'un relevé statistique, soumis par M. Leroy d'Étiolles à l'Académie royale de médecine (1) et établi sur des données, soit empruntées aux écrits publiés sur la matière, soit obtenues d'un grand nombre de praticiens français ou étrangers, qu'à partir du jour où les femmes ont été reconnues porter des affections cancéreuses, jusqu'à celui où elles en ont été débarrassées par l'opération, elles ont vécu précisément autant qu'à dater de ce dernier moment. L'opération ne prolonge donc pas la vie. Sous le rapport des récidives et de leur promptitude, on trouve que sur 801 opérations, 117 ont été pratiquées moins d'un an après l'apparition de la maladie, c'est-à-dire presqu'immédiatement; sur ce dernier nombre, il y a eu 61 récidives, et sur les 801, 112 récidives dans le courant de la première année. Chez celles dont le mal n'avait pas récidivé, il y en avait 52 qui le portaient depuis près de cinq ans; l'opération n'empêche donc pas la récidive; elle se développe donc de très bonne heure, même quand on opère peu de temps après l'apparition du mal : les malades qu'on opère plus tard ont donc plus de chance de guérison que les autres.

Tous ces faits et la vérité qu'ils expriment sont

(1) Séance du 20 février 1844.

parfaitement applicables à la résection ou amputation du col de l'utérus et en voici les preuves. Pratiquée pour la première fois, au commencement de ce siècle, par Osiander, professeur à l'université de Gœttingue, elle répondit si peu aux espérances qu'il en avait conçues qu'il y renonça complètement sur la fin de sa carrière ; il en fut de même de Dupuÿtren qui la fit connaître parmi nous, s'en déclara grand partisan de 1810 à 1820 et finit par la rejeter d'une manière absolue.

Relevée cinq ou six années plus tard par M. Lisfranc du discrédit où elle était tombée, elle brilla entre ses mains d'un éclat qu'elle n'avait jamais obtenu, devint pour lui la base d'une immense popularité et alla *sous sa responsabilité* s'inscrire dans les fastes de la science comme un de ces grands faits chirurgicaux, dont l'aveuglement avait seul pu contester l'importance et exagérer les dangers.

Tels furent même la puissance des raisons alléguées en sa faveur et l'ascendant qu'exerça sur les esprits la publicité donnée aux faits qui servirent d'appui à ses raisons, que les hommes chargés d'exposer l'état de la science chirurgicale à cette époque se virent obligés de la proclamer comme un fait accompli, comme une conquête légitimée par le succès et définitivement acquise.

C'est ainsi que M. le professeur Velpeau, dans la première édition de son traité de médecine opératoire qui parut en 1832 (1), tout en reconnaissant qu'on n'a jamais la certitude de ne pas se tromper sur le véritable caractère des affections utérines; qu'une fois leur nature cancéreuse bien établie, il faudrait encore savoir jusqu'où se prolonge la dégénérescence; enfin que le chirurgien est sans cesse entre la crainte ou d'enlever un organe qui n'est pas malade et de pratiquer ainsi sans nécessité une opération pénible et dangereuse, ou de n'enlever qu'en partie un mal dont les restes seraient infailliblement mortels; c'est ainsi que M. Velpeau, disons-nous, déclare formellement qu'il était réservé à M. Lisfranc de la répandre et de forcer les plus incrédules à en avouer enfin le peu de danger: « Maintenant, dit-il, elle a été pratiquée un si grand nombre de fois et par tant de personnes différentes, qu'il est tout-à-fait inutile d'en compter les exemples, ni de répondre aux argumens de M. Wenzel et de Zang, qui l'ont si formellement proscrite. »

(1) *Nouveaux élémens de médecine opératoire*, 3 volumes avec atlas.

Les auteurs qui à cette même époque ont écrit spécialement sur les maladies de la matrice cédèrent comme les autres à l'entraînement général; car, bien que prenant leurs précautions pour l'avenir, par des réserves toujours assez bien motivées, ils l'adoptent en principe et ne discutent que sur les circonstances qui réclament son emploi, ou les règles à suivre pour son exécution. En veut-on des preuves? Qu'on lise Nauche et on verra qu'après avoir déclaré connaître plusieurs exemples de succès par cette opération, il avoue cependant que le diagnostic des affections cancéreuses même bornées au col n'est pas aussi facile à établir qu'on le croit généralement; car, dit-il (1), « il est des personnes sur lesquelles on avait cru reconnaître cette maladie pour laquelle l'extirpation de cet organe avait été jugée indispensable, et qui ont guéri sans qu'elle eût été pratiquée. »

Qu'on prenne la première édition de l'ouvrage de M. Duparque, publiée en 1833, et on trouvera que si, d'un côté, il reconnaît avoir acquis la conviction que l'amputation du col a été pratiquée dans un grand nombre de cas où elle était au moins inutile, s'il pose en principe qu'il est prudent, avant

(1) Ouvrage cité, p. 614.

de se décider à l'opération, d'essayer si par des moyens convenables la maladie ne serait pas susceptible de guérison, ou au moins d'être enrayée, même dans les cas d'ulcères cancéreux et de cancers ulcérés, il n'en déclare pas moins que « cette opération doit être exclusivement réservée, relativement aux engorgemens avec ou sans ulcération, pour ceux contre lesquels auront échoué les moyens qui composent un traitement médical bien dirigé, et qui en outre présenteraient de la tendance à faire des progrès. » Ce qui est, comme on le voit, lui faire une assez large part.

M. le docteur Téallier est encore plus explicite dans son ouvrage qu'il ne publia pourtant qu'en 1836, et où il s'exprime ainsi (1) : « La possibilité de l'extrême lenteur de la marche du squirrhe, et de sa suspension, même pendant un temps indéfini, peut seule autoriser l'inaction du praticien, lorsqu'il a acquis la connaissance positive de la maladie ; dans le cas contraire, si la maladie marche, l'insuffisance bien reconnue des moyens médicaux pour l'arrêter fait une obligation de recourir à l'instrument tranchant. » Et ce n'est pas seulement pour le cancer avéré que M. Téallier fait une

(1) Ouvrage cité, p. 274 et suivantes.

nécessité de l'opération ; mais bien pour le squirrhe induré, comme l'atteste ce qui suit :

« Si on ne se décide pas à amputer le col à l'état de squirrhe induré ; si, pour prendre ce grand parti, on attend qu'il soit entièrement ramolli, qu'il soit ulcéré et qu'il se présente, comme cela a lieu, avec des anfractuosités, des découpures profondes qui s'étendent au delà de la partie que l'instrument peut atteindre, l'opération devient impraticable.... La nécessité d'amputer de bonne heure acquiert une nouvelle force si on pense à la résistance opiniâtre que le squirrhe offre aux agens thérapeutiques ordinaires, et aux chances de succès bien nombreuses qu'offre l'opération. Si l'on n'attend pas pour la pratiquer que le mal ait jeté des racines profondes dans la totalité du col ou du corps même de l'utérus, l'analogie peut être invoquée en faveur de cette opinion, l'extirpation des glandes indurées du sein est le plus souvent suivie de succès ; au moins la récidive est-elle tardive et rare. »

Remarquons en passant que la prétendue analogie qu'invoque ici M. Téallier n'existe pas, car les glandes du sein ne forment pas un tout aussi homogène que les diverses parties de l'utérus. On trouve en effet, quelquefois, entre les premières, des espaces assez marqués pour qu'on puisse être autorisé à croire que la dégénérescence de l'une n'entraîne pas nécessairement celle de l'autre; tandis que les rapports de continuité absolue dans lesquels se trouvent le col et le corps de l'utérus doivent toujours faire craindre que l'altération de l'un ne soit commune à tous les deux.

Cependant les praticiens étrangers étaient loin de partager l'enthousiasme que la publicité donnée aux sucès obtenus à la Pitié avait communiqué aux esprits parmi nous. Dégagés de toute opinion préconçue et soustraits par l'éloignement à tout intérêt personnel, ils la jugèrent plus sévèrement. Déjà, dès 1834, le docteur Krimer, d'Aix-la-Chapelle, exposait ses mécomptes dans la *Gazette d'Hufeland* (septembre 1834) (1) où, avouant naïvement qu'il avait été égaré par les prétendus succès des médecins français, il s'exprime ainsi :

« Le nombre des cas de réussite d'amputation du col, publiés par les médecins français, est tellement considérable, que l'on s'étonne de voir encore tant de femmes succomber au cancer de l'utérus,

(1) Le numéro d'août 1835 de la *Revue médicale* contient une traduction de cet article par M. Martins, actuellement agrégé à la Faculté.

et cela surtout dans les grandes villes où l'on pratique le plus souvent l'ablation du col de la matrice. » L'auteur avoue avec une franchise bien digne d'éloge qu'il a été plus malheureux sans doute parce qu'il n'attache pas au mot succès, ou guérison, la même signification que les grands praticiens dont il est ici question : car il regarde comme malheureux tous les cas où il y a eu récidive, et cite à l'appui de son dire cinq observations.

La première, d'une dame C***, qui, opérée à Paris en présence d'un grand nombre de personnes, vint sept mois après à Aix-la-Chapelle, portant des végétations ulcérées, de la grosseur de la moitié du poing, sur la portion vaginale de l'utérus et alla mourir trois mois plus tard à Ostende, bien que figurant au nombre des cas où la maladie a parfaitement guéri par l'amputation ; la deuxième, d'une dame H***, dont le mal semblait n'être autre chose que le résultat d'un pessaire qu'elle portait depuis huit ans, et qui pourtant mourut trois mois après l'opération ; la troisième, d'une autre dame qui portait sur la lèvre postérieure un squirrhe de la grosseur d'une noix, et qui, se trouvant d'abord bien après l'opération, vit le cancer gagner la cloison vaginale, et succomba après quatorze mois de souffrances ; la quatrième, d'une blanchisseuse chez laquelle une affection cancéreuse du col s'était développée sous l'influence du contact continuel de l'urine qu'entretenait une fistule vésico-vaginale, et qui, bien que guérie de sa fistule et amputée du col, n'en mourut pas moins après neuf mois de souffrances inouïes ; la cinquième, enfin, d'une malade qui se trouvait dans les conditions en apparence les plus favorables au succès de l'opération, mais chez laquelle la récidive eut lieu, et qui mourut au bout de quelques mois.

La vérité ne tarda pas cependant à se faire jour. M. le docteur Pauly, ayant eu le courage, au moment même où les succès de M. Lisfranc étaient soumis à la sanction de l'Institut (mars 1835), de soutenir dans sa thèse inaugurale (août 1835) n'avoir jamais vu réussir l'amputation du col de l'utérus, lorsqu'il y avait cancer, fut porté par les tracasseries que lui suscita cet aveu à publier l'ouvrage duquel nous avons précédemment extrait plusieurs faits défavorables à l'opération et où il prouve que la plupart des cas donnés comme de brillans succès n'étaient en réalité que des revers. Voici ses propres expressions (1).

(1) Ouvrage cité, p. 472.

1o Le chiffre de quatre-vingt-dix-neuf (sur lequel M. Lisfranc dit avoir 84 réussites), donné le 2 juin 1834, ne nous paraît pas très rigoureux; car au 1er janvier 1836, en additionnant tous les faits reconnus réels, en y ajoutant quelques insuccès sur lesquels on gardait le silence, nous n'arrivons qu'à une somme de cinquante-trois opérations.

2° Nous sommes sans détails ou plutôt sans renseignemens positifs sur les insuccès arrivés dans les hôpitaux.

3° Sur les dix-neuf malades opérées en ville, et que nous avons indiquées, une seule a joui jusqu'ici du bénéfice de l'opération.

4° De ces dix-neuf malades, *quatre* sont mortes dans les *vingt-quatre heures*, *douze* de récidive immédiate, et sur deux autres, le carcinôme laissé en partie n'a fait que marcher avec une nouvelle activité.

5° Sur les neuf malades opérées sous mes yeux, d'une manière complète et auprès desquelles je suis resté *vingt-quatre heures*, *six* ont été en proie à des hémorrhagies foudroyantes et sur ces six trois ont succombé dans les vingt-quatre heures.

Ne semble-t-il pas, après des aveux aussi formels et des faits aussi concluans, qui ne furent pas démentis, que tous ceux qui avaient cru au triomphe de l'opération dussent se rétracter? Eh bien! il n'en fut presque rien; les uns cherchèrent à démontrer, en citant quelques phrases destinées à faire ressortir ces dangers et à poser les conditions de son exécution, qu'ils avaient prévu ce qui lui arrivait de défavorable; les autres la blâmèrent en principe; mais par quelques réserves se tinrent prêts à répondre à toutes les éventualités.

C'est ainsi que M. Duparque, dans sa seconde édition qui est de 1839, déclare bien avoir été abusé comme tant d'autres sur l'innocuité de l'opération ; mais n'en dit pas moins trois ou quatre pages plus loin (1) : « En stigmatisant l'abus, nous devons nous garder de tomber dans un excès contraire; l'amputation du col pouvant dans certains cas être employée avec de grands avantages. »

M. le professeur Velpeau, également dans sa seconde édition qui est aussi de 1839, persiste à dire :

« Tant qu'on admettra comme rationnelle l'extirpation pour les cancers externes, nul ne pourra raisonnablement en refuser l'application aux cancers

(1) Ouvrage cité, p. 463.

des organes génitaux pris dans les conditions convenables... Je ne pense donc pas pour mon compte qu'on doive renoncer à l'opération d'une manière absolue.

» Mieux vaut la tenter que d'abandonner la femme à une mort certaine, toutes les fois que l'étendue du mal donne l'espoir de l'enlever en totalité. »

C'est cet espoir qui, malheureusement, n'est pour nous qu'une illusion qui nous empêche de partager, même comme moyen extrême, l'opinion de l'honorable professeur et qui nous porte à croire qu'il est préférable d'abandonner la malade à sa mort naturelle en lui en voilant la certitude, que de s'exposer à la précipiter par une opération qui, même dans les conditions les moins défavorables, donne si peu de chances de succès.

Les auteurs classiques que n'engageait aucun précédent et qui ont écrit depuis M. Pauly, sont toutefois déjà infiniment moins affirmatifs. Voici comment M. Vidal de Cassis en parle (1) : « J'ai laissé entrevoir que je considérais l'ablation complète de la matrice comme une opération plus méthodique que l'amputation partielle. Il est en effet plus

(1) *Traité de pathologie externe*, etc.; Paris, 1841, t. 5, p. 829.

logique d'extirper complètement un organe cancéreux que de ne lui faire éprouver qu'une perte de substance.... Si des opérations aussi difficiles, aussi dangereuses étaient proposées pour enlever un mal qui ne doit plus récidiver, l'opérateur ne devrait pas reculer, et le malade devrait braver ses dangers ; mais quel sera le prix de ces difficultés, de ces dangers ? une récidive presqu'assurée. »

Quant à la marche que suivra cette récidive, il est impossible de la tracer d'une manière plus exacte que ne le fait M. Téallier dans les lignes suivantes que nous nous croyons encore dans la nécessité de citer (1).

« Pendant les premiers temps qui suivent l'opération, on voit avec satisfaction la plaie conserver le meilleur aspect et marcher vers une cicatrisation que rien ne semble devoir arrêter ; mais au milieu des espérances les mieux fondées en apparence, surviennent quelques légers dérangemens dans la santé, qu'on attribue à telle ou telle cause fort innocente : un léger frisson suivi d'un mouvement fébrile ; de l'inappétence ou quelque trouble dans les digestions, quelques élancemens passagers dans la

(1) Ouvrage cité, p. 209 et 210.

plaie; la matière purulente devient plus séreuse, elle acquiert un peu d'odeur. En examinant la plaie, on découvre sur sa surface un ou plusieurs points d'un aspect grisâtre, qui contraste avec la couleur rouge des bourgeons charnus environnans; ces points sont mollasses, on les croirait formés par de la matière purulente; mais ils persistent après qu'on les a détergés. Ces points sont le début de la récidive, ils ne tardent pas à s'étendre et à faire perdre tout espoir de guérison. Il faut se hâter de les cautériser aussi profondément que possible; on revient fréquemment à ces cautérisations; on panse avec les chlorures, avec les pommades opiacées, avec celles où entrent les extraits de ciguë, de belladone, de jusquiame, avec la créosote ou avec le mélange des teintures employé par M. Récamier. On éloigne toutes les causes qui peuvent donner plus d'activité aux repullulations, et si on peut les arrêter et obtenir une cicatrice complète, on continue la même surveillance pour saisir à leur première apparition les récidives nouvelles de maladie. Malheureusement, quelles que soient l'activité et les lumières du médecin, la maladie le plus souvent reprend sa marche; elle envahit de nouveau la surface cicatrisée, s'étend au corps de l'organe, à ses annexes, aux ganglions et aux viscères abdominaux ; la fièvre hectique s'allume de nouveau et conduit rapidement ses victimes au tombeau. »

Telle est même la force de la vérité qu'elle oblige le partisan le plus prononcé de la résection à reconnaître qu'il la pratique aujourd'hui beaucoup moins souvent qu'autrefois ; « *une ou deux fois par an au lieu de quinze à vingt* (1). » Mais tel est aussi l'aveuglement de la prévention, que cet opérateur aime mieux attribuer ce changement à l'empressement que mettent actuellement les femmes à se faire soigner de bonne heure, qu'à la défaveur dont elle devient de plus en plus l'objet de la part des praticiens et des malades, défaveur sur laquelle les paroles suivantes ne laissent pourtant aucun doute (2) :

« Il y a près de vingt-cinq ans, à l'époque où M. Récamier réintroduisit dans la pratique l'emploi du spéculum, l'attention des observateurs se porta naturellement sur les maladies du col utérin, dont l'étude venait de s'enrichir d'un moyen pré-

(1) M. Lisfranc, *Clinique chirurgicale de la Pitié*, t. 3.

(2) Alp. Robert, agrégé à la Faculté de médecine de Paris, *Des affections cancéreuses et des opérations qu'elles nécessitent*, 1841.

cieux de diagnostic, et la thérapeutique, d'un levier puissant. On s'aperçut alors que cet organe était fréquemment le siége d'ulcérations de forme et d'étendue variées. Les unes, très superficielles (exulcérations), semblaient résulter d'une simple érosion de la membrane muqueuse ; les autres étaient couvertes de bourgeons très petits, coniques (ulcérations granulées); ces maladies ne déterminaient aucune douleur, et ne causaient aucun trouble dans la santé de la femme; elles s'accompagnaient seulement d'un peu de leucorrhée. Mais on en trouva d'autres dont on fut vivement préoccupé. Celles-ci étaient en général plus larges, leur surface était rouge, couverte de bourgeons analogues à ceux d'une plaie suppurante ancienne, et ces bourgeons, quelquefois très saillans, très volumineux, saignant au moindre contact, sécrétaient une matière épaisse, jaunâtre, semblable à du muco-pus; le col utérin était plus volumineux qu'à l'état normal; et au toucher, il était très dur et plus ou moins sensible. La santé générale était altérée ; les malades éprouvaient des douleurs dans les régions lombaire et sacro-coccygienne, une sensation de pesanteur, de malaise dans le bassin ; les règles étaient plus fréquentes, plus abondantes que d'habitude ; il y avait presque toujours une opiniâtre constipation.

» On regarda ces ulcérations comme cancéreuses, ou comme pouvant le devenir, et dès lors la chirurgie s'arma de toutes ses ressources, les traitemens les plus actifs, les plus violens furent préconisés.

» Les cautérisations avec le proto-nitrate acide de mercure furent conseillées par M. Récamier ; mais ce moyen parut trop doux, fort peu destructeur.

» Dupuytren employait quelquefois un gros crayon de potasse caustique qu'il laissait pendant quelque temps à demeure contre la surface du col : et je l'ai entendu maintes fois se plaindre de ce que la thérapeutique ne possédait pas de caustique assez puissant pour atteindre et désorganiser promptement tous les tissus malades ; le chlorure de zinc n'était pas connu. La cautérisation ne suffisant pas, on employa l'excision ; la plupart des cols ainsi ulcérés *furent mutilés impitoyablement*.

» Une réaction salutaire se manifesta cependant, les faits mieux étudiés ramenèrent les praticiens à des idées plus saines ; un médecin mort très jeune, Samuel Lair, démontra un des premiers, en 1828, que l'on pouvait guérir ces ulcérations sans le secours de la cautérisation et de l'excision; les professeurs Marjolin et Dubois, le docteur Capuron, adoptèrent ces idées dans leur pratique, et les propagèrent dans leur enseignement; peu à peu la chirurgie se trouva désarmée. On conseilla contre ces ulcérations le repos, dans une attitude horizontale, les injections émollientes, les petites saignées après l'époque des règles, les applications de sangsues sur le col, les bains généraux, quelques rares cautérisations pour terminer ou hâter la guérison, en un mot, tout ce qui constitue un traitement antiphlogistique et résolutif. Sous l'influence de ces moyens, les ulcérations se cicatrisaient, l'engorgement du col utérin se dissipait. La nature du mal fut amplement démontrée; ce n'était pas le cancer, comme on l'avait cru d'abord, mais un simple état inflammatoire chronique. Tous les faits observés depuis ont justifié cette manière de voir. »

Comment, après les conclusions logiques qui découlent de tels aveux..., personne n'a-t-il osé dire franchement jusqu'à ce jour que l'amputation du col de l'utérus proprement dit, c'est-à-dire dans sa continuité, dût être définitivement repoussée du domaine de la thérapeutique? Eh bien! ce que personne n'a osé dire, appuyé sur les raisonnemens et les faits que nous avons invoqués dans le cours de cet ouvrage, nous le donnons comme une vérité irrécusable, nous le proclamons comme un principe, et cela sans réticence et sans détour.

CONCLUSION.

Ne sommes-nous donc pas en droit de déduire de ce qui précède les conclusions suivantes?

1° De tous les moyens employés contre les ulcérations et les ulcères de la matrice, la cautérisation est un des moins rationnels, c'est-à-dire un de ceux qui se trouvent le moins en rapport tant avec l'organisation propre de cet organe qu'avec la nature des causes locales ou générales, sous l'influence desquelles surviennent ces affections.

Ce que le raisonnement fait pressentir à cet égard l'expérience le confirme; car si d'un côté il est possible de démontrer que la plupart des guérisons attribuées à l'emploi des caustiques ne leur sont point imputables, puisque des cas absolument semblables guérissent journellement sans leur emploi; d'un autre côté, aussi, on peut admettre que les cas qui, soignés par les caustiques, ont eu une terminaison fatale, peuvent bien leur être attribués, puisque des malades placées dans des circonstances identiques et même plus défavorables ont guéri par les moyens ordinaires.

2° L'amputation du col de l'utérus proposée comme moyen extrême dans les cas d'altération organique est une opération hasardeuse, tant sous le rapport des accidens inhérens à l'opération elle-même, que sous celui de la récidive de la maladie pour laquelle on la pratique. Car si d'une part on coupe trop, on court les chances de déterminer des accidens ; d'une autre part, si on ne coupe pas assez, on risque de ne pas enlever tout ce qui est attaqué.

Aussi la plupart des malades qui ont subi cette opération ont-elles succombé les unes d'hémorrhagies ou de péritonite, les autres par suite de récidive.

Ces vérités ont pu être énoncées, mais elles n'avaient pas reçu, il nous semble, jusqu'à présent les développemens qui les rendissent incontestables.

TRAITEMENT RATIONNEL

ET

PRATIQUE

DES

ULCÉRATIONS DE LA MATRICE.

Pour éviter toute fausse interprétation, nous commençons par faire remarquer que nous n'avons pas la prétention d'établir le traitement des ulcérations de l'utérus sur des bases nouvelles. Si nous discutons des principes et si nous publions des faits, ce n'est pas pour frapper l'attention par des guérisons singulières ou réputées telles, c'est uniquement dans le but d'enlever aux ulcérations du col de l'utérus le masque de gravité qui en a fait jusqu'à ce jour un épouvantail aux yeux des médecins peu habitués à leur étude et de démontrer qu'elles ne diffèrent pas de celles qu'on observe sur d'autres parties du corps, et qu'elles guérissent par des moyens qui rentrent dans le cadre des ressources ordinaires de l'art.

Nous voulons aussi prouver que si dans ce traitement les praticiens se sont jetés si inconsidérément du côté de la cautérisation, c'était moins parce que la science à cette époque était dépourvue de moyens contre les ulcérations, et en général contre les maladies de la matrice, que parce qu'on avait trop généralement dédaigné de faire une étude minutieuse et véritablement pratique de ces moyens.

En effet, il n'est pas une partie de ce traitement si parfait qu'il puisse être dans son ensemble, qu'on se soit donné la peine de décrire en détail. Dans les traités élémentaires on s'est généralement borné à énoncer tout ce qui le constitue, et dans la pratique on s'en rapporte la plupart du temps aux malades elles-mêmes pour l'exécution. Aussi que de conseils mal compris, que de choses mal exécutées, que d'espérances déçues et finalement que de traitemens manqués !

En veut-on une preuve? Qu'on prenne pour exemple ce que l'on prescrit le plus habituellement, soit comme moyen accessoire ou comme agent principal dans le traitement des diverses affections de la matrice, les injections, et qu'on examine comment elles sont faites; on reconnaîtra bien vite qu'à moins que les malades n'aient reçu des instructions formelles, elles placent rarement l'extrémité de l'instrument, précisément au point convenable, ou pour que l'injection ne vienne pas heurter l'utérus, ou pour qu'elle pénètre assez profondément pour que le liquide ne soit pas empêché d'arriver par les derniers replis circulaires du vagin, et ainsi de suite, pour les émissions sanguines locales, les bains, les douches, la cautérisation elle-même, et tous les topiques qu'on parvient si heureusement aujourd'hui à porter sur l'utérus. Il n'est pas jusqu'aux principes en eux-mêmes de ce traitement qui ne soient sujets à contestation. Ainsi, tandis que dans le service de l'hôpital de la Pitié, on entend préconiser les avantages des médicamens internes ou généraux, on voit dans celui de la Charité ces moyens annihilés et les topiques recommandés comme les seuls remèdes sur lesquels on puisse compter.

I

TRAITEMENT DIRECT OU LOCAL.

Pour juger sainement de l'influence de la cautérisation sur les ulcérations de l'utérus, et démontrer l'irrationnalité de son emploi dans l'espèce comme moyen unique ou seulement comme moyen général de traitement, nous avons divisé ces ulcérations en quatre ordres, suivant :

1° Qu'elles dépendent de causes accidentelles ou de lésions purement *physiques;* 2° qu'elles puisent leur source dans une des fonctions dévolues à l'utérus, comme *l'accouchement;* 3° qu'elles tiennent à une cause générale, constitutionnelle, dite *spécifique*, tels que les vices syphilitique, dartreux, scorbutique ou scrofuleux ; 4o enfin qu'elles affectent un caractère *cancéreux*. C'est dire, à ne laisser aucun doute à cet égard, que nous admettons que leur traitement doit se composer tout à la fois de moyens agissant directement sur l'organe malade, et de médicamens portant leur action modificatrice sur l'organisme tout entier.

L'art fut longtemps réduit à l'emploi presque exclusif de ces derniers ; mais une ère toute nouvelle commença pour la pratique du moment où le toucher et la vue vinrent fournir des indications précises sur l'état de l'utérus, et permirent de réduire en certitude ce que l'induction physiologique et quelques autres signes indirects permettaient seuls de pressentir ; à dater de cette époque les moyens généraux, sans être complètement abandonnés, ne furent cependant, la plupart du temps, employés que comme propres à seconder l'efficacité des moyens locaux ; en un mot, le traitement des maladies des organes sexuels de la femme rentra presque tout entier dans le domaine de la chirurgie. Aussi est-ce par l'étude de ces moyens locaux que nous allons commencer, après avoir toutefois passé en revue les divers procédés d'exploration propres à éclairer le diagnostic des affections de l'utérus, procédés qui ne sont pas moins applicables, bien entendu, aux cas qui réclament une médication interne, qu'à ceux pour lesquels on peut se contenter de simples topiques.

DES DIFFÉRENS MOYENS DE S'ASSURER DE L'ÉTAT DE L'UTÉRUS.

Quoique profondément située dans l'excavation du bassin, la matrice n'est pourtant inaccessible ni au toucher ni à la vue. On peut en effet la toucher, soit directement, par l'ouverture naturelle des parties sexuelles, ce qu'on appelle le toucher *vaginal;* soit indirectement, et alors, ou par l'application de la main sur la partie inférieure de la région abdominale, ce qui constitue la palpation sus-pubienne, le toucher *hypogastrique*, ou par l'introduction du doigt dans l'intestin rectum, ce qui forme le toucher *anal.* On peut la voir, sinon en totalité, du moins en partie, en maintenant convenablement écartées les parois du canal membraneux au moyen duquel elle communique à l'extérieur du corps. Les moyens de s'assurer de l'état de la matrice sont de deux ordres, suivant qu'ils s'exécutent avec la main ou par la vue.

Ces divers modes d'exploration constituent un ensemble de moyens dont l'application exige de la part du médecin une attention et une habitude que justifie pleinement la préférence que les femmes accordent ordinairement aux accoucheurs pour le traitement des maladies propres à leur sexe.

Les praticiens versés dans l'art des accouchemens ont effectivement plus présens à la mémoire les détails anatomiques appropriés à la connaissance de ces maladies, et plus familiarisés que tous les autres avec les habitudes des femmes, non seulement ils connaissent mieux le langage qui peut les convaincre de la nécessité de faire le sacrifice de pudeur que requiert cet examen; mais encore ils savent parfaitement, dans leur conduite en cette occurrence, tenir le juste milieu entre un excès de timidité qui pourrait laisser craindre de l'inexpérience et des formes brusques qui s'écarteraient évidemment du respect que commandent si impérieusement les convenances et l'humanité dans une pareille position.

Quoi qu'il en soit, l'homme exercé tire de ces

explorations un si grand avantage qu'il ne doit s'en abstenir que dans les cas où rien ne lui fait supposer une lésion grave ou susceptible de le devenir. Il est aisé de prévoir qu'en général celles qui sont faites avec le doigt embarrassent et troublent moins les femmes que celles où le secours de la vue est jugé nécessaire ; aussi est-ce une raison pour s'en tenir aux premières quand les secondes ne sont pas absolument indispensables ; ce qui par malheur n'arrive que rarement, surtout quand il s'agit de déterminer le véritable caractère de certaines altérations qui n'apportent qu'un léger changement dans la conformation ou la texture de la matrice, comme cela arrive pour un grand nombre d'ulcérations.

Voyons comment doivent s'exécuter les examens tactiles, autrement dit, l'exploration manuelle.

1° *De l'exploration manuelle et de ce qu'elle apprend surtout quant aux ulcérations.*

Cette exploration, avons-nous dit, est directe ou indirecte ; commençons par la première qui constitue le *toucher vaginal*, et qui, retenons-le bien, doit toujours précéder l'exploration visuelle ou l'application du spéculum.

Ce mode d'exploration est d'une utilité tellement incontestable qu'aux yeux de quelques praticiens, il pourrait en quelque sorte remplacer tous les autres, ce qui, à notre avis, est pour le moins une exagération : en thèse générale il donne des résultats d'autant plus avantageux ou plus sûrs qu'on y procède dans un moment plus éloigné de celui où une hémorrhagie abondante a eu lieu, où de fortes douleurs se sont fait sentir, où la femme s'est livrée à un violent exercice, où les règles sont sur le point ou viennent de couler; parce que dans les deux premiers cas on court le risque de réveiller les accidens, et que dans les deux autres la matrice peut avoir momentanément pris une position ou une forme capable d'en imposer sur son état normal; mais pour en obtenir tout ce qu'on peut en attendre, quelle position convient-il de donner à la femme ?

La plupart des auteurs se contentent de dire que la femme peut être debout, couchée ou assise ; et ceux qui veulent être un peu plus explicites à cet égard, donnent en général la préférence à la position couchée, ou, pour parler plus correctement, au décubitus sur le dos (1). Il y a d'abord une observation importante à faire à ce sujet, c'est que, lorsqu'une femme réclame pour la première fois l'avis d'un médecin, il est naturel qu'il commence par la toucher debout, parce que ce procédé est plus simple, moins embarrassant pour la malade et suffit très souvent. Quant aux avantages comparatifs de ces deux manières de toucher, voici ce que notre expérience personnelle nous a démontré à ce sujet.

Toutes les fois qu'on pense que la maladie a son siége primitif dans le corps même de la matrice, ou est passée du col à celui-ci; qu'on est en droit de supposer que, par l'effet de l'âge ou des grossesses multipliées, les ligamens de cet organe ont été relâchés, et que des signes suffisans indiquent un déplacement quelconque assez prononcé, on a tout avantage à toucher debout : dans cette position la matrice cédant à son propre poids, vient d'elle-même se présenter plus bas et plus régulièrement au contact du doigt et lui permet de juger plus facilement sa pesanteur et sa consistance.

(1) M. Velpeau, *Médecine opératoire;* Madame Boivin et Dugès, *Maladies de l'utérus;* M. Lisfranc, *Clinique chirurgicale de la Pitié;* etc.

Qu'on touche, en effet, couchée une femme qui se trouve dans l'une des trois positions que nous venons de signaler, c'est-à-dire si la matrice a sensiblement augmenté en poids, si les ligamens sont relâchés ou si elle a dévié de sa position normale, elle aura nécessairement alors plus de tendance à tomber dans l'excavation du sacrum, qu'à suivre la ligne représentée par l'axe du canal vulvo-utérin, et pourra par conséquent échapper plus facilement à l'exploration. En admettant qu'aucun de ces cas ne se présente, on aura toujours plus de peine à constater, dans cette position (couchée), la consistance de l'organe, parce qu'on pourra souvent prendre pour un ramollissement de son tissu ce qui ne sera que l'effet de sa mobilité propre ou de son déplacement sous la pression du doigt.

En faisant ressortir les avantages qu'on retire de toucher une femme plutôt debout que couchée, même pour les cas de simple ulcération, nous ne prétendons cependant pas exclure cette dernière position : nous reconnaissons même qu'elle est plus commode, en ce sens que, fatiguant moins la malade, elle donne plus de temps à l'exploration et contribue ainsi à la rendre plus fructueuse. Dans tous les cas, si la malade est debout, elle doit être appuyée sur le bord d'un lit ou contre une table, le corps légèrement penché en arrière et s'appuyant sur ses mains pour laisser les muscles de l'abdomen dans le plus grand relâchement possible ; si elle est couchée, on la prie de fléchir à demi les cuisses et les jambes, et on lui maintient la tête et la poitrine légèrement élevées au moyen d'oreillers. Dans l'une comme dans l'autre position on doit toucher sous les vêtemens, la décence en fait un devoir.

Le toucher s'exécute ainsi que nous le savons tous, au moyen du doigt indicateur fortement tendu, le plus dégagé que possible des autres doigts et préalablement enduit d'un corps gras ou mucilagineux propre tout à la fois à faciliter son glissement et à rendre son passage moins sensible. Comme il importe de donner au doigt explorateur le plus de longueur que possible, on a discuté pour savoir comment dans le moment du toucher devaient être disposés les autres doigts. La plupart des praticiens se contentent de les fléchir « de telle sorte que le pouce se trouve caché dans la paume de la main (1). » Cette disposition nous a toujours semblé être la

(1) M. Velpeau, ouvrage cité.

moins favorable ; car il est évident qu'en plaçant le pouce dans la paume de la main et en appliquant les trois autres doigts sur lui, on empêche ceux-ci de s'abaisser et on diminue d'autant la longueur de l'index. Aussi préférons-nous, l'index étant bien tendu, fléchir les trois doigts suivans dans la paume de la main et tenir le pouce appuyé sur le bord externe ou radial de la seconde phalange du médius.

M. Lisfranc trouve ces deux manières défectueuses, parce que « le médius, s'arc-boutant sur la partie inférieure de la vulve, fait perdre à l'indicateur au moins deux centimètres de sa longueur, et qu'ainsi, lorsque surtout le vagin est très long, l'exploration de l'utérus est difficile, même impossible. » Aussi conseille-t-il de « tenir tous les doigts étendus : le pouce est situé devant le pubis, et le médius écarté de l'index repose sur le périnée et sur l'orifice inférieur du rectum qu'il dépasse (1). » Mais il nous semble que cette manière, donnée comme précepte unique, a des inconvéniens, d'abord parce que l'indicateur ne gagne en longueur que par la pression qui s'exerce par les

(1) Ouvrage cité.

autres doigts sur le périnée, mais encore parce qu'il perd de la fermeté que lui donne l'occlusion de la main, et que les doigts libres, le pouce en avant et les trois autres en arrière, sont sans cesse exposés à toucher des parties d'une excessive sensibilité, dont le simple contact peut être inquiétant pour la malade et alarmer sa pudeur (1). Aussi n'employons-nous ce moyen que pour le toucher debout.

L'indicateur, disposé comme nous l'avons dit, ayant son bord radial ou externe tourné vers le sommet de l'arcade pubienne, est d'abord porté vers le périnée ou à la partie postérieure de la vulve; on en ramène ensuite la pulpe en l'attirant en avant pour la glisser entre les grandes lèvres et pénétrer dans le vagin en suivant l'axe du détroit périnéal et comme pour gagner l'angle sacro-vertébral; puis on l'enfonce dans la direction connue du conduit, on en parcourt lentement les parois, on perçoit les inégalités en faisant exécuter à l'index des zones à mesure qu'il pénètre, il

(1) M. Pauly, dans son *Traité des maladies de l'utérus*, adopte à cet égard le procédé de M. Lisfranc, en engageant toutefois à incliner de côté le pouce qui s'appuie sur le pubis pour éviter de toucher le clitoris.

arrive ainsi au col de l'utérus, se glisse sous lui et derrière lui, mais toujours avec lenteur et sans effort; on en explore ainsi toute la superficie, on en reconnaît l'orifice; « ensuite on passe avec précaution sur les diverses régions de sa surface pour en apprécier la sensibilité; on soulève la matrice en totalité pour prendre connaissance de son poids, de sa mobilité, on la fixe et la mesure approximativement, conjointement avec l'autre main appuyée sur l'hypogastre; on peut enfin s'assurer aussi jusqu'à un certain point de l'état du corps utérin, de son développement, de sa consistance, etc., en repoussant profondément la rainure ou cul-de-sac qui entoure le museau de tanche (1). » Dans tout cela il est prudent de se rendre un compte exact des choses à mesure qu'elles se présentent, de tout analyser sur place. L'introduction du doigt est encore un moyen d'apprécier le degré de chaleur du vagin et du col, de leur état de sécheresse et d'humidité, et de quelques-uns des caractères des matières qui s'écoulent, par la couleur et l'odeur de celles qu'il rapporte. Cette odeur est quelquefois si pénétrante que plusieurs lavages ne suffisent pas

(1) Madame Boivin et Dugès, ouvrage cité.

pour en désinfecter le doigt; elle est souvent caractéristique et mérite beaucoup d'attention de la part du praticien.

Dans le cours de cette exploration, il est de la plus haute importance, pour éviter les erreurs du diagnostic, d'avoir toujours présentes à l'esprit les nombreuses anomalies que le col peut offrir dans son état, tant anatomique que physiologique. Ces anomalies sont telles, qu'il est difficile de lui assigner un type qui puisse servir de terme de comparaison. Aussi n'est-ce que par une grande habitude et une longue expérience du toucher, que le praticien parvient à acquérir ce tact régulateur de son jugement, ce nouveau sens qui lui permet de dissiper les ténèbres qui enveloppent le diagnostic des maladies de l'utérus.

Si nous avions entrepris de faire l'historique des maladies de cet organe, nous pourrions signaler ici les nombreuses erreurs que peut faire commettre le toucher au médecin qui ne se l'est pas rendu familier par de longues études, et qui ne s'est pas suffisamment enquis des nombreuses anomalies que peut offrir la matrice dans ses dimensions, sa configuration, sa sensibilité. Mais n'ayant en vue que les ulcérations siégeant sur le col, nous nous bornerons à un petit nombre de propositions.

C'est ainsi que n'oubliant pas que chez la femme adulte le col de l'utérus a généralement de dix-huit à vingt-sept millimètres de longueur, sur une épaisseur de seize à dix-huit, et une largeur de vingt à vingt-trois ; il faut aussi savoir que chez quelques-unes il se présente sous la forme d'un cône allongé qui peut avoir jusqu'à quarante et même cinquante millimètres, tandis que chez les femmes âgées il s'atrophie et se rétrécit plus même que le corps de l'organe ; il en est aussi chez lesquelles, après des couches réitérées, la saillie des lèvres de ce col a totalement disparu, l'orifice occupant directement le fond du vagin en forme d'entonnoir (1).

Il en est de même de l'orifice externe ou vaginal de la cavité utérine; cet orifice, fort étroit chez les vierges et chez les femmes qui n'ont point eu d'enfans représente en général chez elles au toucher une dépression légère, au centre d'une saillie régulièrement arrondie, tandis que chez les femmes qui ont usé du coït, et surtout chez celles qui sont mères, cet orifice se présente au doigt sous la forme

(1) Chassaignes, *Archives de médecine*, bulletin de la Société anatomique, 1836.

d'une fente transversale bordée de deux lèvres saillantes : l'antérieure semble plus courte et plus épaisse, parfois même elle est comme effacée, parce qu'elle se confond avec la paroi antérieure du vagin; la postérieure, mieux dégagée, semble plus longue et plus mince; mais bien souvent la lèvre antérieure s'allonge, s'élargit et s'épaissit plus que la postérieure; le museau de tanche paraît par conséquent coupé en bec de flûte aux dépens de sa face postérieure; aussi son orifice est-il dans quelques cas assez difficile à atteindre, et ne peut-on le sentir qu'en recourbant le doigt porté dans le vagin. Il faut encore noter que toutes choses égales d'ailleurs, le museau de tanche s'engorge momentanément vers l'approche de la menstruation; il est plus gros, plus ouvert, de même que tout l'organe semble alors plus volumineux et plus pesant.

Les différences que fait percevoir le toucher dans la dimension normale du col ne se rencontrent pas moins quant à sa configuration. Par exemple, si dans l'état le plus habituel la base du col n'est guère plus large que sa partie moyenne, et si la surface de son sommet est généralement lisse et unie, très souvent aussi cette base vient largement s'unir au corps de l'organe, et les lèvres du museau de tanche présentent de petites fissures ou des bosselures arrondies qu'on ne peut point attribuer à l'accouchement, parce qu'elles sont évidemment formées par des follicules vésiculeux, semblables à ceux qu'on trouve plus constamment dans la cavité même du col.

Enfin la sensibilité du col est aussi très sujette à varier; généralement la sensation que produit sur lui la pression du doigt est faiblement ressentie si elle est exercée sans effort. C'est une simple sensation de contact qui n'a rien de bien douloureux; une pression plus forte agit en déplaçant tout l'utérus et n'occasionne qu'une sensation de secousse; mais dans quelques cas cependant, bien que ce soit communément l'indice d'un état morbide, le col jouit d'une sensibilité naturelle qui le rend impressionnable, douloureux même au moindre contact. Nous en avons maintenant encore sous les yeux un exemple fort remarquable : c'est celui d'une dame actuellement âgée de trente ans et jouissant d'une excellente santé, qui, réglée sans effort à quinze ans et mariée à vingt avec un homme de son choix, n'a jamais pu supporter les approches conjugales sans éprouver une violente douleur. Son mari, sur la fin de la première année de son mariage, supposant que chez elle les organes sexuels étaient mal conformés ou étaient affectés de quelque maladie, nous pria de l'examiner ; le toucher nous fit reconnaître la matrice parfaitement conformée, seulement extrêmement sensible au moindre contact du doigt ; le spéculum nous montra sa surface lisse et rose comme elle l'est habituellement chez une femme non mère, et aucune perte, aucune douleur, ni même le toucher ne peuvent faire soupçonner la moindre altération du corps de la matrice.

Nous avons dit au commencement de cet article que sans nier les immenses avantages qu'on retirait du toucher vaginal comme moyen de constater l'état de la matrice, il y avait pour le moins de l'exagération à supposer qu'il pût à lui seul suppléer tous les autres moyens d'exploration. C'est surtout quand il s'agit de découvrir de simples ulcérations que notre assertion est vraie ; par son secours on reconnaît bien la perte de substance depuis la simple destruction de l'épithelium jusqu'à la véritable ulcération attaquant le tissu propre du col utérin ; mais de quelle couleur est le cercle inflammatoire qui borde ces pertes de substance quand elles sont superficielles ? Quel aspect a leur fond quand elles sont profondes? Comment distinguer les véritables ulcérations de certaines dépressions que laissent entre eux les vaisseaux variqueux qu'on trouve souvent à la surface de l'utérus ou des inégalités qu'offre fréquemment le museau de tanche à la suite des déchirures dont il peut avoir été le siége dans le cours d'accouchemens répétés? Voilà ce qu'il importe surtout de savoir pour déterminer leur véritable caractère et établir le traitement qui leur est approprié, ce que permet l'examen visuel; de telle sorte que si pour ce qui a uniquement rapport aux ulcérations de l'utérus, on avait à choisir entre l'exploration tactile et l'exploration visuelle, il n'y aurait point à hésiter; on aurait infailliblement à gagner en donnant la préférence à cette dernière.

Nous ne terminerons pas ce qui a rapport au toucher vaginal sans relever une autre exagération opposée à celle que nous venons de citer, et qui consiste à croire que le toucher « exécuté avec tous les soins et toute l'attention convenables » et même en dehors des cas où il renouvellerait une hémorrhagie, peut devenir mortel. C'est encore M. Lisfranc qui avance ce fait en ces termes : nous le voyons à regret rapporté dans la *Biblio-*

thèque du médecin-praticien (1). « Une dame de province portait un cancer très étendu sur le col de l'utérus ; quatre médecins, appelés pour décider la question de savoir si une opération était praticable, la touchèrent successivement avec tous les soins et toute l'attention exigés par les circonstances graves dans lesquelles elle se rencontrait. Le lendemain une métrite violente se développa ; bientôt la phlegmasie envahit le péritoine ; tous les secours de l'art furent impuissans. La malade succomba le cinquième jour. » Pour toute personne moins disposée que M. Lisfranc à trouver mauvais ce que font les autres n'est-il pas clair qu'il est infiniment plus probable que cette malade a succombé aux suites de sa maladie, et non aux effets directs du toucher ; aussi ce fait qui n'a pas plus détourné ce praticien de procéder au toucher toutes les fois qu'une femme s'est présentée à lui dans le cas de celle qui fait le sujet de son observation, qu'il n'a dû charger la conscience des quatre médecins appelés près de celle-ci, ne peut-il infirmer en rien les avantages du toucher et ne contrebalance que la nécessité dans laquelle on est de

(1) Tome 1er, page 221.

commencer par lui toute exploration sérieuse. Cette nécessité ne devient-elle pas elle-même une obligation impérieuse pour celui qui sait à combien d'anomalies maladives ou naturelles est sujet le canal membraneux, que le doigt ou tout autre instrument a à parcourir pour arriver jusqu'à la matrice. Le vagin peut, en effet, non seulement offrir un défaut de capacité fort remarquable, mais encore être coupé par des brides tantôt uniques, tantôt multiples, être tapissé par des fausses membranes (comme nous en rapportons plusieurs cas dans le Tableau synoptique qui est à la fin de cet ouvrage), dont les unes peuvent le boucher à son entrée, ou masquer plus ou moins le col utérin, les autres le partager complètement en deux parties, toutes circonstances dans lesquelles l'application du spéculum non précédée de celle du doigt pourrait avoir les suites les plus graves.

Si du toucher direct nous passons au toucher indirect, c'est-à-dire à *la palpation sus-pubienne et au toucher anal*, nous prévoyons tout de suite que ces deux modes d'exploration ne sont que d'un bien faible secours pour constater *à priori* l'existence d'ulcérations siégeant sur le col de l'utérus;

mais ces dernières étant reconnues par des moyens plus directs, elles servent à montrer la part que le corps de l'utérus et ses annexes ont pris à l'état maladif, et par suite à déterminer le véritable caractère de cet état.

Pour procéder à la palpation sus-pubienne, ou *toucher hypogastrique*, la malade doit être couchée sur le dos, avoir la tête soutenue, les épaules un peu élevées, les cuisses à demi fléchies et les talons appuyés; elle ne doit faire aucun effort et s'abandonner complètement durant l'opération; alors la main du médecin portant étendue sur la chemise, s'il n'y a nécessité absolue d'agir à nu, est d'abord appuyée à plat, en travers, ensuite en long sur l'hypogastre, puis déprime les parois abdominales en exécutant quelques mouvemens latéraux pour éloigner les viscères les plus moux, les plus mobiles, les anses intestinales. Si, pendant ces manœuvres, la main rencontre quelque corps dur, il faut ramener sur lui la pulpe des doigts pour l'explorer avec plus de soin en la promenant sur sa surface, en le poussant dans des directions différentes, ou bien en l'embrassant avec la paume de la main, mieux vaut encore en le saisissant entre les deux mains que l'on rapproche sur les côtés; on apprécie son volume, sa forme, sa consistance, sa mobilité ou sa connexion avec les organes voisins. On explorera d'abord ainsi les fosses iliaques où se trouvent quelquefois les trompes et les ovaires malades, puis l'hypogastre proprement dit qu'occupe souvent le fond de l'utérus ; quelquefois pour l'atteindre, il faudra déprimer les parois abdominales et les enfoncer jusque dans le bassin à l'aide des doigts graduellement fléchis, la paume de la main s'appuyant au devant des pubis.

Chez les femmes douées d'un grand embonpoint, le toucher pratiqué sur les régions iliaques est peu avantageux lorsque les engorgemens et les tumeurs n'ont pas encore acquis un grand développement, mais il constitue dans les autres circonstances un moyen de diagnostic très avantageux ; on le pratique fréquemment en même temps que le doigt explore l'utérus par le vagin ou par le rectum. L'expérience prouve aussi qu'il peut dans certains cas déterminer beaucoup de douleur et qu'on ne peut pas sans danger continuer les manœuvres dont il se compose. En tout cas il est facile de pressentir qu'il donnera d'autant plus de résultats avantageux qu'on aura eu le soin d'engager la malade à avoir le rectum et la vessie vides.

Des divers moyens d'exploration manuelle, le *toucher anal* est peut-être celui que les femmes redoutent le plus et auquel elles se soumettent avec le plus de répugnance. Aussi ne faut-il l'employer que dans les cas où on sentira la nécessité de suppléer aux imperfections du diagnostic fourni par les autres moyens ; l'imperforation ou l'étroitesse excessive de l'orifice du vagin imposent pourtant quelquefois l'obligation de lui donner la préférence sur le toucher vaginal; permettant d'atteindre plus facilement la face postérieure de l'utérus, il donne les moyens de reconnaître certains états pathologiques du corps ou l'étendue de ceux qui affectent le col; il est aussi très utile pour reconnaître la mobilité ou la fixité, le degré d'inclinaison et les divers déplacemens de l'utérus, l'état de ses ligamens larges, des tumeurs qui siégeraient entre cet organe et l'intestin.

On voit d'ailleurs des femmes que l'on soignait pour des affections de l'utérus et dont les douleurs siégeaient en même temps sur cet organe et dans le rectum. On les touche par les deux côtés et on reconnaît que l'utérus est sain et que l'intestin est seul malade; ce qui prouve que la nécessité d'avoir recours au toucher anal se présente plus souvent qu'on ne pourrait le croire au premier abord, et qu'on a tort de le négliger pour peu qu'on en sente le besoin et que la malade ne semble pas y être formellement opposée.

Pour procéder à ce mode d'exploration, la malade peut être placée dans la même position que pour le toucher vaginal. Si elle est couchée, ce qui nous a toujours semblé plus commode, on lui relèvera fortement le bassin, l'index sera glissé dans l'anus avec les mêmes précautions que pour la vulve. Ce doigt recourbé un peu en avant, présentera sa face palmaire à la paroi antérieure du rectum ; parvenu sur ou plutôt sous la matrice, il sera dirigé successivement de gauche à droite et de droite à gauche à mesure qu'il pénètre plus profondément. De cette manière on reconnaît l'étendue transversale de l'organe, on apprécie son poids, sa consistance et les inégalités que peut présenter sa face postérieure, qu'il est ordinairement facile de toucher jusqu'à l'union de sa moitié inférieure avec sa moitié supérieure; on parvient quelquefois jusqu'à sa base. Le doigt est ensuite dirigé vers les ligamens larges qui peuvent ainsi être explorés avec beaucoup de soin et de détail. Le pouce porté dans le vagin en même temps que l'index est dans le rectum, permet d'explorer avec tout le soin désirable la cloison recto-vaginale, la longueur et le volume du col.

Ce toucher, qui paraît au premier abord une manœuvre facile, peut cependant conduire à de graves erreurs; celles que signalent surtout les auteurs, c'est que, s'exécutant à travers les parois assez épaisses du rectum, il fait toujours paraître la matrice plus grosse qu'elle ne l'est effectivement; mais ce n'est pas la seule : en effet par la vulve, le doigt prenant son point d'appui sur le sommet de l'arcade pubienne, arrive promptement au museau de tanche et se met presque nécessairement en rapport avec l'axe du détroit inférieur. Par l'anus il est forcé de se tenir éloigné des pubis, de s'incliner vers l'axe du détroit supérieur, ou de suivre la paroi postérieure du bassin et de perdre ainsi plus d'un pouce de trajet. Trompé par la position du col, alors beaucoup plus élevé qu'on ne s'y attendait, et en même temps beaucoup plus déjeté en arrière, on peut prendre cet organe pour une saillie, une tumeur de la région postérieure de la matrice, ou bien croire à un renversement dont il n'existerait pas la moindre trace (1); en combinant

(1) Nous n'avons trouvé signalée cette source d'erreurs que

ce mode d'exploration avec le toucher hypogastrique on peut obtenir d'excellens résultats.

2° *Exploration visuelle, des avantages qu'elle offre pour l'appréciation des affections de l'utérus.*

Quelque avantageux, précieux même que puissent être les trois moyens d'exploration que nous venons d'examiner, il ne faut pourtant pas se dissimuler qu'ils ne sont jamais comparables à l'examen visuel, surtout quand il s'agit de constater l'état du col.

Si en effet par le toucher on peut apprécier le volume, la déformation, la consistance, la sensibilité, et à la rigueur le degré de chaleur du col et même du corps de la matrice, ce n'est que par le secours de la vue qu'on peut positivement se faire une idée exacte des altérations superficielles du col et de la nature même de quelques lésions profondes. Les excoriations, les granulations miliaires et autres, les arborisations variqueuses, les fissures légères cachées en partie sous la muqueuse, l'aspect

dans les leçons orales de M. Velpeau, imprimées dans les numéros de la *Gazette des hôpitaux* de décembre 1841.

particulier de ces divers états pathologiques, aspect qui sert à lui seul à les caractériser, la couleur de la matière qui les tapisse, l'état de la muqueuse qui recouvre le col et se réfléchit de là sur les parois vaginales ou vient se perdre dans le méat utérin, échappent évidemment au toucher et sont reconnaissables à l'œil. Aussi n'est-ce pas sans surprise et sans regret que nous entendons des praticiens distingués (1) se fiant peut-être un peu trop à leurs connaissances anatomiques et à leur grande habitude, chercher à déprécier l'exploration visuelle en avançant que « ses indications sont beaucoup plus » limitées qu'on ne semble généralement le croire. » Et en prétendant que ses principaux avantages sont de permettre, « d'appliquer des topiques sur » le col, ou d'opérer sur les parois du vagin. »

Quoi qu'il en soit, l'idée de parvenir à l'utérus par le canal vulvaire pour reconnaître l'état de cet organe et porter sur lui les agens médicamenteux jugés appropriés à ses maladies est loin assurément d'être nouvelle, comme nous l'avons déja dit ailleurs; elle remonte même à une époque très reculée de l'art, puisqu'on trouve la description

(1) M. Velpeau, leçons citées.

de plusieurs instruments convenablement disposés à cet effet, non seulement dans les œuvres de Garengeot, d'Ambroise Paré, de Jean Liebaut que nous avons déjà cité, de Dionis et de plusieurs autres auteurs qui ont écrit sur la chirurgie depuis la renaissance des lettres en Europe, mais encore dans les ouvrages de Paul d'Egine, d'Avicennes et d'Albucasis, d'Arétée et d'Archigène d'Apamée, et, ce qu'il y a de fort remarquable, c'est que le nom que portent aujourd'hui ces instrumens, (spéculum uteri), était déjà celui sous lequel les anciens les désignaient.

Ce fait incontestablement établi, il n'en reste pas moins avéré que le spéculum était depuis longtemps tombé dans le plus complet oubli, et que c'est M. Récamier qui l'a remis au jour, il y a vingt-sept à vingt-huit ans environ, pour le cas que nous avons rapporté plus haut page 153. Cet instrument était tout simplement un tube conoïde ouvert à ses deux extrémités, un peu renflé dans son milieu, mais d'un diamètre égal à la plus grande extension dont le vagin soit susceptible sans trop de violence. Son extrémité extérieure ou destinée à rester à l'entrée de la vulve était taillée en forme de gorgeret pour permettre de pratiquer le toucher lorsqu'il était en place (1) la première modification qu'il reçut est due à Dupuytren qui fit souder à son extrémité vulvaire ou extérieure un manche, espèce de langue métallique de la longueur du pouce environ et destinée à le tenir fixé une fois qu'il a été introduit.

Depuis cette époque, l'impulsion donnée de nos jours à la fabrication des instrumens de chirurgie a facilité les modifications et les perfectionnemens apportés au spéculum, aussi il n'est presque pas un accoucheur un peu en renom, pas un praticien s'occupant des maladies des femmes, qui n'ait voulu avoir le sien ; aujourd'hui nous en connaissons au moins une vingtaine dont la moitié a été faite bien plutôt pour porter le nom de son inventeur qu'en vue d'un véritable perfectionnement. Les décrire tous serait en vérité une chose aussi fastidieuse qu'inutile. Contentons-nous de remarquer que les plus importantes modifications ont porté sur la manière de rendre leur introduction plus facile et conséquemment moins douloureuse, et de les disposer de telle sorte qu'une fois introduits ils pussent

(1) On en trouve une figure bien exacte dans le tome XXXI du *Grand dictionnaire des sciences médicales.*

permettre d'embrasser le plus d'espace possible au fond du vagin.

La première indication (l'introduction) a, dès le début, été parfaitement remplie par l'addition à son extrémité utérine d'un embout à tête conique et arrondie, espèce de gland d'ébène, de buis ou d'ivoire qui écarte et déplisse les parois du vagin sans violence, et qu'on retire au moyen d'une tige au bout de laquelle il est fixé, lorsque le spéculum est presque arrivé au terme de l'espace qu'il a à parcourir (1).

Pour remplir la seconde indication (embrasser le plus d'espace possible au fond du vagin), on n'a trouvé rien de mieux à faire que de revenir au spéculum brisé des anciens, c'est-à-dire au spéculum composé de plusieurs valves, c'est celui qui est décrit et représenté dans les œuvres d'Ambroise Paré. Il offre en effet le précieux avantage de pouvoir être introduit sous un petit volume et par conséquent de convenir à presque tous les cas, quelle que soit l'étroitesse de la vulve et de l'isthme vaginal ; une fois introduit, on peut, par l'écartement

(1) Cette ingénieuse idée appartient en principe à madame Boivin et non pas à M. Mélier comme le dit à tord M. Teallier dans son *Traité du cancer de la matrice*, page 66.

de ses branches, dilater à volonté le fond du vagin sans la participation de son entrée, partie où correspond la portion de l'instrument qui est le centre du mouvement des valves, et dont le volume, par conséquent, n'augmente que fort peu.

Le nombre des valves dont est composé le spéculum brisé varie depuis deux jusqu'à huit. Quant aux valves elles varient entre elles non seulement par leur direction, mais encore par leur mode de rapprochement et d'écartement. Ainsi le système le plus usité est le véritable cône divisé suivant son grand axe ; il arrive alors que si les valves fermées vont en convergeant de l'extrémité vulvaire à l'extrémité utérine, elles marchent précisément en sens contraire lorsqu'on les ouvre. Ainsi plus on va vers l'utérus, plus il y a d'espace entre les valves, plus aussi il y a de points de vagin à découvert. Les valves représentent généralement de petits cônes dont le sommet forme, par leur réunion, l'extrémité de l'instrument; quelquefois ce sont de simples lames de même largeur en haut qu'en bas. Enfin il y a une autre variété qui consiste dans un aplatissement des valves sur les points qui correspondent a l'urètre et au rectum. Le spéculum est alors un cylindre creux à pans.

Les spéculum brisés ont l'avantage de mettre à découvert les parties du vagin que laissent libres les espaces séparant les valves les unes des autres. C'est fort bien quand il s'agit d'explorer le canal membraneux ; mais c'est un inconvénient lorsque l'attention doit particulièrement se porter sur le col de l'utérus, parce que les parois du canal tendant sans cesse à faire irruption entre les valves, diminuent d'autant l'espace et empêchent dans bien des cas la vue de se porter sur les parties qui réclament le plus son secours.

Pour obvier à cet inconvénient on a cherché à réunir aux avantages du spéculum plein ceux du spéculum brisé. Faits dans ce but, les uns sont composés d'une lame flexible tournée en spirale, pouvant se dérouler et s'enrouler au moyen d'une vis, et ainsi agrandir ou rétrécir le diamètre de l'instrument ; les autres sont formés de plusieurs lames articulées à charnière, glissant en se déplissant les unes sur les autres, toujours au moyen d'une vis. Les uns et les autres sont tenus ouverts au degré d'écartement voulu par des ressorts d'encliquetage ou tout autre moyen analogue.

Quelqu'ingénieux et habilement combinés qu'ils soient, ces spéculum n'ont jamais la fermeté d'ensemble du spéculum plein. Aussi ce dernier leur paraîtra-t-il souvent préférable, surtout quand il s'agira uniquement ou principalement de porter la vue ou d'agir sur le col. En supposant, en effet, que par la juxtà ou la superposition des valves dont se compose le spéculum brisé, on parvienne à empêcher les plis du vagin de pénétrer dans leur intervalle, on a toujours cet inconvénient, lorsqu'on est à la recherche du col, d'exposer à contondre cet organe par les pressions inégales qu'exercent sur lui les branches de l'instrument, par suite, de faire saigner les ulcérations, s'il y en existe, de déterminer un écoulement de sang qui masque les parties et de causer des douleurs qu'il faut pardessus tout éviter.

On fait valoir en faveur du spéculum brisé, ainsi que nous l'avons déjà noté, la petitesse de son diamètre, qui en rend l'introduction facile et moins douloureuse. Mais il faut aussi remarquer que l'instrument une fois introduit, la séparation de ses valves produit une dilatation d'autant plus douloureuse, que le vagin se prête assez difficilement à une ampliation directe dans le sens transversal. L'introduction du spéculum plein, muni de son embout, est d'ailleurs moins douloureuse qu'on ne le pense, si l'on sait bien s'en servir; car la dilatation se faisant graduellement, est favorisée par l'ampliation des grandes et des petites lèvres, ampliation dont le bénéfice est entièrement perdu dans la manœuvre du spéculum brisé (1). Mais deux raisons qui militent singulièrement en faveur du spéculum plein, surtout quand il s'agit d'opérer sur le col, c'est que cet organe est beaucoup plus facilement embrassé, chargé, suivant l'expression reçue, par une ouverture dont le bord presse uniformément sur tous ses points, et que, quelque bien réunies que puissent être entre elles les valves dont se compose le spéculum brisé disposé pour tenir lieu du spéculum plein, il n'offre jamais une

(1) Une chose qu'il importe aussi de savoir, c'est que la dilatabilité du vagin est généralement en sens inverse de l'âge. Ainsi il prête déjà moins chez les adultes que chez les très jeunes femmes. A partir de la cessation des règles sa rigidité va croissant, en sorte que, dans un âge très avancé, au lieu de sentir à son orifice un anneau souple et cédant sous les doigts, on le trouve dur et résistant au moindre effort. Le vagin lui-même, au lieu de ses rides habituelles, offre des parois polies et une capacité fort rétrécie, de là cette conséquence, dit judicieusement M. Malgaigne (*Manuel de médecine opératoire*, page 741), que, chez les femmes avancées en âge, il faut être très réservé, procéder avec lenteur et précaution, et se servir d'un spéculum petit ; on s'est quelquefois même vu obligé de préparer les parties pendant huit ou dix jours en les dilatant à l'aide d'éponge préparée.

surface intérieure assez unie pour refléter convenablement la lumière qu'on est toujours intéressé à rendre aussi éclatante et aussi nette que possible.

La connaissance que nous avons acquise des différences que peuvent offrir sous le rapport de la longueur, de l'ampleur, etc., soit le col de l'utérus, soit le vagin, fait suffisamment pressentir que le praticien, quel que soit d'ailleurs le spéculum auquel il donne la préférence, doit en avoir à sa disposition de longueur et de diamètre différens; ceux qui ont de quatorze à seize centimètres de longueur, sont les plus usités. Nous avons pourtant rencontré un grand nombre de cas dans lesquels la matrice était si élevée, que ceux de seize centimètres ne parvenaient pas à atteindre le col, tandis que dans d'autres circonstances, bien qu'au toucher la matrice parût et fût effectivement abaissée, ce qui est le plus habituel dans le cas où elle est malade, elle fuyait devant le spéculum et ne pouvait être logée dans son ouverture, à moins qu'il n'eût de seize à dix-huit centimètres pour la suivre jusqu'au point où elle offrait assez de résistance pour se laisser saisir (1). Quant au diamètre

(1) Dix-huit centimètres, comme on voit, constituent pour

de l'instrument, il est aussi nécessaire qu'il soit proportionné avec celui de l'ouverture qu'il doit franchir. Mais nous avons toujours reconnu, qu'en sacrifiant trop à cette nécessité, on se prive d'avoir une extrémité utérine assez évasée pour permettre au col de s'y loger aisément et entièrement sans éprouver cette compression qui rapproche ses lèvres, fait disparaître son orifice et empêche son exploration.

Quel que soit le spéculum auquel on juge convenable de donner la préférence, son application demande des soins, exige des précautions dont le praticien prudent ne doit jamais s'abstenir, autant dans son intérêt personnel que dans celui de la malade qui lui a donné sa confiance. La première précaution, qui devient même une nécessité absolue

nous une longueur exceptionnelle. Le conseil que donne M. Lisfranc, à la page 131 de sa *Clinique chirurgicale*, de se servir communément de spéculum ayant un peu plus de vingt-un centimètres (ce qui fait non pas, comme il le dit, sept pouces, mais bien près de huit pouces), nous semble tout-à-fait exagéré; car si on employait un spéculum disproportionné, sous le prétexte « de ne pas être obligé par le défaut de longueur de l'instrument à recommencer à une époque plus ou moins éloignée une opération pour laquelle les femmes ont de si justes répugnances, » on s'exposerait dans la plupart des cas à se priver des avantages qu'offrent les spéculum courts pour agir directement sur le col de l'utérus.

en hiver, c'est de tremper le spéculum dans l'eau chaude, afin d'éviter l'impression du froid souvent fort pénible et capable de provoquer une constriction spasmodique du vagin susceptible de mettre obstacle à l'introduction de l'instrument. On l'enduit ensuite d'un corps gras, tel que du beurre, du cérat ou de l'huile. Cette dernière substance nous a toujours semblé mériter la préférence, parce que, ainsi que le fait très bien observer M. le docteur Ricord (1), elle n'altère en rien ni l'aspect des sécrétions qu'on veut et qu'on doit examiner, ni la surface des tissus qu'on veut voir.

Quant à la position dans laquelle on doit placer la malade, elle peut varier : on peut la faire coucher sur le côté, ayant la jambe correspondante à ce côté étendue, l'autre fortement fléchie, le bassin près le bord du lit et le tronc dirigé en avant ; mais la position la plus commode est évidemment celle dans laquelle la malade est couchée en travers d'un lit (ou d'un canapé très haut), sur le bord duquel portent les tubérosités de lischion. Les cuisses sont demi-fléchies et écartées, et les pieds portent sur deux chaises placées de chaque côté au devant du

(1) *Mémoires et observations*, etc.

lit (1). Alors placé entre les jambes de la malade, l'opérateur, un genou en terre, le plus habituellement celui opposé à la main qui doit agir et qui acquiert par là plus de liberté, écarte avec les doigts de la main gauche les grandes et les petites lèvres, refoule légèrement le bourrelet sillonné que forme souvent la paroi antérieure du vagin et qui masque ce canal.

Ceci fait, voici comment nous procédons : tenant le spéculum de telle sorte que l'index et le médius embrassent la concavité de sa queue, le pouce placé en dedans à l'endroit où cette dernière s'y insère (2),

(1) Plusieurs praticiens ont imaginé des lits appropriés à cet usage; ils ont à notre avis l'inconvénient d'effrayer l'imagination des femmes auxquelles ils rappellent trop l'idée d'un appareil instrumental. Nous nous contentons, dans notre cabinet, de placer un coussin de crin fort épais sur un canapé ordinaire, au devant duquel se trouvent deux tabourets courants destinés à donner aux pieds un point d'appui suffisant.

M. le docteur Blatin a fait construire pour cet objet un lit fort ingénieux : c'est un marche-pied de bibliothèque composé de trois marches hautes et larges chacune de 24 centimètres environ, dont la dernière est formée d'une plate-forme rembourrée, qui, cachée dans la concavité verticale des marches, se redresse et se maintient dans cette position au moyen de deux pieds solidement retenus par des crochets mobiles en fer, le tout est couvert de tapisserie, et peut, étant fermé, se placer sous une table ordinaire.

(2) Presque tous les praticiens sont de cet avis, M. Malgaigne est de leur nombre (Voyez son *Manuel de médecine opératoire*, page 743).

nous le présentons armé ou non de son embout, entre les grandes lèvres, et, le dirigeant d'abord d'avant en arrière perpendiculairement au rectum, en le faisant glisser sur la paroi postérieure du vagin, afin d'éviter le froisement du méat urinaire; puis, arrivé à vingt-sept millimètres environ, nous baissons légèrement la main pour relever d'autant l'extrémité utérine du spéculum que nous poussons ainsi de bas en haut dans la direction d'une ligne qui, partant du centre de la vulve, se dirigerait vers l'articulation sacro-vertébrale, ligne que décrit naturellement l'axe du vagin et qui représente assez bien un quart de cercle. Si on s'est servi d'un embout, en cessant la pression qu'on est obligé d'exercer sur sa tige pour le faire marcher en même temps que l'instrument, il sort pour ainsi dire de lui-même pressé par les replis du vagin qui tend sans cesse à revenir sur lui.

A mesure que le spéculum pénètre dans cette direction, on voit le vagin se déployer en formant dans le fond de l'instrument une véritable rosace, dont le centre présente une fente transversale, et on arrive, en se guidant sur cette disposition des parois vaginales, jusque sur le col de l'utérus dont la direction est toujours indiquée par celle de la fente qui sépare les valves du vagin. Cette dernière circonstance, sur laquelle M. Lisfranc insiste avec raison dans ses leçons cliniques (1), est en effet d'une très grande importance dans les cas de déviation du col qui peuvent rendre très difficile l'exploration de cet organe par le spéculum, si dans les cas les plus ordinaires où les parties conservent leurs dispositions normales, on est à peu près certain d'arriver droit au col en suivant les directions que nous venons d'indiquer, on courrait le risque de se fourvoyer et de ne pas parvenir à charger le col dans plusieurs circonstances, si on s'en tenait à ces seules indications et si l'on n'avait le soin de se guider d'après la disposition des valves du vagin.

Par exemple, lorsque l'utérus est incliné et son col considérablement dévié, les valves du vagin ne correspondent plus à la lumière du spéculum, et si l'on persiste à le pousser dans la direction de axes du vagin, on voit saillir une des parois vaginales dans l'extrémité de l'instrument ; on éprouve de la résistance, on provoque de la douleur et finalement on n'arrive point au col ; il faut donc retirer doucement le spéculum, changer la direction de l'incli-

(1) Voyez la *Gazette des Hôpitaux* de janvier 1842.

naison alternativement à droite, à gauche, en bas ou en haut, bien entendu avec précaution et ménagement et lui faire ainsi parcourir tous les points de l'entrée du cul-de-sac vaginal, jusqu'à ce qu'on retrouve l'orifice des valves. Cet orifice n'a plus alors la direction transversale que nous avons signalée lorsque le col correspond à l'axe du vagin ; mais il est plus ou moins incliné à gauche ou à droite par rapport à l'opérateur, et le sens de cete inclinaison traduit ordinairement la direction du col. Quelquefois néanmoins on ne trouve pas ces valves, les parois du vagin ayant perdu leur élasticité ne viennent point faire saillie dans le spéculum et n'offrent pas cette disposition en rosace que nous signalons : c'est ce qui arrive notamment chez les femmes âgées dont le vagin est rétréci par une sorte de retrait qui diminue son extensibilité.

Les divers déplacemens qu'a pu subir la matrice, soit latéralement, soit en avant ou en arrière, et les directions du col qui en résultent, sont quelquefois tels que malgré les précautions que nous venons d'indiquer on ne peut parvenir à embrasser le col avec l'extrémité du spéculum ; il convient alors de retirer l'instrument, de toucher de nouveau afin de replacer l'utérus dans sa position normale en soulevant légèrement le col avec l'extrémité du doigt passé au-dessous de la lèvre la plus saillante, et en le repoussant de manière à le faire basculer dans le sens opposé à son inclinaison. La nécessité dans laquelle on est pour rendre cette manœuvre fructueuse, de recourber le doigt, lui faisant perdre une partie de sa longueur et le mettant très souvent alors dans l'impossibilité d'agir, on a imaginé plusieurs instrumens pour le remplacer; Madame Boivin a proposé à cet effet (1) une tige métallique courbée en S et portant à chacune de ses extrémités une cuillère fénétrée, sorte d'anneau qui doit entourer, saisir et ramener le museau de tanche en avant; d'autres ont imaginé d'introduire dans le vagin une petite baguette à extrémité mousse qu'on dirige avec le doigt et qu'on fait parvenir dans l'orifice du col. L'expérience nous a prouvé que ces moyens, le dernier surtout, tout au plus applicable dans les cas où le col serait sain, peuvent avoir des dangers dans les cas de maladie de cet organe. Le toucher rectal peut alors offrir un secours aussi efficace; mais moins dangereux.

Si le col est dans une direction oblique et immo-

(1) Voyez ouvrage cité, page 72.

bilisé dans cette position par suite d'adhérences contractées par l'utérus (1) toutes manœuvres, on le conçoit, ayant pour but de le replacer dans une situation convenable, devenant inutiles, il faut avoir recours à un spéculum d'une grande dimension. Si on ne charge pas le col on aura au moins l'avantage de le mettre à découvert en tout ou en grande partie ; mais l'introduction d'un fort spéculum exige des précautions : on n'emploiera pas de suite celui du plus grand diamètre, agissant comme on le fait lorsqu'on veut dilater le canal de l'urètre : on préparera le vagin par l'introduction successive de spéculum gradués, c'est-à-dire d'un diamètre de plus en plus grand, et l'on parviendra ainsi à son but sans grands efforts et sans fortes douleurs. Enfin dans certains cas la base ou le fond de la matrice repose sur le rectum dans la concavité du sacrum : nous touchons et nous ne sentons le col ni en avant ni en arrière ; il est venu se placer presqu'en arrière de l'échancrure sus-pubienne. Nous introduisons alors le spéculum jusqu'au fond du vagin et nous le retirons ensuite, peu à peu en lui faisant faire un mouvement de bascule de bas en

(1) Voyez notre tableau synoptique contenant le résultat anatomique de 800 utérus, etc.

haut en l'appuyant sur le périnée de manière à le tenir dirigé presque verticalement; nous rencontrons ainsi le col, qui n'offre pas de rides comme le le vagin et dont la couleur n'est pas la même. En cas d'inflammation il est plus brun que le vagin; dans l'état sain, au contraire, la muqueuse de ce dernier étant pâle, celle du col est plus pâle encore; pour lever toute espèce de doute, il suffit de pousser légèrement la partie qui se présente avec une sonde; si c'est le vagin, il cède au moindre effort, tandis que le col résiste.

Admettons enfin ce qui heureusement arrive dans la généralité des cas, et presque toujours pour les praticiens exercés, que le col soit parfaitement embrassé par le spéculum; il s'agit de le voir convenablement pour constater son état; pour cela il faut d'abord le nettoyer, soit en abstergeant avec des bourdonnets de charpie ou de coton, conduits avec de longues pinces à anneaux, les humeurs et le sang qui peuvent le recouvrir, soit en faisant quelques injections, par exemple avec une eau légèrement aiguisée de chlorure de soude, qui blanchit, ou mieux, nettoie parfaitement les surfaces en même temps qu'elle neutralise les émanations qui pourraient s'en dégager.

La nature de la substance dont est composé le

spéculum influe beaucoup comme on doit le penser, sur la force de la lumière qui doit se projeter dans son intérieur ; aussi sont-ils tous en argent, en melchior, en cuivre argenté, ou en étain ; mais quelque soin qu'on puisse prendre de se placer convenablement, la lumière naturelle suffit rarement, aussi est-on le plus souvent obligé de se servir d'une lumière artificielle; une *simple* bougie appliquée à l'ouverture du spéculum nous *suffit* ordinairement. Pour diriger toute sa lumière sur le lieu désiré on peut se servir d'une cuillère d'argent bien polie pour faire office de réflecteur sans avoir recours à aucun des miroirs inventés à cet effet et dont l'utilité est loin de compenser l'embarras qu'ils causent.

Voyons maintenant sous quels divers aspects se présentent généralement les ulcérations du col de l'utérus.

DES DIVERS ASPECTS

SOUS LESQUELS

SE PRÉSENTENT LES ULCÉRATIONS DU COL DE L'UTÉRUS ET DE LEUR SYMPTÔMATOLOGIE TANT DIRECTE QUE DIFFÉRENTIELLE.

Quand le spéculum est convenablement appliqué, que son ouverture embrasse exactement le col de l'utérus, ce dernier se présente généralement à l'œil de l'explorateur sous la forme d'un tubercule conoïde, sorte de mamelon assez régulièrement arrondi, quoique un peu déprimé à son centre, de huit à douze lignes (dix-huit à vingt-sept millimètres) environ de saillie, et au milieu duquel se voit l'orifice externe ou vaginal de la cavité utérine.

Ainsi que nous l'avons déjà dit à l'occasion du toucher, cet orifice est fort petit chez les vierges, même pubères ; c'est un simple pertuis généralement oval, occupant en travers à peu près le centre de la légère dépression du mamelon (Voyez de la planche IIe les figures 1 et 2). Chez les femmes, l'orifice est beaucoup plus grand ; c'est une fente transversale bordée de deux lèvres saillantes (Voyez de la même planche la figure III), chez celles qui ont eu un enfant, l'orifice est en partie béant au point d'admettre le bout du doigt et se prolonge en arrière, surtout à gauche, par une fissure un peu oblique, à bords arrondis, enfoncés, faisant irrégulièrement suite à la fente normale (Voyez de la même planche la figure IV).

Chez celles qui ont été plusieurs fois mères, l'orifice est fort béant, et ses lèvres toujours plus ou moins inégales présentent plusieurs échancrures séparées par des espèces de tubercules (Voyez de la même planche la figure V). Ce sont là de véritables cicatrices, résultat ordinaire de l'accouchement même le plus heureux et le plus régulier (Voyez ci-dessus page 202) (1).

Si de cet aspect quant à la forme du col on passe à sa couleur, on voit que, dans l'état habi-

(1) Nous ferons toutefois remarquer, ainsi que Boyer l'avait déjà fait (*Traité d'anatomie*, tome IV, page 565), que ce déchirement n'a pas toujours lieu dans l'accouchement, et ne provient pas exclusivement de cette cause chez toutes les femmes où il se rencontre ; ensuite que le museau de tanche peut avoir une forme aussi régulière chez celles qui ont eu des enfans que chez celles qui sont vierges, ou présenter chez celles-ci les inégalités qui résultent ordinairement de l'accouchement.

tuel, il est d'un rose pâle chez les jeunes filles; d'un rose plus vif, chez les femmes; d'un gris pâle chez celles qui sont avancées en âge. Sa teinte rose se prononce davantage dans le cours de la grossesse; de même qu'à l'époque des règles, soit quelques jours avant, soit quelques jours après, soit pendant cette évacuation sanguine. Sa couleur se ressent même du tempérament de la femme; c'est ainsi que chez celles qui sont sanguines, il est d'un rouge prononcé, tandis qu'il est blafard chez les femmes éminemment lymphatiques, et d'un blanc légèrement nacré chez celles chez lesquelles prédomine le système nerveux. Enfin « toujours humide et enduit à l'extérieur d'une couche légère de mucosité fort peu dense, le museau de tanche contient au contraire, dans son orifice, une matière glaireuse, très collante, très épaisse, demi-transparente ou légèrement trouble, qui parfois se répand dans le haut du vagin, et qui paraît sécrétée par les follicules vésiculeux de la cavité du col (1). »

Lorsque ces divers caractères d'aspect font sensiblement défaut dans les conditions données, et bien entendu, en dehors des anomalies dont nous

(1) Madame Boivin et Dugès, ouvrage cité, tome I, page 6.

avons signalé les principales, on peut présumer, dans la généralité des cas, bien que rien autre d'ailleurs ne l'indiquât, que le col de l'utérus et souvent même, par contre-coup son propre corps, sont affectés de quelque maladie. Parmi les plus fréquentes on doit sans contredit placer les ulcérations.

Considérées, non plus d'après leur étiologie, ou les causes qui les produisent, ainsi que nous l'avons fait ailleurs, mais bien d'après la nature des tissus qu'elles affectent, les ulcérations se présentent sous deux formes essentiellement différentes : les unes ont leur siége dans la membrane muqueuse qui revêt le col et dans la couche excentrique des tissus sous-muqueux, marchant ainsi du dehors en dedans ; les autres attaquent le tissu utérin lui-même dans sa profondeur, et marchent, pour ainsi dire, du dedans au dehors. Les premières sont à proprement parler, les *ulcérations*, et, quoique pouvant revêtir suivant la constitution, les caractères propres au vice dartreux, scorbutique, scrofuleux, elles sont la maladie en elle-même, aussi le mot *ulcération* est-il pour elles un terme générique. Dans les autres, au contraire, l'ulcération n'est pas la maladie, elle est le résultat, mais rarement le point de départ; c'est le squirrhe, le cancer, le tubercule *ulcérés*.

Les véritables ulcérations, celles dont nous avons particulièrement à nous occuper, sont superficielles ou profondes, ou pour mieux dire muqueuses ou sous-muqueuses. Les premières sont constituées par un simple dépouillement de l'épithélium, sans suppuration; elles ne sont presque jamais compliquées d'engorgement du col et se présentent avec les caractères suivans : rougeur plus ou moins vive de l'une ou de l'autre des lèvres, le plus souvent la postérieure. C'est au centre de ces taches rouges qu'est l'ulcération. Si on les essuie avec un peu de charpie ou un petit bourdonnet de coton, on retire ces derniers teints en rose, et on voit alors suinter quelques gouttelettes séro-sanguines. On a là l'uluscule de M. Duparcque (1), l'érosion de M. Gibert, le premier degré de l'ulcère simple de M. Lisfranc, l'excoriation de M. Marjolin (2). Voyez les figures de la planche IV, qui repré-

(1) Cet auteur a tort, cependant, suivant nous, de donner à ce mot pour synonyme celui d'exulcération qui dénote une ulcération compliquée et que nous plaçons pour cette raison dans la seconde des deux classes que nous établissons pour le moment.

(2) Voyez le mot utérus du *Dictionnaire ou Répertoire général de médecine.*

sentent ces différentes ulcérations dans leurs divers degrés et les principales positions qu'elles peuvent occuper sur le col ; on y trouve les caractères des ulcérations que, dans notre première division, fondée sur des rapports de causalité, nous avons nommées accidentelles (mais dans leur plus grande simplicité).

La facilité avec laquelle ces ulcérations saignent, et la mucosité plus ou moins épaisse mêlée de stries purulo-sanguinolentes qu'elles suintent constamment, permettra de les distinguer de ces plaques rouges ou rosacées disséminées çà et là sur le col, qui se remarquent à la suite ou à l'approche des règles, ou après des excès vénériens, taches dues, comme le remarque avec raison M. Duparcque (1), à une congestion sanguine, s'effaçant sous la pression et disparaissant d'elles-mêmes en quelques jours. (Voyez planche III, figure Ire.)

Les ulcérations profondes sont formées par une véritable plaie suppurente, qui envahit toute l'épaisseur de la muqueuse, met à nu le corps réticulaire et atteint même assez souvent le tissu propre de l'utérus.. Les lèvres du col paraissent

(1) Ouvrage cité, tome I, page 373.

alors enflées et tendues par l'abondance du liquide infiltré dans leur tissu. Les ulcérations occupent tantôt les deux lèvres, quelquefois l'antérieure, mais plus ordinairement aussi la postérieure, et tendent toujours à se rapprocher de l'orifice. Quand on enlève le mucus filant, mais plus souvent purulent que sanguinolent qui la recouvre, l'ulcération se présente avec la surface rougeâtre et découpée, si elle n'est que demi-circulaire, la corde que sous-tendrait l'arc qu'elle représente serait constituée par la fente du col (1).

Quelquefois la surface de ces ulcérations est d'une couleur grisâtre et offre des petits mamelons dans les sillons desquels se trouve du pus, de sorte qu'après les avoir soigneusement abstergés, elles reprennent leur couleur rouge vif. Si on examine avec soin ces mamelons, on reconnaît qu'ils sont constitués par de petites saillies coniques, ulcérations granuleuses (Voyez de la planche V la figure I) qui, d'abord exubérantes, perdent bientôt, par suite de l'ulcération qui les envahit, leur hémisphère antérieur et offrent alors la forme de cupules purulentes. Ces mamelons ne sont autre

(1) Gaston-Dumont, *Thèse inaugurale*, 1845, page 27.

chose que les follicules mucipares ulcérés, après avoir été simplement hypertrophiés. Les tissus qui environnent l'ulcération, au lieu d'être rosés comme ils le sont au voisinage des granulations, sont au contraire rougeâtres et évidemment congestionnés; nous ajouterons cependant que l'exubérance des bourgeons charnus peut aussi donner cet aspect granulé à une ulcération qui tend à se cicatriser. Dans la premier cas, la granulation formait le caractère anatomique de la maladie; dans le second, elle n'est qu'un épiphénomène, qu'un indice de sa terminaison, ce qu'il est important de distinguer, parce qu'ici des soins suffisent, tandis que là-bas un traitement est nécessaire.

D'autres fois, au lieu de se présenter sous cet aspect, la muqueuse envahie par l'ulcération a augmenté d'épaisseur, a pris une consistance molle et tomenteuse, comme spongieuse, une teinte livide et violacée (ulcération *fongueuse*, voyez de la planche V la figure II), ou bien les bords de l'ulcération, saillans, tuméfiés, comme coupés à pic, font paraître la solution de continuité plus profonde qu'elle n'est en réalité (ulcération *calleuse*, voyez de la planche V la figure III), enfin dans le lieu affecté et dans ses environs le système vasculaire semble avoir pris un très grand développement, l'ulcération semble s'être faite aux dépens d'un réseau veineux dont on voit des traces irrégulières au fond et sur les bords de la solution de continuité que le plus léger contact du spéculum, du doigt fait abondamment saigner. (Ulcération *variqueuse*, voyez de la planche V la figure IV) (1).

C'est ordinairement dans cet ordre d'ulcérations que viennent se ranger celles que nous avons appelées constitutionnelles, comme celles qui tiennent à un vice *dartreux*, scorbutique, *scrofuleux*, etc.

Les premières, variables d'aspect suivant la nature de la dartre à laquelle elles semblent se rattacher, se présentent tantôt sous la forme de points rouges assez semblables à des piqûres de

(1) On trouve un exemple non d'ulcération, mais d'élevures variqueuses dans le tome II, page 340, de l'ouvrage déjà plusieurs fois cité de madame Boivin et Dugès (voyez la fig. 4 de la pl. 9 de l'atlas de leur ouvrage). Il est offert par une femme de soixante ans, qui, toute sa vie, avait été sujette à la constipation, et qui, dans son enfance et sa jeunesse, n'obtenait des garderobes qu'au moyen de petites doses de poudre de rhubarbe. On conçoit qu'ici, comme ailleurs, ces élevures variqueuses peuvent s'ulcérer et constituer une espèce qui n'aurait pourtant qu'une apparence d'identité avec l'ulcère scorbutique; à un degré de plus elles peuvent former un véritable ulcère hématode comme on en trouve deux exemples dans le même ouvrage, page 188, et représentés par les figures 1 et 2 de la planche 28.

puces, discrètes à la circonférence du col, confluentes vers l'orifice et rappelant parfaitement l'aspect de la dartre miliaire, tantôt, au contraire, sous la forme de larges taches superficiellement ulcérées et couvertes d'un suintement séro purulent qui se dessèche en plaques, et qu'accompagne toujours une démangeaison âcre et mordicante, irradiant jusqu'à la vulve et même à la partie interne et supérieure des cuisses. — Les secondes, dans lesquelles le col est tuméfié, gonflé, mollasse, d'une couleur livide et se trouve parsemé d'ulcérations à bords inégaux, mais sans dureté, saignant au plus léger contact, laissant échapper un sang noir, et qu'accompagnent presque toujours des taches pétéchiales aux membres inférieurs, au dos et souvent des pustules ulcérées. — Les troisièmes enfin, beaucoup moins rares que ne le pensent quelques auteurs, (comme M. Duparcque, par exemple), qui les confondent trop positivement avec les ulcérations essentiellement tuberculeuses, s'offrent sous l'apparence de larges solutions de continuité blafardes assez souvent fistuleuses, desquelles s'échappe un pus séreux, mal lié, d'odeur nauséabonde, laissant apercevoir quelques parcelles de matière caséeuse; généralement accompagnées de flueurs blanches abondantes, elles reposent sur un col mou, pâle, dont l'orifice est souvent entr'ouvert, et coïncident toujours avec une constitution molle et lymphatique qui s'est trahie de bonne heure par des engorgemens des ganglions cervicaux, des tuméfactions articulaires, etc. (1). Tel était le cas d'ulcération scrofuleuse que Morgagni (2) rencontra sur l'utérus d'une jeune fille de quatorze ans qui était morte du carreau.

Et qu'on ne croie pas que dans tous ces cas le tissu de l'utérus soit profondément affecté, même consécutivement. M. Lisfranc, durant l'épidémie du choléra en a acquis la preuve ; il en a fait lui-même l'aveu (3) ; plusieurs de ses malades alors en traitement ayant succombé, il trouva la muqueuse le siége des diverses altérations que nous venons d'exposer ; au-dessous d'elle le tissu propre de l'utérus, tantôt très superficiellement altéré et se laissant déchirer sans effort, quelquefois absolument sain.

« Un autre état pathologique du col, moins fré-

(1) Nous avons donné, plus haut, des exemples détaillés de chacune de ces ulcérations.

(2) Voyez *Epistola* 47, n° 14.

(3) Dr Pauly, ouvrage cité, page 356.

quent et moins fâcheux, consiste dans un gonflement mou qui paraît résulter d'une infiltration atonique de son tissu, d'une sorte d'œdème avec ou sans excoriation dans ces deux espèces d'affections, les lèvres du col gonflées se renversent souvent en sens opposé et présentent en quelque sorte la forme d'un champignon ou d'un cône irrégulier dont le sommet serait dirigé vers le corps de la matrice.

» Cet œdème du col utérin donne souvent lieu à une leucorrhée abondante, mais seulement muqueuse, très rarement teinte de sang ; on l'observe souvent chez les femmes lymphatiques enceintes et dans quelques cas hors le temps de la grossesse (1). »

Mais une question dont la solution importe beaucoup, c'est de savoir si les ulcérations ont, en débutant, les caractères que nous venons de leur assigner chacune dans son espèce. Non, répondrons-nous ; si en effet on pouvait suivre toutes leurs phases, on verrait que souvent elles commencent par de petits points rougeâtres semblables à des piqûres de puces qui donnent assez bien à l'organe l'aspect qu'offre le dos d'une truite saumonée (Voyez planche III, fig. II) par des espèces de

(1) M. Marjolin, *Dictionnaire* cité, page 265.

taches étoilées, par de petites vésicules miliaires discrètes ou confluentes (Voyez planche III, fig. III), par des pustules plycténoïdes plus ou moins volumineuses et semblables aux aphthes de la bouche (Voyez planche III, fig. IV), par un lacis de petits vaisseaux en relief semblables à ceux qu'on voit dans l'inflammation de l'arrière gorge (Voyez de la planche III, la fig. V), enfin par de véritables granulations.

Ces divers états sont même très souvent la suite de métrites proprement dites. Quand cette maladie s'offre sous une forme franche, quand sa principale cause est accusée par la malade et bien reconnue par le médecin, ses suites sont rarement aussi graves, car l'art est alors puissant contre elle ; mais ses dangers et ses transformations viennent de ce que ses causes sont très souvent volontairement cachées, de ce qu'elles se répètent quelquefois, mais après un commencement d'effet : alors la métrite marche, devient chronique et revêt la forme *catarrhale*, la forme *ulcéreuse* en passant par quelques-uns des états que nous venons d'énumérer.

Ainsi dans une métrite autre que celle qui se déclare à la suite des couches, ce qu'il faut surtout redouter ce sont les suites. Quand la terminaison doit être heureuse, le muco-pus qui s'écoule du col de l'utérus devient de plus en plus transparent, pour revêtir tout-à-fait les caractères d'un vrai mucus.

On voit souvent la métrite causée par l'imprudence de quelques femmes qui font des injections dans un temps trop rapproché des règles. Dans ce cas, elle cède quelquefois après une légère hémorrhagie utérine qui correspond ou non à l'époque menstruelle; mais très souvent elle passe à l'état chronique, et alors elle porte principalement sur la muqueuse de l'intérieur de l'utérus; mais les autres tissus y participent plus ou moins, et, s'ils ne s'enflamment pas réellement, ils subissent des modifications dans leur nutrition et des transformations qui peuvent avoir des suites graves, et qui se révèlent principalement sur le col (1).

Ces changemens dans la nutrition et ces transformations de tissus (hypertrophies ou indurations) ne sont cependant pas inévitablement suivis d'ulcération. Nous connaissons plusieurs femmes qui portent depuis six, huit, douze et même quinze ans, des matrices qui, à la suite de métrites, ont acquis d'énormes dimensions, remplissant pour

(1) Voyez M. Vidal (de Cassis). *Traité de pathologie externe et de médecine opératoire*, tome v, page 794.

ainsi dire toute l'excavation du bassin, et qui pourtant jouissent d'une assez bonne santé et ne paraissent incommodées que par le poids et le développement de leur ventre ; bien mieux, chez quelques-unes de ces femmes la menstruation était assez régulière ; mais ce qu'il y a de remarquable, et que nous avons été à même d'observer ainsi que plusieurs praticiens, c'est que ces maladies si longtemps stationnaires, s'aggravent quelquefois tout à coup, sans cause appréciable, et à dater de cet instant marchent promptement à une terminaison funeste.

Relativement aux granulations, nous avons longtemps partagé l'opinion de Messieurs Duparcque, Lisfranc, et autres praticiens qui, n'admettant pas de granulations sans ulcération, regardent ces élévations comme produites par des bourgeons charnus à la surface de l'ulcération ; mais nous avons aujourd'hui la conviction que si les granulations conduisent souvent à l'ulcération, elles peuvent aussi exister seules comme affection distincte ainsi que le professe M. Velpeau (1). (Voyez la figure VI de la planche III.)

Nous avons été corroboré dans cette manière de

(1) *Leçons cliniques*, journal cité, 1er janvier 1842.

voir par l'observation cadavérique suivante, communiquée par M. le docteur Richet, médecin du bureau central, à M. le docteur Dumont qui l'a insérée dans sa thèse inaugurale (1).

Il s'agit d'une femme de trente-huit ans environ, qui paraissait d'une constitution chétive. L'utérus, qui avait le double de son volume normal, présentait une tuméfaction notable surtout dans son col.

Son tissu était mollasse et gardait l'impression du doigt lorsqu'on l'avait tenu appliqué quelques secondes. Les lèvres du museau de tanche étaient inégales : toutes deux présentaient, dans la partie qui avoisine l'ouverture du col, de petites élévations semées çà et là, de la grosseur d'un grain de millet, les unes transparentes, et contenant un liquide trouble et même purulent. Les intervalles qui les séparaient et qui étaient constitués par le tissu du col, ne présentaient aucune trace d'ulcération, la muqueuse y était même facile à démontrer. Ces granulations, qu'il fallait ébarber avec la pointe d'une épingle pour en faire sortir le liquide, se continuaient ou pour mieux dire ne semblaient

(1) *Thèse* citée, page 18.

être que la portion la plus avancée d'une affection qui remontait dans la cavité du col. En effet, le col ouvert on voyait distinctement des granulations nombreuses semblables aux premières, qui le tapissaient intérieurement ; on apercevait entre elles la muqueuse visiblement injectée, de sorte qu'en pressant sur le corps de l'utérus on pouvait voir se dessiner un très beau réseau vasculaire arrivant jusque sur le bord des lèvres du museau de tanche : quelques gouttes même suintaient à sa surface, surtout lorsqu'avec l'ongle on avait enlevé l'épithélium. La cavité utérine était rougeâtre, mais sans arborescence à sa surface, on pouvait râcler avec le dos d'un scalpel une couche abondante de mucosité, lie de vin ; mais il était impossible de reconnaître des granulations analogues à celles du col, etc.

L'ulcération granuleuse est généralement profonde (Voyez de la planche V la figure Ire) ; elle présente, dit M. Vidal (de Cassis) (1), l'aspect d'une plaie à la période de suppuration, quand elle est semée de bourgeons charnus. Cette ulcération, généralement rebelle, coïncide ordi-

Ouvrage cité, tome v, page 799.

nairement avec un engorgement considérable du col; ce sont les femmes qui ont eu des enfans qui en sont le plus souvent affectées. Les bourgeons qui la constituent sont souvent d'une grande friabilité. A peine les touche-t-on, qu'ils saignent comme les plaies fongueuses ou les environs d'une fistule; les avortemens y prédisposent plus que les accouchemens à terme. Il semble que le mal vienne ici *du fond* de la matrice. C'est en effet dans le museau de tanche qu'on aperçoit d'abord l'ulcération. Souvent, en relevant une lèvre du col avec une pince ou tout autre objet, on découvre une ulcération dont on ne soupçonnait pas l'étendue. La lèvre postérieure est, comme dans les autres cas, plus souvent affectée que l'antérieure, ce qui a fait naturellement supposer que l'humeur, venant de la matrice, avait une influence sur la production de l'ulcération. Cette humeur n'a pas toujours la même consistance ni la même couleur : tantôt elle est jaune, verdâtre, épaisse, véritablement purulente; d'autres fois, au contraire, elle est simplement muqueuse, et plus ou moins transparente. Plus cette transparence se prononce, moins l'affection offre de gravité.

Il nous reste à indiquer ce que le spéculum démontre quant aux caractères différentiels des ulcérations que nous venons de décrire et des ulcères proprement dits, tels que l'ulcère communément appelé *chancreux*, l'ulcère *vénérien profond*, l'engorgement *tuberculeux* et le *cancer ulcéré*.

La dissemblance ressortira suffisamment de l'exposé des caractères généraux propres à ces derniers, dont la nature anatomique est de ne pas se borner à la muqueuse et à la couche superficielle des tissus sous-jacens, comme les ulcérations, mais de siéger essentiellement dans le tissu même de l'utérus, qu'ils aient primitivement débuté par la solution de continuité, ou bien que cette solution de continuité n'ait été que consécutive à la dégénérescence de l'organe.

1° L'ulcère *cancéreux*, chancreux ou cancroïde (Voyez de la planche VI la figure Ire) qui forme ce qu'on nomme vulgairement l'*ulcère*, et qui n'est autre chose que le *noli me tangere* des auteurs classiques, ne diffère pas sensiblement à son début des ulcérations que nous avons précédemment décrites. Aussi le toucher ne donnerait-il dans le commencement que des indications bien vagues, si les douleurs lancinantes dont il est généralement accompagné ne tendaient à révéler sa nature. L'exploration visuelle fournit à son égard des données plus positives. Elle montre sa surface inégale plus ou moins anfractueuse, sillonnée; ses bords sont découpés en festons, taillés à pic et souvent séparés de la surface malade par un petit filet rougeâtre; il a une tendance à détruire plus en largeur qu'en profondeur. Le fond sur lequel il porte est généralement dur, a deux et même trois lignes d'épaisseur, et il laisse suinter une matière séro-sanieuse dont l'odeur spécifique s'attache au doigt explorateur. Il est plus sensible que douloureux au contact du doigt et du spéculum, et donne lieu à des hémorrhagies subites par la corrosion des vaisseaux sanguins artériels ou veineux, qui a lieu quand le mal s'est déjà étendu à une certaine profondeur. Notre opinion est que ce genre d'ulcère, primitivement simple, peut ne *révéler* son caractère fâcheux que par des traitemens irréfléchis ou irrationnels. Cette opinion est aussi celle de Dugès et de madame Boivin, qui s'en expriment ainsi (1) : « De même que le *noli me tangere* auquel on l'a comparé, l'ulcère cancéreux du col et du

(1) Ouvrage cité, tome II, page 90.

corps de la matrice peut survenir sans cause locale, comme il peut être aussi le résultat d'une fâcheuse dégénérescence d'ulcères primitivement tout différens. »

2° L'ulcère *syphilitique* (Voyez la figure II de la planche VI), dont nous avons esquissé les principaux traits et donné des exemples dans le commencement de cet ouvrage (2), est surtout reconnaissable à sa marche aiguë. A peine la pustule qui le précède le plus habituellement est-elle ouverte, que la malade éprouve dans le fond des parties sexuelles des douleurs brûlantes, térébrantes, qui la jettent incessamment dans l'anxiété et la forcent à changer de place. Cet ulcère, presque toujours accompagné, pour peu qu'il existe depuis quelques jours, d'un écoulement séro-muqueux, puriforme, verdâtre, phlogosant et érodant les parties avec lesquelles il se met en contact et qui se trouvent dans un état de prurit continuel, affecte presque toujours la forme arrondie, repose toujours sur un tissu engorgé qui, tantôt est superficiel, tantôt, au contraire, offre la dureté et la forme mamelonée du squirrhe. Il peut alors être pris pour un cancer

(1) Pages 96, 97 et suivantes.

ulcère. « Son fond est ordinairement coenneux, grisâtre, rugueux et inégal ; les bords assez nettement taillés à pic, plus ou moins dentelés et offrant le même aspect que le fond, sont ordinairement décollés et légèrement renversés en dehors, ce qui rend l'ulcère un peu infundibuliforme ; enfin la circonférence du chancre peut être entourée d'une auréole rougeâtre plus ou moins brune et foncée, selon l'intensité de l'inflammation des parties circonvoisines, etc. (1). »

3° Dans le cancer ulcéré (Voyez planche VI figure III) l'ulcération ne se fait que consécutivement à l'engorgement squirrheux ou cérébriforme de l'utérus ; son diagnostic est donc des plus faciles, aidé qu'il est généralement par les signes précurseurs et le trouble que jette dans toute l'économie la maladie dont il n'est qu'une des terminaisons (2). Lorsqu'il succède au cancer squirrheux ou cérébriforme, il résulte d'une véri-

(1) M. Ricord, leçons sur les maladies vénériennes, *Gazette des hôpitaux*, 1840.

(2) On voit cependant beaucoup de cancers utérins arriver, à leur degré extrême, à une sorte de fonte putride, sans que les malades en aient bien sensiblement souffert ; nous en avons recueilli plusieurs exemples, dont un est encore en ce moment sous nos yeux. M. le docteur C. Lachaise nous en a rapporté

table abcédation d'une ou de plusieurs de ses bosselures; on voit alors, au centre d'une masse squirrheuse représentant l'utérus ou son col engorgé, des excavations ordinairement plus profondes que larges, et dont l'ouverture, surtout dès le commencement, est souvent plus étroite que le fond; il peut exister plusieurs de ces cavernes ulcérées qui, d'abord isolées, finissent par se réunir et n'en former qu'une seule à bords irréguliers et laissant des espèces de promontoires squirrheux qui divisent la cavité en plusieurs loges inégales. Le fond de ces ulcères a une couleur variant entre le grisâtre, le brun, le noir, le verdâtre; il fournit constamment une matière séreuse, sanieuse, noircie par du sang mêlé de détritus squirrheux et cérébriformes et de caillots de sang corrompu qui souvent sont amenés au dehors par le doigt à chaque exploration. Du fond de cet ulcère naissent aussi très souvent, soit des excroissances fongueuses qui saignent au moindre contact et donnent souvent lieu à des hémor-

récemment un cas fort remarquable, c'est celui de la femme d'un accoucheur distingué, habitant alors Paris, qui, bien que ne s'étant jamais plainte, éprouva tout à coup, à la suite de violens chagrins, des douleurs lancinantes vers l'utérus, et succomba en quelques mois aux suites d'une affection cancéreuse des plus avancées et des plus caractéristiques.

rhagies inquiétantes, soit des champignons carcinomateux des inégalités desquels s'écoule un fluide roussâtre, séreux ou puriforme, d'une fétidité particulière, dont l'odeur ne laisse aucun doute au praticien expérimenté sur l'état maladif des parties qui le produisent.

D'ailleurs, en supposant même que le cancer de la matrice ne se déclarât pas comme l'expression d'une diathèse déjà rendue bien évidente par des squirrhes aux seins et inhérens à la constitution qui a pu en recevoir le germe par hérédité, il a des signes précurseurs qui lui sont propres.

Au premier degré il y a dérangement dans la menstruation : écoulement blanc ou jaunâtre, soit permanent, soit paraissant aux approches des règles, et qui est momentanément rouge après le coït, pesanteur à l'hypogastre, sentiment de pression sur le rectum et la vessie, légère douleur dans la défécation et l'excrétion urinaire, petits élancemens plus particulièrement à l'époque des règles et à chaque secousse physique ou morale un peu prononcée, tiraillement aux lombes, alternatives de boursoufflement et d'affaissement du ventre ; il y a aussi gonflement, dureté, sensibilité de la matrice; les incertitudes disparaissent au second degré, où il y a cancer déclaré.

Alors le col utérin, et quelquefois le corps, rarement les lèvres seules du museau de tanche se présentent, au spéculum ou au toucher, gonflés, durs, bosselés, plus ou moins rouges, mais lisses et sans érosion, douloureux à la moindre pression; il vient du sang presque pur, la palpation abdominale et le toucher anal font aussi reconnaître des engorgemens du côté des ovaires, engorgemens que leur sensibilité fait aisément distinguer des corps fibreux. C'est le moment des douleurs permanentes, parfois sourdes, comme corrosives, mais toujours avec élancemens vifs, courts, semblables à des coups d'aiguille. Les malades sont alors presque toujours dans le sang, puis s'écoule une matière aqueuse, abondante, inodore ou fade, à peine chargée d'albumine. Cette évacuation séreuse et considérable paraît à plusieurs auteurs annoncer sinon l'existence, au moins le commencement ou l'imminence de l'ulcération, le développement des fongosités, troisième degré ou plutôt troisième période de la maladie dont nous avons tracé les principaux caractères apparens au spéculum.

4° L'engorgement *tuberculeux ulcéré* (Voyez planche VI figure IV), dont nous avons déjà cité des exemples, affecte plus spécialement les femmes faibles et lymphatiques. Quand on pratique le toucher, on rencontre sur le col de la matrice des saillies isolées, discrètes ou confluentes, assez volumineuses. Quelquefois les tubercules sont en masse et forment une tumeur unique, à mesure qu'ils suppurent ; il est assez facile de reconnaître la fluctuation dans l'épaisseur du col ; bientôt le pus coule à l'extérieur ; il est floconneux, caséeux, séreux, et entraîne avec lui la substance tuberculeuse.

« Nous avons observé à l'hôpital de la Pitié, dit M. Lisfranc (1), une femme chez laquelle, chaque fois que nous appliquions le spéculum et que l'extrémité inférieure de la matrice était embrassée, comprimée par la partie supérieure de l'instrument, on voyait jaillir d'un petit trou pratiqué dans les tissus une assez grande quantité de matière purulente ; elle formait un jet continu du volume de trois ou quatre fils réunis ; d'autres fois, l'ouverture de l'abcès ou des abcès, car on en voit souvent plusieurs, produit de larges et profondes ulcérations dont la physionomie est mauvaise et qui sont compliquées de douleurs lancinantes. Nous avons soigné également une autre femme sur

(1) *Clinique chirurgicale de la Pitié*, tome II, page 661.

laquelle existait une ulcération semblable; on avait cru en ville que cette affection était carcinomateuse. Nous partageâmes cette opinion pendant quelques jours; mais nous trouvâmes de la matière tuberculeuse dans le pus, d'ailleurs très fétide, qui sortait par le vagin; nous en vîmes et nous pûmes en recueillir dans la solution de continuité. Nous employâmes les moyens appropriés et nous guérîmes cette malade, il y a une douzaine d'années. Elle a fait longtemps le service d'infirmière dans la salle Saint-Augustin. Le col de la matrice a été presque complètement détruit. »

Quand on examine au spéculum un utérus affecté de tubercules, on le voit parsemé de bosselures dont le sommet est souvent peu coloré, blanchâtre même, et dont la base est plus ou moins rouge; d'autres fois le col est assez égal, mais il offre une ou deux tumeurs assez saillantes qui, lorsque les tubercules suppurent, fléchissent sous la pression exercée par un corps quelconque.

La marche de l'affection tuberculeuse utérine est ordinairement lente, toujours chronique; c'est là un caractère distinctif essentiel; et le plus ordinairement, à mesure que la matière tuberculeuse est expulsée, que les foyers où elle se trouvait renfermée se cicatrisent, d'autres tubercules, comme cela arrive dans des cas semblables pour d'autres organes, s'enflamment et suppurent à leur tour. Les choses se passent ainsi jusqu'au moment où ils peuvent tous être détruits. « Heureuses les malades, continue l'auteur que nous venons de citer, s'il n'en siége pas sur quelques viscères, ce qui n'est pas rare malheureusement. »

Enfin, pour compléter la symptomatologie des ulcérations de l'utérus, prises sans distinction de cause, de nature et de caractère spécial, disons qu'on peut soupçonner leur existence toutes les fois qu'une femme éprouve un sentiment de chaleur brûlante, de démangeaison, de prurit incommode dans le fond du vagin ; des douleurs tantôt vives, tantôt obtuses du côté du col de l'utérus, et que le contact du doigt, le coït, tendent à augmenter. Ces douleurs se prolongent très souvent jusque dans les aines, vers les lombes et dans les reins.

Mais de tous ces signes, ainsi que le fait observer judicieusement M. Duparcque (1), le principal et le plus marqué est fourni par l'écoulement plus ou moins abondant qui constitue la leucorrhée,

(1) Ouvrage cité, tome I, page 374.

et qui a longtemps attiré seul l'attention des praticiens. Ce n'est que depuis qu'on a popularisé l'usage du spéculum, qu'on a vu que beaucoup de ces écoulemens étaient dus à des affections ulcéreuses du vagin et surtout de l'utérus.

Dans ce cas, la matière ne provient pas seulement de la surface érodée : l'irritation qui s'irradie au reste de l'utérus augmente sa sécrétion, et ce produit lui-même, par son contact avec le vagin, y excite et altère la sécrétion normale de ce conduit ; mais ce signe, pour être le plus constant des ulcérations, n'est cependant pas constant ; la suppuration peut en effet être assez peu abondante pour que la matière, pour ainsi dire perdue dans le canal vaginal, ne vienne point se manifester au-dehors.

DES INJECTIONS, DE LEUR COMPOSITION ET DE LA MANIÈRE DE LES ADMINISTRER.

Les injections ont pour objet, soit de délayer et d'entraîner au dehors les matières plus ou moins épaisses, sécrétées ou déposées qui se trouvent retenues sur les parties malades, soit d'agir par les propriétés médicamenteuses des liquides qui les constituent sur les tissus avec lesquels on les met en contact. De tous les moyens employés contre les maladies de la matrice elles sont sans contredit celui dont on fait de tout temps le plus fréquent usage, puisque si le premier fait qui a dû frapper dans l'étude des maladies des organes génitaux internes de la femme a été la perte ou l'écoulement de nature si diverse dont elles sont généralement accompagnées, la première indication rationnelle a dû être de soumettre ces organes à de fréquentes lotions.

Les injections se donnent. soit avec une seringue en étain, soit avec un clyso-pompe ou tout autre instrument analogue ; mais dans tous les cas la canule en doit être en gomme élastique, plus douce et plus flexible que les substances métalliques ; elle frottera moins durement sur les parties et se prêtera plus aisément aux divers mouvemens qu'on est obligé de lui imprimer pour arroser tout le canal vulvaire et faire parvenir l'injection jusque sur le col de l'utérus. A quelle profondeur faut-il faire pénétrer cette canule? Certes, s'il fut une question qui, au premier abord, peut paraître oiseuse, c'est bien assurément celle-ci, et cependant on la résout tous les jours dans un sens contraire à ce qu'il faudrait faire.

En effet, on croit généralement, et cela non seulement parmi les personnes étrangères à la science, mais encore parmi les médecins, que le canal vulvo-utérin, autrement dit le vagin, forme un conduit ouvert de la vulve à l'utérus, et on en conclut de là qu'un liquide introduit par celle-là arriverait aisément à celui-ci dans la station ordinaire, s'il n'avait à lutter contre son poids, et qu'ainsi il suffit, une femme étant couchée ou même debout, d'imprimer une légère impulsion au liquide d'une injection quelconque pour lui faire parcourir toute l'étendue du canal. C'est là une erreur. Le vagin est un conduit plein dont les parois, constamment et partout appliquées les unes contre les autres sous forme de bourrelets circulaires superposés, ne laissent entre eux qu'un pertuis sinueux d'autant plus difficile à se laisser agrandir que la femme a moins usé du coït, a eu moins d'enfans, etc., ce qui est suffisamment indiqué par le fait même de l'introduction du spéculum, qui ne pénètre qu'en luttant contre les parois du canal, qu'il tend sans cesse à déplisser, ainsi que nous l'avons dit précédemment (1), de telle sorte que si, chez une femme qui ne se trouve pas dans l'une des deux positions que nous venons de signaler, on introduit dans le col ou le méat utérin un bourdonnet de charpie ou de coton au moyen du spéculum, et qu'après avoir retiré cet instrument on fasse une injection composée d'un liquide coloré, et administrée avec une canule introduite d'un pouce seulement, on est presque certain que le bourdonnet de charpie ou de coton n'en portera aucunement la trace. M. le docteur Mélier (2) a un des premiers insisté sur cette disposition ; nous avons souvent répété les expériences qu'il a faites à ce sujet, et presque toujours nous avons obtenu les résultats qu'il a signalés.

Comme on le pressent, les conséquences pratiques de ce fait sont immenses. — Pour ne pas l'avoir apprécié à sa valeur, on a été conduit à croire qu'une injection vaginale « s'accumule autour du » col, région la plus déclive, et forme là un bain

(1) Ceci ne détruit en rien ce que nous avons dit, en parlant du spéculum, de la dilatabilité du vagin qui, à dater de la puberté, est généralement en sens inverse de l'âge.

(2) *Mémoires de l'Académie royale de médecine*, tome II.

» local très avantageux, qu'on garde de cinq minu-
» tes à un quart d'heure (1), » ce qui est extrêmement difficile, sinon impossible, d'après les expériences qui précèdent. Ainsi, toute injection vaginale administrée pour agir ailleurs que sur les parois du canal et principalement sur le col, doit être précédée du toucher qui, par la détermination du degré d'élévation ou d'abaissement de ce dernier, règle la hauteur à laquelle doit pénétrer la canule de l'instrument à injection. Trop haut placée elle peut blesser le col, ou, s'il est fort irritable, le contondre par un jet trop direct; trop bas elle rend ordinairement l'injection nulle pour le col (2).

En supposant d'ailleurs que les injections soient données convenablement, toutes les femmes ne se trouvent pas dans les conditions propres à les recevoir avec avantage; quelquefois l'orifice du vagin se contracte sur la canule et ferme toute issue au

(1) M. Pauly, ouvrage cité, page 121.

(2) On fait depuis quelque temps usage de seringues en verre de 12 à 15 lignes (trois centimètres environ) de diamètre, dont l'extrémité se termine par un cul-de-sac arrondi et percé sur divers points de sa surface de plusieurs trous qui laissent échapper le liquide sous la pression du piston. Huilées convenablement, ces seringues pénètrent aisément et ont l'avantage de maintenir les parois du vagin assez écartées pour que, sans qu'elles touchent au col, le liquide puisse suffisament l'atteindre.

liquide, au point que non seulement il ne pénètre pas jusqu'au col, ce qui arrive le plus souvent comme nous venons de le dire ; mais qu'il ne s'en donne pas seulement une cuillerée. Il faut alors éviter de pousser, dans la crainte d'augmenter l'irritabilité du canal en le forçant à réagir. Les injections prises dans le bain réussissent alors quelquefois très bien. Indépendamment de raisons toutes accidentelles qui empêchent quelques femmes de pouvoir prendre ou recevoir des injections, il faut savoir qu'elles sont toujours plus difficilement supportées les deux ou trois jours qui précèdent ou suivent l'écoulement des règles, et à plus forte raison dans le moment de la menstruation. Il ne faut toutefois pas trop se laisser détourner de leur administration par la gêne passagère qu'elles occasionnent à quelques femmes. L'ennui qu'elles donnent est quelquefois pour beaucoup dans les plaintes qu'accusent les femmes, et chez celles qui en souffrent réellement, l'orifice du vagin et le canal lui-même finissent par s'y habituer ; on sera seulement obligé de faire les injections moins longues et moins fréquentes, tant que les parties conserveront leur irritabilité.

Le moyen le plus sûr, le seul même convenable

de faire profiter le col utérin d'une injection, c'est de la donner directement au moyen du spéculum, alors surtout quand la canule tient au corps de pompe par un tuyau flexible; on peut, par la manière de présenter le jet dans le spéculum, varier la forme de l'injection. Par exemple, veut-on donner une injection directe, on tient la canule dans une direction parallèle à l'axe du spéculum. Veut-on au contraire faire parvenir le liquide en nappe, on dirige le jet obliquement; on peut, même en tenant l'extrémité extérieure du spéculum assez élevée pour que le liquide ne s'en échappe pas, soumettre le col à un bain direct dont on peut prolonger la durée à volonté, la malade pouvant parfaitement tenir le spéculum en place au moyen de son manche dirigé en haut du côté du pubis; c'est ce que nous faisons journellement à notre grande satisfaction.

Si le canal vulvo-utérin était malade en même temps que le col, ce qui arrive assez souvent, et qu'on voulût que le bain local donné de la manière que nous venons d'indiquer profitât aux deux parties, on pourrait, ainsi que le conseille M. Mélier (1), se servir d'un spéculum à jour, c'est-à-dire criblé

(1) Ouvrage cité.

d'un grand nombre de trous qui permettent au liquide d'agir immédiatement sur les parois du canal. « Ce spéculum en étain ou en tout autre métal (ou toute autre matière), s'introduit de la même manière à la faveur du mandrin (embout) et presque aussi facilement; les trous, du diamètre de deux lignes environ, ne doivent être pratiqués que dans les deux tiers environ de la longueur de l'instrument, l'autre tiers (celui qui tient au manche) restant sans trous. On peut employer au même usage un spéculum largement fenêtré; mais il ne soutient pas aussi bien les parois vaginales qui viennent former de gros bourrelets saillans dans les ouvertures de l'instrument. Un spéculum fenêtré est en outre plus difficile à retirer à cause de ces bourrelets (1). »

En parlant des divers aspects sous lesquels les ulcérations du col utérin se présentent au spéculum, nous avons noté que très souvent ou elles avaient leur siége sur le col ou dans sa cavité, ou dans cette cavité seule, ou bien enfin qu'il était manifeste que l'écoulement qui, dans certains cas, s'échappe de la cavité du col, pouvait tout à la fois

(1) M. Melier *Mémoire* cité.

engendrer ou entretenir les ulcérations du corps même de cet organe. La connaissance de ce fait aujourd'hui devenu incontestable (1), et les résultats avantageux qu'on retire des injections directes pour les maladies extérieures du col, ont donné à un de nos pathologistes les plus distingués, M. le docteur Vidal (de Cassis), médecin de l'hôpital de Lourcine (vénériens femmes), l'idée d'attaquer aussi par les injections les maladies de l'intérieur même, non seulement du col, mais encore de la cavité propre de l'utérus (2). Ces injections ont besoin d'être faites avec des précautions dont l'inobservance peut les rendre nulles et même entraîner de véritables dangers. Voici qu'elles sont ces précautions.

(1) C'est encore à Samuel-Lair qu'on est redevable des progrès qu'a faits la science à cet égard. Voici ce qu'il écrivait il y près de vingt ans (*Nouvelle méthode de traitement des ulcères et ulcérations de l'utérus*) : « Après cet examen (examen du vagin et du museau de tanche), je ne sache pas que les chirurgiens portent plus loin leur investigation ; mais il est si fréquent que le col contienne quelque ulcération intérieure, quelque fausse membrane dont il soit obstrué, ou un degré d'inflammation plus ou moins intense, que je regarde son exploration aussi utile que celle du vagin et du museau de tanche. »

(2) Ses premiers essais ont été consignés dans la *Gazette des médecins praticiens* de 1840 ; ils ont été reproduits dans son *Traité de pathologie externe et de médecine opératoire*.

La quantité de liquide à injecter ne doit pas s'élever au-delà de neuf à dix grains (demi-gramme environ). C'est tout ce que peut contenir, en terme moyen, la cavité utérine. Pour que l'injection pénètre, il est utile de débarrasser préalablement le col des mucosités qui le recouvrent ordinairement, ce qu'on fait à l'aide des injections intrà-vaginales. On conçoit, dit judicieusement M. Vidal (de Cassis), qu'avec une seringue ordinaire ou à hydrocèle, un clyso-pompe, il est impossible de faire d'une manière mesurée des injections à si faible dose, le coup de piston est inévitablement trop fort. Aussi a-t-il fait fabriquer pour cela de petites seringues en verre, qui ressemblent aux seringues pour l'oreille, et dont il a prolongé la canule afin de se dispenser d'un tube pour ajoutage.

On s'est d'abord élevé contre ces injections avec toute la force d'un raisonnement déduit d'un fait anatomique qui démontre que le liquide injecté peut passer de la cavité utérine dans celle du sac péritonéal; mais on a été obligé de céder à l'évidence des faits, et un assez grand nombre d'expériences a prouvé que ce moyen, sans avoir toutefois l'avantage de couper court à tous les catarrhes dont la cavité utérine pouvait être le siége primitif, et, par suite, de modifier favorablement toutes les ulcérations du col dónt ces catarrhes *pouvaient être présumés la cause*, était cependant mis à contribution avec un certain succès. Nous pourrions en citer plusieurs exemples pris dans notre propre clientèle.

Nous nous contenterons, pour le moment, de rapporter le cas suivant :

Madame R..., mariée à l'âge de seize ans, veuve à vingt sans avoir été mère, à la suite d'une soirée où elle avait beaucoup dansé quoique étant à l'époque de ses règles, éprouva, en rentrant chez elle, un frisson très violent : ses règles se supprimèrent ; de la douleur se fit sentir dans le bas-ventre et dans les reins ; la fièvre et même un peu de délire survinrent. Appelé dès le lendemain matin, je fis immédiatement appliquer douze sangsues à la vulve, des cataplasmes synapisés aux pieds, pour boisson une très légère infusion de fleurs de tilleul. Vers le soir les règles reparurent et tous les accidens fâcheux se dissipèrent ; cependant elles coulèrent beaucoup moins que d'habitude, puis furent remplacées par un léger écoulement de mucosités purulo-sanguinolentes ; sentiment de gêne et de pesanteur dans le vagin sans douleur cependant. Pour rassurer cette jeune dame, qui, n'ayant jamais eu de fleurs blanches, était inquiète de voir cet écoulement se prolonger, nous proposâmes d'examiner au spéculum l'état des parties, et voici ce que nous remarquâmes : le col de la matrice, hypertrophié, était rouge, mou au toucher ; le museau de tanche n'offrait aucune espèce d'ulcération ; son épithélium était sain, mais son orifice était béant, et de son intérieur s'écoulait avec assez d'abondance la matière que nous avions remarquée, et qui n'était pas sécrétée par la tunique vaginale phlogosée légèrement, et ne donnant d'ailleurs que fort peu de mucosités ; en palpant la région hypogastrique, la malade ne ressentait aucune espèce de douleur. Il était évident pour nous que c'était l'intérieur du col et de l'utérus qui était malade. Nous fîmes prendre, pendant huit jours, matin et soir, des bains émolliens du col de l'utérus au moyen de l'utéro-therme ; nous donnâmes quelques douches en arrosoir à l'eau de pariétaire, et surtout nous injectâmes légèrement l'intérieur du col et même le corps de la matrice au moyen d'une sonde en gomme élastique (dont nous avions coupé l'extrémité), et à laquelle était adaptée une petite seringue en verre. Des bains entiers, la diète lactée, le repos, quelques lavemens émolliens suffirent à compléter ce traitement, et au bout de quinze jours la malade se trouvait complètement guérie ; l'époque périodique revint comme d'habitude.

Il y a deux ans que ce fait s'est passé, et la malade n'a rien ressenti jusqu'à ce jour.

Après la manière d'administrer les injections, une chose qui a dû occuper les praticiens et qui mérite assurément la priorité sur toute autre, c'est la composition de ces mêmes injections. On conçoit, en effet, qu'étant déterminée par la nature même de la maladie, son degré, ses complications, elle doit varier autant qu'il y a d'espèces d'ulcérations et que chacune d'entr'elles peut offrir de nuances fondamentales ou accidentelles. Mais une règle qui est généralement adoptée, ou qui, dans tous les cas, mérite de l'être, c'est de ne jamais administrer une injection médicamenteuse sans la faire précéder d'une injection à l'eau simple : c'est le moyen de nétoyer les parties pour les rendre plus accessibles à l'action des substances sur lesquelles on croit pouvoir compter, et de faire disparaître les mucosités qui couvrent le col ou obstruent son intérieur et empêchent de bien juger de son état.

Quant aux injections en elles-mêmes (qui se prennent et se donnent généralement tièdes), elles sont *émollientes*, *calmantes*, *détersives*, *astringentes* ou *spécifiques*.

Les injections *émollientes*, ordinairement faites avec la décoction de racine de guimauve ou la graine de lin, sont très souvent employées non seulement contre les ulcérations, mais contre toutes les affections utérines, c'est-à-dire qu'elles n'ont pas d'action bien déterminée et qu'on les emploie le plus ordinairement comme moyen adjuvant; elles sont pourtant celles auxquelles on devrait principalement avoir recours contre les ulcérations du premier ordre que nous avons établi, c'est-à-dire celles qui tiennent à une cause toute accidentelle, comme la présence d'un pessaire, l'abus du coït, des rapports conjugaux mal assortis; ulcérations qui, la plupart du temps, guériraient d'elles-mêmes par la destruction de la cause et le repos, si elles n'étaient pas accompagnées de sécrétions morbides capables à elles seules de les entretenir, et dont l'enlèvement journalier forme une indication des plus importantes à remplir.

Après les injections émollientes viennent les injections *calmantes*, dont le nom indique une propriété qu'elles n'ont malheureusement pas toujours : elles sont ordinairement préparées avec le pavot, la morelle, la jusquiame, l'aconit, la belladone, l'opium, et conviennent surtout contre les ulcérations de nature cancéreuse, ou sont employées pour amortir la douleur que détermine assez souvent l'usage de quelques autres topiques. C'est ainsi que quelques praticiens les emploient immédiatement après avoir cautérisé ou après avoir usé de substances astringentes. Nous pensons qu'on devrait, dans ce dernier cas, donner la préférence aux émolliens qui enduisent les surfaces sans détruire en rien, comme pourraient le faire les narcotiques, l'action des substances un peu actives dont l'emploi aurait pu précéder le leur.

Nous ne prétendons pas toutefois partager l'opinion de plusieurs médecins (1) qui mettent en doute l'action des substances narcotiques administrées en injections dans le vagin pour atténuer les douleurs que déterminent les ulcérations dont l'utérus peut être le siége ; si elles échouent quelquefois, comme nous l'avons dit, ce qui arrive sur-

(1) M. Lisfranc est de ce nombre, au rapport de M. Pauly, qui adopte sa manière de voir à ce sujet (voyez l'ouvrage cité de ce dernier).

tout lorsqu'elles sont administrées sans que le canal ait été nettoyé par une injection simple, très souvent aussi elles donnent des effets plus prompts et plus marqués que si la substance narcotique qu'elles contiennent était administrée par la bouche, par le rectum ou par la méthode endermique. Nous avons donné des soins à une dame qui, pour calmer les douleurs d'une ulcération cancéreuse déjà très avancée de l'utérus prenait habituellement par jour trois à quatre grains (de 15 à 20 centigrammes) d'extrait aqueux d'opium, sans en obtenir le moindre effet sédatif, et que nous parvenions à soulager en lui faisant faire tous les soirs une injection avec un verre tout au plus d'eau de fleurs de mauve dans laquelle nous versions de huit à dix goutte de laudanum de Sydenham (1). Ayant voulu un jour, malgré nos injonctions expresses, porter la dose à vingt gouttes, elle eut un narcotisme très marqué.

Les injections *détersives* sont destinées à dégager la surface des ulcérations de certains produits accidentellement formés, et qui leur sont trop adhérens pour être entraînés par des injections ordinai-

(1) D'après le *Codex*, dix gouttes de laudanum liquide de Sydenham ne contiennent guère que d'un demi grain (27 milligrammes) à trois centigrammes d'opium.

res, comme par exemple des escarrhes, des fausses membranes. On les prépare avec l'eau d'orge aiguisée avec le miel rosat, le sirop de mûres, de bétoine, d'aigremoine, la décoction de feuilles de ronces, le quinquina, etc.; comme elles ont déjà un certain degré d'action, et que ce n'est précisément qu'en vue de cette action qu'elles sont employées, elles doivent être dans la plupart des cas dirigées sur les parties malades : les parties saines pourraient recevoir de leur emploi un peu prolongé les élémens d'une irritation susceptible de dégénérer en maladie, de même qu'elles ne devraient être employées qu'avec certains ménagemens si l'engorgement dont est accompagnée l'ulcération était franchement inflammatoire et si la partie malade était le siége de vives douleurs.

Les injections *astringentes* n'agissent guère autrement que les précédentes, seulement elles sont plus actives. Nuisibles comme on le pense bien dans les cas d'ulcérations inflammatoires franches, elles sont favorables dans ceux où l'on sent le besoin de réveiller la vitalité des parties et d'obtenir une espèce de resserrement de leur tissu. On les prépare avec l'infusion de roses de provins, les substances contenant du tannin, comme l'écorce de chêne, la décoction de feuilles de noyer, de noix de galles, puis avec l'alun, l'acétate de plomb liquide, les sulfates de zinc, de cuivre, etc. M. le professeur Velpeau (1) préconise surtout le vinaigre rosat, d'abord employé à la dose d'une cuillerée à bouche ensuite de deux dans un verre d'eau d'orge, contre les ulcérations granuleuses, surtout quand elles sont accompagnées d'écoulement. M. Vidal (de Cassis) (2) donne la préférence aux injections faites avec une décoction très concentrée de feuilles de noyer à la température ordinaire des appartemens. Ce liquide, selon lui, « exerce une espèce de compression sur le col et abaisse sa température, il doit aussi agir par ses qualités astringentes. Ainsi on voit le col pâlir et s'amoindrir, il éprouve une espèce de retrait : ce moyen a souvent hâté d'une manière très marquée la guérison de certains engorgemens anciens et procuré en très peu de temps la cicatrisation des ulcérations les plus rebelles. »

Ces deux opinions, celle de M. Vidal (de Cassis) surtout, ont besoin d'être pesées et mûrement examinées; car, données comme pouvant servir de

(1) *Leçons* citées.
(2) Ouvrage cité.

règle générale de conduite, elles pourraient dans certains cas avoir en pratique les plus fâcheux résultats : en effet, les injections fortement astringentes, dit ce dernier auteur, font éprouver au col une espèce de retrait, d'amoindrissement; parler ainsi, c'est tout simplement exprimer le fait par le fait lui-même ; mais si, de la constatation de ce fait on passe à son explication, on reconnaît que les astringens appliqués sur le col utérin comme sur tout autre organe, resserrent momentanément ses vaisseaux ainsi que toutes les mailles de son tissu, et ont pour effet immédiat de forcer le sang qu'il contient à refluer dans les organes voisins, et pour effet secondaire de déterminer sur le lieu même où elles agissent un mouvement réactionnaire dangereux. Or ces deux effets peuvent être assez marqués, le premier pour produire une inflammation des parties au milieu desquelles est située la matrice, ce qui est suffisamment prouvé par les coliques et les douleurs à l'hypogastre et dans les régions iliaques, que M. Vidal (de Cassis) reconnaît lui-même se déclarer assez souvent après l'injection ; le second pour raviver la phlegmasie dont cet organe est le siége, ce que donne à craindre la grande quantité de mucosités que, toujours de l'avis de ce docteur, la matrice rejette un moment après avoir été frappée par le liquide.

De ces explications concluons donc que si les injections fortement astringentes peuvent être utiles pour favoriser la résolution de certains engorgemens qui accompagnent fréquemment les ulcérations utérines, et pour hâter par contre-coup la cicatrisation de celles-ci, elles conviennent surtout quand ces engorgemens sont depuis longtemps passés à l'état de sub-inflammations ; mais qu'ainsi que nous l'avons déjà dit elles peuvent devenir fort nuisibles quand l'état des organes, l'acuité des douleurs ou leur sensibilité, la nature de leurs sécrétions donnent encore l'idée d'une phlegmasie aiguë. Aux faits cités par M. Vidal (de Cassis) en faveur des injections astringentes administrées dans les conditions favorables, nous pourrions en objecter plusieurs pris dans notre *propre* clientèle, qui démontrent et combien elles peuvent être nuisibles quand elles sont données intempestivement et combien il est difficile de saisir le moment où leur emploi peut être avantageux. Nous nous contenterons de citer le fait suivant :

Madame de L. B., aujourd'hui âgée de trente-trois ans, d'une constitution sanguine, mère de deux enfans, eut sa seconde couche assez pénible; ayant voulu se lever plus tôt que ses forces et surtout l'état de l'utérus ne le permettaient, elle éprouva, le quinzième jour de ses couches, des douleurs assez vives dans la région hypogastrique, des tiraillemens dans les aines, des pesanteurs dans les reins et une perte en blanc qui offrait plutôt l'aspect d'une leucorrhée purulente que celui des véritables lochies. Cet état qu'accompagnaient une fièvre continue, une susceptibilité nerveuse extrême, une grande sécheresse de la bouche et une constipation opiniâtre, fut combattu par deux larges saignées du bras, des applications émollientes sur le ventre, des injections intrà-vaginales faites avec de l'eau de graine de lin et de tête de pavot, la diète lactée, en un mot, par tous les moyens thérapeutiques appropriés à une phlegmasie utérine des mieux caractérisées.

Fatiguée de cette incommodité qui la tenait éloignée du monde, madame de L. B. consulta un jeune médecin qu'une de ses amies lui désigna comme un de ceux qui s'occupent avec le plus de succès du traitement des pertes propres au sexe. Ce médecin examina par le toucher, puis avec le spéculum, et reconnut que le col utérin était le siége d'un engorgement, que quelques points de l'extrémité de la lèvre inférieure étaient recouverts de granulations et que la source du catarrhe était bien la cavité du col, peut-être même du propre corps de l'utérus.

C'était dans le milieu de l'année 1840. Les journaux de Médecine avaient tout récemment retenti des effets merveilleux des injections astringentes dardées avec violence (de toute la force d'un aide) sur le col de l'utérus. On avait imprimé (1) que ces injections hâtaient d'une manière si marquée la guérison des engorgemens anciens, et procuraient en si peu de temps la cicatrisation des ulcérations les plus rebelles, que non seulement « une femme d'une quarantaine d'années qui avait au col utérin une ulcération granuleuse de huit à dix lignes de diamètre en tous sens, l'avait eue réduite de moitié après deux ou trois injections seulement; » mais encore « qu'une malade qui avait un chancre assez étendu et profond sur le col en avait été complètement débarrassée après quatre injections. »

Le jeune médecin consulté par madame de

(1) *Gazette des médecins praticiens* (9 février 1840).

L. B. crut donc n'avoir rien de mieux à faire que de lui appliquer le traitement si pompeusement offert comme règle de conduite en pareille occurrence. Aussi commença-t-il par lui administrer trois fois la première semaine (suivant la recommandation), une injection composée d'une décoction très concentrée de feuilles de noyer ; dès la deuxième il se déclara quelques coliques qui portaient surtout à l'hypogastre et vers les régions iliaques ; mais ayant lu que « ces coliques surviennent au moment où la guérison commence à s'opérer et doivent sembler d'un *bon augure* au lieu *d'inquiéter*, » il passa de la feuille de noyer à la teinture alcoolique de noix de Galles. Malheureusement les douleurs suivirent la même progression, le catarrhe devint sanguinolent, puis se supprima, la matrice acquit en quelques jours une telle sensibilité qu'il fut impossible de l'explorer non seulement avec le spéculum, mais encore avec le doigt ; enfin apparurent tous les signes d'une métrite des plus aiguës. Appelé de nouveau près la malade, nous fûmes obligé cette fois, vu le défaut de réaction générale, d'attaquer le mal par des sangsues appliquées sur le bas-ventre, des bains de siége, des frictions mercurielles faites sur les flancs et dans les aines, des ventouses sèches appliquées au-dessus des crêtes iliaques, et nous eûmes la satisfaction de l'arracher encore une fois à la plus déplorable position. Peut-être n'eussions-nous pas été aussi heureux si le médecin qui nous avait précédé près de la malade avait eu le temps de passer des injections de teinture de noix de Galles à la solution concentrée de nitrate d'argent, ainsi que M. Vidal (de Cassis) en donne le conseil par cette phrase : « Je jette alors dans un tiers de verre d'eau le fragment de nitrate d'argent que contient mon porte-caustique ; il est bientôt dissous et j'en charge la seringue (1). » Enfin il ne faudrait pas croire non plus que les injections astringentes ne peuvent devenir dangereuses que quand elles sont poussées avec violence ou quand elles se composent d'agens médicamenteux trop actifs. Si, par exemple, le col de l'utérus détruit par une ulcération laissait pour ainsi dire à découvert la cavité de l'organe, l'injection faite sans ménagement, quelle que fût d'ailleurs sa composition, pourrait alors pénétrer dans le péritoine plus facilement que si l'organe

(1) Ouvrage cité, tome V, page 804.

était sain, et devenir mortelle. L'observation suivante en est une preuve (2).

» Madame Michel, grande et forte, âgée de quarante-et-un ans, était depuis trois ans environ tourmentée par une leucorrhée assez abondante et qui l'inquiéta d'abord, parce que jamais jusqu'alors elle n'en avait été affectée. Rassurée cependant par quelques-unes de ses amies qui prétendaient être dans le même cas sans inconvéniens, elle négligea cette maladie. L'écoulement, d'abord muqueux, acquit d'autres qualités, il devint plus séreux, souvent sanguinolent; il occasionna par son contact un prurit et des cuissons à l'entrée de la vulve. Les règles, qui ne s'étaient point dérangées pendant les premiers mois, devinrent plus abondantes, plus prolongées; elles reparaissaient parfois entre les époques mensuelles; enfin un sentiment insupportable de chaleur se fit sentir au bas des reins. Près de trois années s'étaient écoulées depuis le début de cet état nouveau, lorsque je fus consulté. La malade me dit avoir maigri; elle avait néanmoins conservé son appétit, toutes les fonctions se faisaient bien,

(2) M. le docteur Duparcque, tome I, page 515.

et rien dans son habitude extérieure n'annonçait une affection profonde ou grave; mais au toucher je trouvai le col utérin profondément ulcéré, anfractueux; en quelques points de la circonférence cette partie paraissait entièrement détruite par l'ulcération qui là envahissait les parois vaginales. Les bords et le fond inégal étaient très durs, mais seulement superficiellement. Aussi aurait-ce été le cas d'appliquer le caustique avec espoir de succès, si ce *noli me tangere* n'eût pas déjà dépassé les limites du col et n'eût point atteint le vagin. Je ne pus sentir le corps de l'utérus au-dessus du pubis, et il ne me parut pas engorgé par l'exploration à travers le cul-de-sac vaginal. L'ulcère était très sensible au toucher, et la malade en ressentit une vive douleur qui se prolongea pendant quelques heures. Les matières que j'entraînai avec le doigt ne me parurent pas avoir d'odeur particulière, je dus me borner à un traitement modificateur, sinon capable de provoquer une guérison devenue difficile, du moins susceptible d'apporter une palliation avantageuse. (Bains généraux, régime végétal et animal, mais privé de sel, d'aromates, d'épices, d'acides, etc., administration d'hydrochlorate d'or et de soude unis à l'extrait de ciguë en pilules, injections tièdes, d'abord émollientes et sédatives, me réservant de les rendre plus altérantes par la suite.)

» Après deux mois environ de ce traitement, l'état de la malade paraissait plus satisfaisant; il me sembla que l'ulcération était moins étendue, que les bords étaient moins durs. D'après ces résultats, je crus ne devoir rien changer aux prescriptions précédentes. Cinq jours plus tard, je suis demandé en toute hâte. La malade était en proie à des douleurs atroces dans le bas des reins, tout écoulement avait complètement cessé. Je trouvai le col utérin, ou plutôt l'ulcère, chaud et comme sec; mais ses bords étaient plus gonflés et d'une sensibilité exquise; le bas-ventre était aussi douloureux, il y avait une fièvre intense. On m'avoua alors que, sollicitée par des amis et des parens effrayés de la gravité du pronostic que j'avais d'abord porté, cette dame était allée consulter l'avant-veille M. Lisfranc. Ce célèbre chirurgien confirma mon diagnostic, approuva les moyens que j'avais indiqués; mais il conseilla de remplacer la décoction de guimauve et de tête de pavot par des injections faites avec une décoction de quinquina rouge. Rentrée chez elle, la malade n'eut rien de plus pressé que de recourir à cette modification. Soit qu'elle eût fait la décoction trop forte, soit qu'elle lui eût donné une température trop ou pas assez élevée, ou qu'elle l'eût poussée avec trop de violence, ou par sa nature astringente, la malade ressentit aussitôt et pour la première fois une douleur des plus vives. Cependant le soir même elle crut devoir recommencer; mais elle fut obligée de suspendre l'opération, tant fut violent le redoublement de la douleur qui avait à peine cessée! Celle-ci continua avec la même intensité toute la nuit; en même temps l'écoulement avait disparu complètement, des douleurs de reins insupportables s'établirent, la fièvre se montra; enfin, c'est après avoir lutté près de trois jours, et ces symptômes devenant de plus en plus intenses, que la malade se décida à me redemander (12 juin). Je reconnus une métrite aiguë, et je lui opposai une large saignée du bras, les injections émollientes, les cataplasmes, les boissons délayantes, le repos et la diète. Dans l'après-midi même état; trente sangsues sur le bas-ventre. Les piqûres coulent toute la nuit. Le 13, l'utérus dépasse le pubis et paraît du volume d'une grosse bille; nouvelle saignée du bras. Le sang était couenneux. Le soir et le lendemain matin 14, réapplication d'un même nombre de sangsues ; l'utérus continue d'acquérir du développement. Le 15, vingt-cinq sangsues ; le soir, la matrice est développée comme au troisième mois et demi de grossesse ; le pouls est faible, les extrémités peu chaudes. Frictions mercurielles, un gros toutes les deux heures. Le 17, l'utérus a presque atteint l'ombilic. La rareté des urines, jointe à la saillie de l'hypogastre, pouvait indiquer une rétention d'urine. Je trouve par le cathéter la vessie presque vide et comprimée. Le 18, le développement si rapide de la matrice, le caractère des douleurs, qui sont comme expulsives et aussi violentes que pendant la dernière période du travail parturitif, me font soupçonner qu'il pourrait bien exister un épanchement avec accumulation de fluide dans la cavité utérine, bien que la palpation ne fasse découvrir aucun signe de fluctuation. J'introduis facilement une sonde dans cette cavité et rien n'en sort. Cette exploration fut à peine sentie. Ces douleurs, de plus en plus violentes, reviennent par accès, durent cinq à six secondes, se calment pendant à peu près le même temps pour revenir plus intenses, malgré les opiacés administrés par toutes les voies. Le pouls faiblit de plus en plus, la malade se plaint d'étouffemens, de chaleurs insupportables, bien que tout le corps soit glacé, et elle succombe dans l'après-midi. »

Quant aux injections *spécifiques*, bien que quelques auteurs les aient recommandées comme pouvant modifier avantageusement les ulcérations à la nature desquelles elles pourraient être appropriées, nous persistons cependant à croire que c'est moins la nature particulière de la maladie dont les ulcérations ne sont que l'expression, que la conséquence, qu'il faut avoir en vue dans leur comparaison, que l'état local des parties.

Le traitement général est encore et sera toujours celui sur lequel il faudra compter. Nous avons cependant vu des injections chargées de deuto-chlorure ou de proto-iodure de mercure, de soufre, d'iodure de potassium, etc., suivant que les ulcérations pouvaient être soupçonnées de nature syphilitique, dartreuse, scrofuleuse, etc., aider l'efficacité du traitement général ou en abréger la durée.

DES DOUCHES, DES IRRIGATIONS, DES BAINS LOCAUX, DES CATAPLASMES, ETC.

(EMPLOI DE L'UTÉRO-THERME AVEC LES MODIFICATIONS QUE NOUS AVONS FAIT SUBIR AU MÉTRO-THERME.)

Différent de l'injection en ce que la colonne de liquide qui la forme est plus rapide, plus directe et plus prolongée, la douche est depuis quelques années assez fréquemment employée dans le traitement des ulcérations utérines, c'est un puissant résolutif, par conséquent un excitant énergique qui, indépendamment de l'action qui lui est communiquée par le liquide dont il est composé, exerce par lui-même une réaction propre à relever la vitalité des tissus engorgés. « Aussi n'y doit-on recourir que lorsque la maladie a passé à l'état chronique ou qu'il n'existe plus de douleurs ni de sensibilité à la pression (1). »

De même que les injections, les douches sont simples ou médicamenteuses, et ces dernières peuvent être composées des mêmes substances que les injections du même ordre. Néanmoins les

(1) Pauly, ouvrage cité, page 125.

douches médicamenteuses sont en général des infusions de plantes aromatiques comme le thé, le romarin, la gentiane, ou des eaux minérales, particulièrement les eaux salines ou sulfureuses; elles s'administrent de plusieurs manières : la plus simple consiste à faire communiquer un long tuyau flexible avec un réservoir contenant le liquide jugé nécessaire et placé à une hauteur dont le degré règle la force pu jet qu'on veut obtenir; pour se dispenser de placer le réservoir à une grande hauteur, on peut disposer le tuyau de manière qu'il agisse en véritable syphon. Pour cela, on le garnit à celle de ses extrémités qui doit plonger dans le réservoir d'une espèce de petit entonnoir au moyen duquel on fait le vide en le remplissant d'un peu d'eau, puis on le plonge dans ce réservoir : le liquide prend alors son cours; on le règle au moyen d'un robinet placé à l'extrémité libre du tube. Ce moyen a l'avantage que le jet a toujours sa même force et ne cesse, comme dans le cas précédent, que quand le réservoir est à sec. On a aussi construit à cet effet divers appareils assez portatifs et par cela même très commodes : ce sont des réservoirs desquels partent, comme dans le cas précédent, des tuyaux flexibles, mais qui sont garnis d'une pompe foulante au moyen de laquelle la masse d'air qui recouvre le liquide est comprimée en raison directe de la force d'impulsion qu'on veut communiquer à celui-ci. Les plus ingénieusement combinés sortent des ateliers de M. Charrière.

Il en est des douches comme des injections, leur action sur les ulcérations du col de l'utérus est proportionnée à la facilité avec laquelle le vagin laisse parvenir jusque sur cet organe la colonne de liquide qui les forme; aussi le moyen le plus sûr d'en diriger et d'en régler les effets est de les administrer au moyen du spéculum. Quoi qu'il en soit, suivant la direction dans laquelle le liquide parvient à sa destination, elles sont ascendantes, horizontales ou descendantes. Les premières sont nécessairement les moins fortes parce que la colonne d'eau perd une partie du résultat de son impulsion en remontant contre son propre poids; les descendantes sont au contraire les plus fortes parce qu'elles résultent tout à la fois du poids de l'eau et de l'impulsion qui lui est communiquée; les horizontales tiennent le milieu. Le praticien peut donc à sa volonté régler l'emploi des douches; mais ce qu'il ne doit pas oublier c'est de les administrer avec une extrême prudence et de se tenir toujours prêt à s'arrêter au moment où l'on se voit sur le point de dépasser le but qu'on se propose. Une semblable recommandation de notre part montre que nous ne leur reconnaissons pas toute l'efficacité qu'on leur accorde généralement.

Aux douches nous préférons les *irrigations* qui tiennent le milieu entre les injections et les douches ; on peut les administrer, soit au moyen d'un très gros corps de pompe qui, contenant plus de liquide que les seringues ordinaires à injections, tiennent le col de l'utérus plus longtemps exposé à un courant de liquide, soit avec un appareil à douches. Quand nous employons ce dernier moyen nous dirigeons le jet du liquide contre les parois d'un spéculum, pour en diminuer la force.

Les injections, les douches et les irrigations agissent autant, comme on a pu le voir, par leurs propriétés physiques, c'est-à-dire par le choc qu'elles font éprouver au col de l'utérus, que par les qualités inhérentes aux substances auxquelles le liquide qui les compose sert de véhicule. Aussi a-t-on cherché à maintenir le col baigné dans ce liquide afin qu'il pût recevoir l'action des substances médicamenteuses elles-mêmes ; en un mot à donner un bain local. Les uns se sont contentés pour cela de la légère quantité de liquide que l'injection est supposée laisser au fond ou dans le cul-de-sac du vagin, quand cette injection est prise le bassin étant maintenu dans une position élevée; les autres ont rempli l'indication en laissant séjourner dans le spéculum l'injection que cet instrument leur avait servi à donner, ainsi que nous l'avons dit à l'occasion des injections. Le premier moyen doit avoir aux yeux mêmes de ceux qui croient à sa possibilité, l'inconvénient de mettre le col en rapport avec une masse de liquide trop faible pour constituer un véritable bain et ne pas se corrompre de suite; le second exige l'intervention continuelle du médecin et n'est par conséquent pas d'un emploi aussi usuel que le fait désirer son efficacité.

Pour arriver au même résultat, maintenir le col de l'utérus en contact prolongé avec un liquide quelconque, on a aussi eu l'idée d'injecter dans le vagin des *cataplasmes* presque liquides qu'on maintient à l'aide de compresses appliquées sur la vulve (1). Suivant l'action thérapeutique qu'on

(1) Le médecin qui a le premier conseillé les cataplasmes introduits dans le vagin est M. le docteur Guillon. On lit en effet dans la *Clinique médicale* de M. Cayol, page 593 : « Je n'avais

veut leur communiquer, on les fait soit avec la farine de graine de lin, soit avec des feuilles hachées de morelle et de ciguë, soit enfin avec des pulpes de carottes, de pommes de terre, etc.; on les introduit au moyen d'une seringue ordinaire à injections en choisissant celle dont la canule ou le goulot offre le plus de largeur. Ces cataplasmes ont non seulement le désagrément d'inspirer aux malades une répugnance extrême, mais ils ont encore l'immense inconvénient de fermenter très promptement et de laisser séjourner dans le vagin des parcelles des matières qui les composent, matières dont on ne peut que difficilement encore le débarrasser à force d'injections et à l'aide d'un pinceau de charpie.

Pour enlever aux cataplasmes ainsi employés une partie de leurs inconvéniens, on a bien imaginé de les renfermer dans une gaze très fine et facilement perméable au liquide qui les compose ; mais, outre que leur introduction est alors plus dif-

jamais entendu parler de cette médication lorsque, dans l'été de 1824, M. le docteur Guillon vint faire part à la Clinique des bons effets qu'il en avait obtenus depuis quelque temps, en me proposant de répéter ses expériences sur quelques malades de mes salles. »

ficile, on ne remédie qu'à une partie de la malpropreté inhérente à leur emploi; nous en avons quelquefois conseillé sous cette dernière forme, mais nous avons fini par y renoncer, et depuis assez longtemps leur usage est complètement abandonné de tous les praticiens qui font une étude spéciale des maladies des femmes (1). M. Lisfranc avoue les avoir jadis vantés, trop confiant en la parole de ceux qui disaient en retirer de grands avantages, et déclare les rejeter complètement aujourd'hui, se fondant surtout comme nous sur la répugnance qu'ils inspirent aux malades et sur la malpropreté qu'entraîne leur emploi.

A peine, en effet dit-il (2), les fécules émollientes ont-elles séjourné même pendant un temps très court dans le vagin, qu'elles y acquièrent des propriétés irritantes; il faut donc se hâter de l'en débarrasser; mais parvient-on bien à nettoyer le canal utéro-vulvaire en y injectant des liquides? Non sans doute; il reste une assez grande quantité de la matière du cataplasme. J'employais autrefois ce moyen à l'hôpital de la Pitié, et bien que

(1) Pauly, ouvrage cité, page 123.
(2) *Clinique chirurgicale*, etc., tome II, page 695.

j'eusse recommandé la veille de faire des injections multipliées, lorsque je me servais du spéculum le lendemain, je trouvais dans le vagin de la farine de lin ou de riz, ou bien de la fécule de pomme de terre qui gênait beaucoup les manœuvres de l'instrument et qui exigeait souvent qu'on abstergeât le col utérin avec trop de force ; il en résultait alors dans les cas d'ulcération un suintement sanguinolent quelquefois fort gênant (et toujours aggravant pour la maladie, aurait-il pu ajouter). Je recommandais de cesser l'usage du cataplasme à demi-liquide pendant les trois jours qui précédaient celui où j'examinerais mes malades à l'aide du spéculum, et je prescrivais en outre d'administrer des injections ordinaires fréquemment répétées; elles ne suffisaient pas pour nettoyer le vagin, il contenait encore de la matière du cataplasme, etc.

Frappé de la nécessité de faire quelque chose de mieux à cet égard, un jeune médecin trop tôt enlevé à la science et à ses amis, le docteur Creuston, dont nous avons déjà cité le nom avec éloge, a imaginé un instrument qui permet de maintenir le col dans un bain continu presque aussi bien qu'on le fait avec un spéculum, et qui, à cet immense avantage, joint celui de pouvoir être placé par la malade elle-même. Décrit et figuré dans sa thèse inaugurale (1) (voir la planche VII), cet instrument n'est autre chose qu'un matras, espèce de bouteille en verre blanc, à long col conique et dont le ventre arrondi est garni d'une sorte de tubulure à sa partie moyenne ; laquelle tubulure étant bouchée la bouteille est remplie du liquide approprié. Voici comment on s'en sert.

La malade étant placée comme pour l'introduction du spéculum lorsque cette introduction se fait sur un lit ou un canapé, on présente à l'orifice vaginal le col de l'instrument porté horizontalement de la main droite et la tubulure du ventre regardant en haut, tandis qu'avec deux doigts de la main gauche on écarte les grandes et les petites lèvres pour déprimer l'anneau vulvaire, qu'on franchit d'une longueur proportionnée au degré d'élévation ou d'abaissement auquel le toucher préalable a montré qu'était le col ; puis, quand la malade sent qne la présence de l'instrument lui est supportable et qu'elle est placée assez commodément

(1) Cette thèse, soutenue à Paris en 1834, sous la présidence de M. Paul Dubois, professeur de clinique d'accouchemens à la Faculté, a pour titre : *Considérations générales cliniques sur la pathologie et la thérapeutique des maladies de l'utérus.*

pour rester le temps qu'on a jugé convenable de consacrer au bain, qui peut être d'une demi-heure à une heure et demie, deux heures, on retire le bouchon qui ferme la tubulure, et l'air extérieur, pressant alors sur le liquide, le pousse au fond du vagin sur le col de l'utérus.

Il est à remarquer que tout le temps que l'instrument reste en place, il ne s'échappe pas une goutte d'eau par la vulve; à la surface du liquide on voit monter sous forme de flocons albumineux, les mucosités, les débris de fausses membranes contenues dans le vagin ou recouvrant les ulcérations du col, lesquelles montent par la double raison de leur légèreté spécifique et d'un courant ascensionnel des molécules d'eau dilatées par le calorique que développe la partie ; pour retirer l'instrument il faut avoir le soin de reboucher la tubulure et de renverser le cul ou fond de la bouteille en bas; avec un peu d'habitude et de précautions, les femmes parviennent assez aisément à s'introduire elles-mêmes cet instrument, auquel Creuston a donné le nom de *métro-therme*, mais que nous préférons nommer *utéro-therme* pour éviter l'équivoque que peut faire naître le premier mot, tout aussi propre à exprimer un instrument destiné à mesurer les eaux minérales chaudes, qu'à donner l'idée d'un bain approprié à baigner le col de l'utérus.

En principe on ne peut nier que cet instrument ne soit capable de remplir l'indication pour laquelle il est destiné ; mais, en l'examinant dans ses détails, on reconnaît bien vite aussi qu'il a des vices de construction qui le mettent hors d'état de rendre tous les services qu'on peut en attendre, et qui peuvent détourner de son emploi les personnes auxquelles il pourrait être le plus utile; c'est ainsi que son col étant trop étroit pour recevoir et embrasser le col de l'utérus, il expose à ne baigner qu'une portion du col, et ce peut être précisément celle qui n'est pas le siége des ulcérations ; c'est ainsi également que rien n'empêchant l'effusion du liquide au moment où on le met en place et où on le retire, il expose à mouiller le lit sur lequel est placée la malade.

Pour remédier à ces inconvéniens nous lui avons fait subir les modifications suivantes, qu'on ne peut se dispenser de reconnaître être de véritables perfectionnemens (voir la planche VIII) : nous avons fait couper son col à l'union de ses deux tiers supérieurs environ avec son tiers inférieur et nous avons fait remplacer cette partie par un embout cylindrique creux en gomme élastique d'un plus fort diamètre et à peu près de la même longueur; à l'endroit où cet embout qui fait l'office d'un véritable spéculum se joint à la partie qui reste du col, nous avons fait placer une clef qu'on n'ouvre que lorsque l'instrument est en place, pour laisser passer le liquide, et qu'on ferme quand on veut le retirer, pour ne pas exposer nos malades à s'en mal servir. Nous avons l'habitude de le placer d'abord nous-même et de le voir fonctionner, puis de donner toutes les instructions nécessaires pour qu'on en retire l'effet désiré et qu'on ne mette pas sur le compte du moyen lui-même ce qui ne serait que l'effet de son mauvais emploi; depuis plusieurs années que ces modifications ont été faites à l'utéro-therme, il n'est pas une de nos malades affectées d'ulcérations de l'utérus qui n'en ait fait usage à sa grande satisfaction et à la nôtre.

Cet instrument n'était probablement pas encore connu, en 1845, d'un médecin de Lyon, M. le docteur Cliet, puisque pour remplir l'indication à laquelle est destiné notre utéro-therme, il en a proposé un autre sous le même nom, mais qui lui est certainement de beaucoup inférieur, comme on peut s'en convaincre par cette description qu'il en donne lui-même (1) : « Le corps de l'instrument est une espèce de canule en ivoire, en corne, en buis, etc.; l'une de ses extrémités (l'extérieure), reçoit l'injection et est munie d'un petit robinet pour s'opposer à la sortie du fluide injecté. L'autre extrémité, celle qui doit être introduite dans le vagin, est recouverte d'une vessie (appendice cœcale); enfin quatre tiges compriment la vessie au fur et à mesure de sa déplétion. »

Pour l'employer, « on pratique avec une forte aiguille des acupunctures au sommet de la vessie, dont on renverse les extrémités sur les tiges de baleine de manière à les coiffer ; puis, après avoir mouillé l'instrument, on l'introduit dans le vagin, et quand il est convenablement assujetti, on pousse l'injection avec assez de force pour remplir exactement la vessie, et, pour s'opposer à la sortie du liquide injecté, on a le soin, avant de retirer le bec de la seringue, de fermer le robinet établidans

(1) Cette description fait partie d'un mémoire de quelques pages publiées en 1845 sous le titre de : *Nouveau procédé pour le traitement des affections de la matrice*. Ce mémoire semble être moins publié pour faire ressortir les avantages de l'instrument, que pour fournir à l'auteur l'occasion de se plaindre de l'Académie de médecine qui, malgré ses instances, a persisté à ne pas s'en occuper.

la partie extérieure du corps de l'instrument. » Il est aisé de voir que ce prétendu utéro-therme a l'inconvénient de ne pas mettre le col dans un véritable bain, d'être trop compliqué et de ne pas pouvoir être utilisé par les femmes elles-mêmes. Aussi nous ne le mentionnons ici que pour prouver que rien de ce qui se rapporte au traitement des maladies des femmes ne nous échappe.

DE L'APPLICATION DES SANGSUES SUR LE COL DE L'UTÉRUS.

La réapparition du spéculum ayant eu lieu précisément au moment où la doctrine dite *physiologique* commençait à briller de quelque éclat, il n'est pas étonnant qu'on ait cherché de bonne heure à tirer partie de l'accès que cet instrument donnait du côté de la matrice pour la soumettre à l'application des sangsues, qui formaient un des moyens thérapeutiques les plus usités d'alors.

Mais qui peut se prévaloir d'avoir fait le premier cette application? C'est ce que nous avons vainement cherché à savoir. Tout ce qu'il nous a été possible de constater, c'est que si, en 1826 (1), le docteur Guilbert parle des sangsues employées dans l'espèce, avec un soin et des détails qui pourraient faire supposer qu'il se croit en droit de s'en attribuer le mérite, il n'en reste pas moins établi que que Samuel Lair, dans la première édition de sa *nouvelle Méthode de traitement des Ulcères de la Matrice*, qui parut à la même époque (2), en parle comme d'une ressource thérapeutique à laquelle on avait alors fréquemment recours. Nous-mêmes en avions alors aussi déjà plusieurs fois fait l'essai.

Les praticiens sont loin aujourd'hui d'être d'accord sur les effets de ce moyen : les uns conseillent et affirment en retirer les meilleurs résultats ; les autres lui refusent toute espèce d'action et lui reconnaissent non seulement des inconvéniens, mais encore de graves dangers. Cette divergence d'opinion vient à notre avis d'une seule cause : c'est qu'on n'a pas précisé d'une manière arrêtée

(1) *Considérations pratiques sur certaines affections de l'utérus.* Dugès et madame Boivin fortifient les prétentions de cet auteur en s'exprimant ainsi : « M. Guilbert a obtenu des résultats prompts et précieux en introduisant les sangsues à travers un spéculum jusqu'au museau de tanche. » Voyez leur ouvrage cité, tome II, page 283.

(2) Sa deuxième édition est de 1828.

les cas qui réclamaient l'application des sangsues, et que, pour juger de leur efficacité par des faits, on a comparé entre elles des observations fournies par des sujets se trouvant dans des circonstances pathologiques qui, pour offrir quelques analogies, n'en différaient pas moins assez pour réclamer des traitemens dissemblables.

C'est ainsi, par exemple, que M. Lisfranc, désirant éclairer la question par des expériences directes, fit, à cet effet, il y a une douzaine d'années, des essais sur les saignées locales et générales : « dix femmes affectées de maladies de l'utérus (admises à l'hôpital de la Pitié, salle Saint-Augustin) furent traitées par les saignées générales, dix autres par des sangsues placées aux environs du vagin : constamment les premières se trouvèrent mieux que les autres (1); » puis, passant des sangsues posées aux environs du vagin à celles qu'on applique au col de l'utérus, ses essais « furent pour le moins tout aussi malheureux que les précédens, et dans quelques circonstances beaucoup plus graves. »

Or, il est évident que si les seconds essais de

(1) M. Pauly, ouvrage cité, page 139.

M. Lisfranc, c'est-à-dire ceux qui avaient pour but l'appréciation des effets des sangsues appliquées directement sur le col, ont été faits comme les premiers sur des femmes simplement affectées de maladies de l'utérus, sans qu'un compte rigoureux ait été tenu des cas particuliers dans lesquels chacune d'elles se trouvait, il est évident, disons-nous, que la question n'a pu être convenablement résolue. Aussi un grand nombre de praticiens, et nous sommes parmi eux, sans admettre que les sangsues appliquées directement sur le col utérin soient un moyen excellent en lui-même et applicable à tous les cas, lui reconnaissent néanmoins, dans certaines circonstances données que nous allons bientôt exposer, des avantages incontestables, soit comme médication directe, soit comme ressource accessoire.

On reproche aux sangsues de congestionner l'utérus, de déterminer des plaies qui dégénèrent aisément et vite en ulcères, d'occasionner des hémorrhagies qui peuvent devenir mortelles. « Il est à la connaissance de tous les praticiens, dit M. Lisfranc (1), que les sangsues en petit nombre

(1) M. Pauly, ouvrage cité, pages 136 et suiv.

congestionnent les parties voisines de leur application. Aussi, d'après ce principe, pour appeler les règles et congestionner l'utérus, met-on vers le bassin de quatre à six sangsues, dont on laisse peu saigner les morsures.

Pour nous, nous allons plus loin, et nous posons en principe que les saignées locales, même abondantes vers le bassin, congestionnent l'utérus d'autant plus qu'elles sont plus répétées. Cet organe, en effet, habitué à se fluxionner chaque mois, est tellement disposé à la congestion, qu'un rien, la moindre irritation siégeant dans son voisinage, y détermine l'abord du sang au point quelquefois d'être suivi d'hémorrhagie... La théorie, d'ailleurs, aurait dû faire prévoir ce résultat. N'est-ce pas un principe de la doctrine physiologique que les sangsues, agissant principalement sur le système capillaire, conviennent mieux pour l'inflammation des tissus membraneux, et les saignées générales pour les parenchymes? Or, il est évident que l'utérus n'est pas de structure membraneuse (1). »

Ce raisonnement est plus spécieux que solide. En effet, s'il est aussi bien démontré par l'expé-

(1) M. Pauly, ouvrage cité, pages 136 et suiv.

rience que par l'induction théorique que le premier effet de l'application des sangsues est d'attirer le sang vers l'organe sur lequel elles opèrent leur succion, il est incontestable aussi que, pour peu que cette succion se prolonge, il y a dégorgement de cet organe; de telle sorte que si deux, trois et même quatre sangsues attirent le sang, cinq, six, et à plus forte raison sept et huit en dépouillent la partie. D'ailleurs les nouvelles données acquises sur l'anatomie pathologique de l'inflammation n'ont-elles pas démontré que cet état se déclarait bien moins par l'accumulation du sang dans l'organe qu'il envahit que par l'accélération, et par suite le trouble dans le mouvement circulatoire? Or, les sangsues ayant pour effet d'attirer le sang par des courans réguliers du centre à la périférie, sont et seront toujours un excellent moyen antiphlogistique. Cette attraction du sang du centre à la périférie par les sangsues et le dégorgement qui en est la suite, sont surtout très manifestes lorsqu'on les applique autour du col pour les cas d'angines. La peau sur laquelle elles exercent leur succion est le plus habituellement fortement ecchymosée, et cependant l'inflammation de l'arrière-gorge, quelque prononcée qu'elle soit, si elle est franche disparaît presque toujours comme par enchantement.

Au reste, sans sortir de notre sujet, ne suffit-il pas que l'expérience se soit prononcée en faveur des sangsues appliquées directement sur le col de l'utérus, pour qu'on soit suffisamment autorisé à les employer et en recommander l'usage. Or, c'est précisément cette expérience qu'ont invoquée en leur faveur Samuel-Lair, MM. les docteurs Guilbert, Treille, Melier, Duparcque et le plus grand nombre des praticiens qui de nos jours s'occupent des maladies des femmes.

Ceux mêmes que le raisonnement éloigne de leur emploi se trouvent souvent obligés par les faits à reconnaître leur efficacité.

C'est ainsi que madame Boivin et Dugès, après avoir dit (1) que l'application des sangsues sur le col utérin « est chanceuse, cause de la fatigue, de la douleur immédiate, et doit être réservée pour les cas où les autres saignées locales sont sans efficacité et l'organe induré peu susceptible d'orgasme et de congestions morbides, » se voient forcés de dire un peu plus loin, en parlant d'une

(1) Ouvrage cité, pages 284 et 292.

jeune dame qui, le premier jour de ses noces, avait éprouvé une violente attaque d'hystérie et à laquelle il avait été conseillé de changer de résidence : « Ce changement ne put avoir lieu : on prescrivit des saignées locales; quatre sangsues placées autour du museau de tanche ont donné environ cinq à six onces de sang ; huit jours après le col était réduit de volume et avait presque sa couleur naturelle. »

Après le reproche qu'on a fait aux sangsues de congestionner l'utérus, vient celui d'occasionner des ulcérations aux places mêmes sur lesquelles elles ont mordu. « Ainsi, dit encore M. Lisfranc (1), dans le cas où l'induration du col commençait à revêtir le caractère squirrheux, les morsures de sangsues se convertirent en autant d'ulcérations cancéreuses, phénomène, du reste, analogue à ce qui se passe au sein affecté de cette maladie, lorsque la peau est adhérente au squirrhe et qu'on y met des sangsues ; puis, à l'appui de cette assertion, il rapporte l'observation suivante :

« Madame Girod, épouse d'un des employés supérieurs des vivres de l'armée impériale d'Espagne, d'un tempérament sanguin, vive et impres-

(2) M. Pauly, ouvrage cité, pages 141 et 142.

sionnable à l'excès, d'une ardeur extrême pour les rapports sexuels, avait toujours été bien réglée et n'avait eu qu'un seul enfant. Depuis quelques années elle portait un engorgement avec hypertrophie de l'utérus, et n'avait eu connaissance de cette maladie que par les vives douleurs occasionnées par les communications avec son mari. Ce fut même cet inconvénient, fort grave selon elle, qui lui fit réclamer les soins de la médecine. L'exploration fournit les résultats suivans : le col était arrondi, lisse, indolent, très volumineux, son orifice presque effacé, le corps de la matrice, d'un volume médiocre en comparaison du col, inclinait légèrement en arrière sur le rectum. L'emploi du spéculum confirma les données fournies par le toucher, et montra en plus une petite crevasse vers le museau de tanche, qui fut jugée ancienne et le résultat de l'accouchement. La coloration était normale, et le col très poli.

« Les journaux de médecine venaient de proclamer l'efficacité des sangsues appliquées sur le col même de l'utérus. Ce moyen, proposé à la malade, fut accepté avec joie ; elle voulait guérir à tout prix. L'opération fut facile, et six sangsues donnèrent une grande quantité de sang.

» Six jours après, le col était un peu ramolli; mais les morsures de sangsues furent trouvées converties en autant de petites ulcérations conoïdes, rouges et fort douloureuses quand on les touchait avec un petit pinceau. (*Bains généraux, injections émollientes, repos absolu des organes génitaux.*)

» Huit jours après, même état des piqûres; dès-lors, dit le médecin de la malade, mes craintes devinrent sérieuses; il fallut songer à obtenir leur cicatrisation; pour y parvenir, je cautérisai avec le proto-nitrate, acide liquide de mercure, quelques-unes des solutions de continuité, craignant à juste raison qu'en les cautérisant toutes à la fois cette médication ne produisît quelque réaction inflammatoire. Mais il arriva que, pendant que je cautérisais les unes, les autres faisaient des progrès. Cependant à force de soins et surtout de temps, je parvins à mon but. Quelques mois après, sans cause connue, elles s'ulcérèrent de nouveau, et d'une manière alarmante. Les tentatives de cautérisation ayant complétement échoué, je proposai l'opération comme dernière et unique ressource. La malade s'y refusa constamment, elle est morte depuis des progrès de ces ulcérations à caractère cancéreux. »

Cette observation, prise tout à fait dans le sens

que lui donne son auteur, et suivant lequel M. Lisfranc l'interprète, prouve déjà une chose, c'est que les ulcérations succédant aux piqûres de sangsues, sont assez rares pour que ce dernier, dans le cours de sa longue carrière, tant en ville que dans son service d'hôpital, n'en ait pas rencontré un seul exemple et se soit vu obligé, pour soutenir son éloignement pour un moyen adopté par un grand nombre de médecins, d'emprunter un fait à un autre praticien (1). Mais sévèrement analysée et réduite à sa véritable expression, cette observation démontre que lorsque les sangsues ont été appliquées, la maladie avait déjà tout le caractère du vrai cancer; et dans ce cas, si quelque chose était capable de hâter la dégénérescence de l'organe malade, c'était, à notre avis, bien plutôt les cautérisations répétées, que l'application des sangsues, ainsi que nous en avons rapporté plusieurs exemples.

Enfin, on a reproché aux sangsues placées sur le col d'occasionner beaucoup de douleurs. Cette assertion peut s'accorder avec l'opinion des personnes étrangères à la médecine, et même avec les

(1) M. le docteur Carron du Villards.

vues théoriques de quelques médecins habitués à voir la matrice comme un centre de sensations, et à la regarder comme un des organes les plus irritables de tout l'organisme; mais elle est directement démontrée par les faits qui prouvent que non seulement la piqûre des sangsues de ce côté, n'occasionne aucune douleur par elle-même, mais encore qu'aucune autre partie n'y est moins sensible. Nous en avons nous-même plusieurs fois appliqué sur des femmes très nerveuses qui n'en ont rien ressenti, et qui nous ont avoué que si on ne les eût pas averties, elles ne s'en seraient même pas aperçues. Si quelque chose doit étonner, c'est donc de voir l'application des sangsues au col de l'utérus taxée d'être une opération douloureuse par ceux-là même qui, pour soutenir la cautérisation érigée en méthode générale de traitement des ulcérations de cet organe, s'appuient surtout sur ce fait, qu'il est complétement insensible à l'action des acides les plus concentrés, et même du fer rouge.

Quant aux hémorrhagies dont les sangsues sur le col pourraient être accusées, nous avouons que théoriquement on est autorisé à les craindre, car la nature éminemment vasculaire de l'utérus l'y prédispose nécessairement; mais l'observation vient encore rassurer à cet égard. Aussi n'avons-nous pas trouvé un seul cas qui fût réellement inquiétant, et, en compulsant les ouvrages dans lesquels cette question est traitée, nous avons presque partout reconnu qu'elle était résolue par de simples allégations et non par des faits; une hémorrhagie d'ailleurs surviendrait qu'il ne faudrait rien en conclure contre l'efficacité du moyen lui-même dans les cas qui les réclament; car il n'est pas une partie du corps sur laquelle l'application des sangsues ne soit devenue une cause d'hémorrhagie, sans que pour cela on se soit vu obligé d'y renoncer.

En somme, l'application des sangsues sur le col utérin, faite avec toutes les précautions convenables, est un moyen qui est exempt de douleurs et n'expose guère plus aux hémorrhagies que faite partout ailleurs. Elles conviennent surtout dans les sub-inflammations ou les phlegmasies chroniques, si communes du côté de l'utérus, sur lesquelles les saignées générales et le traitement antiphlogistique ne semblent exercer aucune action, et surtout dans celles où il y a diminution ou suppression des règles (1). « C'est dans ces cas (inflammations sub-

(1) « Il arrive quelquefois, dans ce cas, qu'elles convertissent

aiguës et inflammations chroniques) qu'elles nous ont rendu des services prompts et signalés ; nous avons posé jusqu'à quinze sangsues à la fois au col, et nous avons vu des engorgemens chroniques de l'utérus disparaître comme par enchantement après la saignée copieuse qu'elles avaient déterminée, et nous avons vu, contrairement à ce qu'avance ce professeur (M. Lisfranc), les malades s'applaudir de cette pratique et en solliciter de nouveau les bienfaits (1). »

Qu'on considère les sangsues, suivant des opinions préconçues, comme dépouillant directement l'utérus de la surabondance de sang que contient son tissu, ou comme ranimant la vitalité de ce tissu en y appelant les fluides et par suite en favorisant l'absorption intersticielle, toujours est-il incontestable qu'elles opèrent un dégorgement salutaire, et ramènent dans un grand nombre de cas l'organe à son état naturel, et cela souvent dans un temps assez court. Employées dans des cas où

si complétement le travail inflammatoire en un travail hémorrhagique, que la résolution s'opère avec une rapidité incroyable. » Ph. Hutin, *Examen pratique des maladies de matrice*, etc., 1840, page 129.

(1) M. J. S. Téallier, *Du cancer de la matrice*, page 204.

l'engorgement est accompagné d'ulcérations, bien entendu d'ulcérations simples, c'est-à-dire qui ne tenaient à aucune cause spécifique, nous les avons vues diminuer tout à coup l'étendue et la profondeur de ces solutions de continuité par l'affaissement du tissu de tout l'organe, et agir ainsi d'une manière favorable à leur cicatrisation.

Pour en retirer des effets réellement avantageux et durables, il faut généralement les appliquer en petite quantité, de quatre à cinq, quelquefois cependant six ou sept, mais rarement huit et presque jamais au-dessus (1); car l'écoulement de sang qui suit leur application est toujours abondant. Il vaudrait mieux y revenir une seconde et même une troisième fois que de s'exposer à jeter l'économie dans un état anémique auquel conduit déjà si naturellement toute affection de l'utérus de date un peu ancienne. Nous avons vu, il y a quelques années, une dame qu'une application de dix sangsues faite par une

(1) Nous savons qu'on nous opposera l'opinion de Samuel Lair qui les mettait ordinairement au nombre de dix à douze; mais il faut remarquer qu'il avoue qu'à cette quantité elles déterminent ordinairement une hémorrhagie de quelques heures. Cet inconvénient ne l'effrayait pas (Voyez, de son mémoire, la page 44). Nous ne partageons pas son avis à cet égard.

sage-femme, avait plongée dans un état de prostration que nous eûmes les plus grandes peines à combattre.

Il faut aussi savoir que le col est d'autant plus sujet à saigner, qu'il se présente sous une couleur plus rouge. Quand l'engorgement est blanc et dur, l'hémorrhagie n'est pas à craindre.

Voici maintenant comment on applique les sangsues au col de l'utérus. L'utérus est-il descendu assez bas qu'il suffise d'écarter les lèvres pour le mettre à découvert, on le nettoie et on pose les sangsues comme on les mettrait sur toute autre partie accessible à la main. L'utérus est-il, au contraire, à sa place naturelle ou plus ou moins élevé dans le canal membraneux dont il forme l'aboutissant, son col est alors mis à découvert à l'aide d'un spéculum plein, que l'on maintient appliqué de telle sorte, que son extrémité interne embrasse exactement le col pour que les sangsues n'aillent pas mordre, au-delà de cette partie, sur les parois vaginales; puis on lave à grande eau pour débarrasser la partie des mucosités et de tous les produits de sécrétion qui la recouvrent habituellement et dont la présence empêcherait les sangsues de prendre (1). On introduit ensuite ces dernières soit isolément, soit en masse, pour les faire glisser au fond du spéculum, et on les y maintient au moyen d'un tampon de linge dont on bouche l'instrument et qu'on rapproche d'elles. On enlève ce linge aussitôt qu'elles ont pris, ce qui ordinairement a lieu assez vite. Dix à quinze minutes de succion suffisent pour les gorger. Alors, pour peu qu'on incline le spéculum, elles tombent en glissant sur ses parois; autrement on les retire avec une pince à anneaux.

Si elles n'ont pas donné la quantité de sang désirable, on peut en augmenter l'écoulement par quelques injections tièdes et émollientes; de même que si cette quantité dépassait celle qu'on a eu intention d'obtenir, on la modérerait par quelques injections rendues légèrement astreingentes soit avec le vinaigre, soit avec le sulfate d'alumine. Si cet écoulement dégénérait en hémorrhagie, il serait indispensable d'exercer le tamponnement. Pour

(1) Il est aussi nécessaire que le spéculum soit très propre intérieurement. Nous avons vu un cas dans lequel les sangsues refusaient de prendre, uniquement parce que le spéculum contenait des traces d'un acide concentré dont on s'était servi quelques jours avant pour cautériser le col.

cela, on est plus sûr d'arriver au but en tamponnant au moyen du spéculum. Appelé pour un cas de cette nature, nous avons placé le spéculum, et après avoir recouvert les piqûres d'un plumasseau de charpie trempé dans une légère solution d'alun, nous avons rempli la cavité de l'instrument jusqu'à ses deux tiers environ de charpie sèche; puis, foulant sur cette charpie au moyen de l'embout, nous avons retiré le spéculum. On conçoit, en effet, que si on tamponnait sans s'assurer des moyens de faire porter la première couche de charpie sur le col, on se trouverait exposé à exercer la compression autant dans le sens transversal du vagin que dans la direction de son axe qui conduit à l'utérus, et qu'ainsi le but serait manqué ou difficilement atteint.

DES PANSEMENS DIRECTS DU COL DE L'UTÉRUS.

Il est incontestable qu'avant même que M. Récamier eût répandu l'usage du spéculum, on avait songé à appliquer directement des topiques sur le col de l'utérus.

Déjà, en effet, H. L. Bayle, dont le nom se

rattache aux recherches les plus importantes qui aient été faites de nos jours sur les affections cancéreuses, en avait fait sentir le besoin et indiqué les moyens au mot *cancer* (1) du tome 3 du grand dictionnaire des sciences médicales publié en 1812. Tous les accoucheurs savent aussi que Chaussier, l'ancien médecin en chef de la Maternité, enduisait le col de l'utérus d'une pommade de belladone pour faciliter sa dilatation dans les accouchemens pour lesquels cette dilatation se faisait par trop attendre ; et les élèves de l'Hôtel-Dieu, qui suivaient en même temps que nous, en 1820, les leçons de Dupuytren, doivent se rappeler l'avoir vu garnir de bourdonnets de charpie le museau de tanche sur lequel il avait pratiqué des cautérisations.

Il n'est donc pas étonnant qu'une fois le spéculum devenu un instrument d'un usage familier, on se soit avisé de traiter le col de l'utérus comme toute autre partie accessible à la vue et au toucher. Sans élever la moindre prétention à la priorité, à l'occasion de cette médication directe, nous devons cependant noter, ainsi que nous l'avons déjà fait ailleurs, que depuis plus de vingt ans nous la met-

(1) Dans un article publié par lui et M. Cayol.

tons en pratique. Voici par quelle circonstance nous y avons été conduit.

En 1825, une femme de chambre de madame de Hr, dont nous étions le médecin, vint nous consulter pour un écoulement blennorrhagique des plus abondans. Cet écoulement, qui datait déjà d'un mois environ, était accompagné non seulement d'une ardeur extrême du côté de la vulve, qui était énormément tuméfiée, mais encore d'une pesanteur dans les reins, de douleurs sourdes dans les aines. Diagnostiquant une affection aiguë de l'utérus, dont la sensibilité et le gonflement de l'entrée du vagin nous fermait momentanément l'accès, nous fîmes à la malade une saignée du bras, lui conseillâmes de prendre un grand bain prolongé de deux heures, tous les jours deux bains de siége d'une demi-heure, et la soumîmes à une diète sévère en même temps qu'à l'usage d'une tisane de graine de lin et de chiendent. Ce traitement, suivi avec persévérance et exactitude pendant huit jours, amena un changement notable dans la position de la malade, et nous permit de soumettre l'utérus à un examen direct.

Le toucher nous fit d'abord reconnaître un gonflement du col, dont la lèvre postérieure dépassait l'antérieure, sous la forme d'un énorme bourrelet qui cachait complètement l'orifice utérin. Ce gonflement était d'ailleurs rénittant, douloureux au toucher et dénotait évidemment un état inflammatoire tout accidentel sans que rien pût faire supposer l'existence d'une dégénérescence dont l'âge, la fraîcheur habituelle de la malade, ne faisaient pas même naître l'idée. Le spéculum montrait le col d'un rouge assez vif, mais parsemé çà et là de fissures assez profondes au milieu desquelles se distinguaient deux légers soulèvemens de l'épithélium sous forme vésiculaire. Six sangsues appliquées sur le col, quelques injections émollientes et l'usage journalier des bains de siége triomphèrent en quelques jours du gonflement du col. Mais à mesure qu'il diminuait, les deux points sur lesquels s'étaient fait remarquer les petites vésicules, se creusaient, si bien qu'en moins de huit jours ils étaient transformés en véritables ulcérations et offraient, par l'aspect grisâtre de leur fond, la découpure de leurs bords, tout le caractère des ulcères syphilitiques.

Nous fîmes part à la malade de nos soupçons; elle nia d'abord, mais elle finit par avouer que quinze jours environ avant le début de la maladie, elle avait eu des rapports avec un jeune homme, qu'elle avait su depuis être malade. Nous la mîmes de suite à l'usage du deuto-chlorure de mercure en pilules, quatre par jour, contenant chacune un dixième de grain de ce sel, puis elle continua les injections émollientes rendues légèrement narcotiques par l'addition à parties égales d'eau de pavot. Le sixième jour une salivation abondante survint et quelques aphtes se déclarèrent dans la bouche. Suspension du traitement, eau d'orge pour gargarisme, et lait pour toute nourriture. Le traitement est repris le huitième jour de sa suspension ; mais seize pilules (c'est-à-dire un grain et demi de mercure) étaient à peine prises, que la salivation revint de nouveau et nous obligea encore une fois de suspendre le traitement.

Ce fut alors que l'idée nous vint d'appliquer directement sur les ulcérations utérines, dont l'aspect avait jusque-là peu changé, et dont l'étendue n'avait pas sensiblement diminué, des plumasseaux de charpie recouverts d'onguent mercuriel double. Ces pansemens faits deux fois par jour au moyen du spéculum et de longues pinces à anneaux, secondés par quelques frictions aux cuisses avec la même pommade, nous réussirent si bien, qu'en moins de quinze jours le fond des ulcères s'était couvert de bourgeons charnus ; que leurs bords s'étaient affaissés, et qu'en un mois ils étaient complétement cicatrisés. Nous continuâmes néanmoins quelques jours encore les frictions sur les cuisses, les bains de siége, les injections émollientes, les tisanes sudorifiques, et nous arrivâmes à une guérison qui ne s'est pas démentie ; car nous avons eu occasion de revoir assez fréquemment la personne qui avait éprouvé une affection aussi grave, pendant les cinq années qui suivirent sa maladie, et jamais elle n'a rien ressenti depuis.

Nous ne citons pas ce fait, *nous le répétons*, pour nous attirer la moindre part dans le mérite du premier emploi des pansemens directs de l'utérus et des parties qui l'avoisinent, parce que nous savons qu'à la même époque d'autres praticiens les employaient aussi, et parce que, quelque digne de confiance qu'on soit, on ne peut raisonnablement être admis au mérite d'une découverte que lorsqu'on a eu le soin d'en prendre date dans un écrit ou par des faits de pratique sur lesquels on a pris soin d'appeler l'attention publique. Mais si M. le docteur Melier auquel on en a fait généralement honneur (1), n'a dû tenir aucun compte de la pratique qui ne s'est trahie que par des faits; il aurait dû, il nous semble, citer, comme l'ayant précédé de plusieurs années dans l'emploi des pansemens en question, M. le docteur Piquet, de Bourg-en-Bresse, qui, dans un mémoire adressé en 1828 (2) à l'Académie royale de médecine, déclare avoir guéri plusieurs ulcères syphilitiques et d'autres de nature psoriques avec une pommade mercurielle, et les seconds avec une pommade chargée d'acétate de plomb.

Les faits ainsi redressés dans l'unique but de rendre hommage à la vérité, il n'en reste pas moins établi que, si M. Melier n'a pas le mérite d'avoir le premier songé à panser le col utérin comme un organe externe, il peut du moins revendiquer l'honneur d'avoir généralisé la méthode de ces pansemens. Le mémoire dans lequel il a développé ses vues à

(1) M. le docteur Duparcque partage à cet égard l'erreur générale, car voici comment il en parle à la page 380 de son premier volume : « Il est urgent dans ces cas de porter les médicamens jusque dans la cavité du col, etc., d'après le judicieux conseil et la méthode du docteur Melier, etc. »

(2) Voyez le procès-verbal de la séance du 28 mars de cette année.

cet égard a été inséré dans le tome II de ceux de l'Académie royale de médecine (1), et voici comment il y rend compte de ses premiers essais. Je rapporte surtout sa première observation parce qu'elle confirme un point de doctrine fort important que nous avons avancé aux pages 275 et 326; savoir, que plusieurs médicamens qui sont restés sans effet ou ont agi défavorablement sur l'économie, administrés par la bouche, réussissent quelquefois très bien, appliqués directement sur les ulcérations au traitement desquelles ils sont (spécifiquement ou non) appropriés.

« Je donnais des soins à une malheureuse femme atteinte d'un cancer avancé du col de l'utérus; les douleurs qu'elle éprouvait étaient atroces, et rien ne pouvait les calmer; les injections narcotiques, les bains de même nature, les lavemens opiacés, l'opium à l'extérieur, tous les calmans possibles avaient été épuisés; les doses élevées auxquelles j'étais arrivé, produisaient le narcotisme plutôt que le repos, et un soulagement véritable. Je renonçai à leur usage pour essayer l'application immédiate d'un cérat légèrement opiacé étendu sur un petit gâteau

(1) Ce volume n'a été imprimé qu'en 1833.

22

de charpie. Dès le premier jour, la malade fut soulagée d'une manière surprenante : elle eut du repos et du sommeil, dont elle était privée depuis longtemps. Je m'assujétis dès-lors à la panser moi-même tous les jours, ayant soin à chaque pansement de baigner le col et de l'absterger. S'il m'arrivait de passer un seul jour sans faire le pansement, toutes les douleurs revenaient; l'ulcère prit bientôt un meilleur aspect; le pus, ou plutôt cette sanie âcre et ichoreuse qui s'en écoulait, devint moins abondante; absorbée par la charpie et s'imbibant dans le plumasseau, elle cessa d'irriter par son contact les parois du vagin et les bords de la vulve. La malade, soulagée au-delà de ses espérances, reprit des forces, pendant quelque temps; elle put se faire illusion sur son véritable état et croire à sa guérison; et moi-même je n'aurais peut-être pas désespéré totalement, si la maladie eût été bornée au col de l'utérus. »

» C'est cette observation, continue M. Melier, qui m'a servi de point de départ pour les pansemens journaliers du col. Mon attention fut singulièrement éveillée par ce fait, et, appréciant de suite les avantages que l'on pourrait retirer de l'application chaque jour répétée de topiques divers sur le col de l'utérus, non seulement en pareil cas, mais encore dans beaucoup d'autres, je songeai à en étendre l'usage. J'ai traité ainsi plusieurs malades, ayant soin d'approprier les médicamens à la nature de la maladie et de les varier suivant les indications, employant tantôt de simples émolliens, d'autres fois des résolutifs ou des moyens spéciaux : le cérat de Galien ou une pommade avec l'extrait de ciguë, de l'onguent mercuriel, etc. J'ai la certitude d'avoir hâté de la sorte la guérison de maladies qui auraient résisté longtemps à des moyens moins directs. Combinée avec les bains du col, cette méthode, qui n'exclut nullement les moyens généraux ou éloignés, me paraît offrir des avantages réels; et, si je ne m'abuse, elle doit rendre des services. »

Malgré l'évidence des faits les plus concluans, les pansemens du col de l'utérus, comme tout ce qui s'écarte de la routine et vient contrarier des intérêts personnels ou des idées préconisées, ont eu immédiatement leurs détracteurs. C'est encore M. Lisfranc que nous voyons un des premiers les battre en brèche.

« On a conseillé, dit-il (1), d'introduire et de

(1) *Clinique chirurgicale de la Pitié*, tome 3, page 578.

laisser à demeure, dans le canal utéro-vulvaire, de la charpie imprégnée ou bien enduite de substances médicamenteuses, *toniques*, *excitantes*, *astringentes*, *cicatrisantes*. Ce moyen a été singulièrement vanté, je l'ai longtemps mis en usage chez un très grand nombre de femmes couchées à l'hôpital de la Pitié, et chez lesquelles les ulcères n'étaient pas compliqués de sub-inflammation; j'ai acquis la conviction entière qu'il a, en général, le grave inconvénient de produire trop d'irritation et qu'il devient ordinairement intolérable; on conçoit aisément, en effet, que sa présence sur la membrane muqueuse vaginale dont la sensibilité n'a pas été usée par le coït, que les matières de secrétion dont il s'imbibe, et que les médicamens irritans dont il est chargé et qui s'en échappent en plus ou moins grande quantité, doivent beaucoup exciter le vagin et l'extrémité inférieure de l'utérus. »

Comme aux faits sur lesquels M. Lisfranc se fonde pour repousser les pansemens directs de l'utérus de la thérapeutique rationnelle des ulcérations de cet organe, on peut opposer les faits non moins authentiques de ceux qui en recommandent l'usage, on ne peut donc que discuter les raisonnemens dont il fait suivre l'exposé de ses faits. Ces raisonnemens, comme on vient de le voir, se réduisent à trouver que la présence de la charpie qui porte le topique choisi, irrite sans cesse le vagin, et que les matières de sécrétion dont elle s'imbibe sont pour le canal une cause permanente d'excitation. Aussi nous nous contenterons de demander d'abord si, puisqu'on voit tous les jours des femmes porter, sans en être nullement incommodées, des pessaires, des éponges, il n'est pas raisonnable d'admettre quelles supporteront encore plus aisément un bourdonnet de charpie; ensuite s'il n'est pas plus avantageux de faciliter la résorption des matières sécrétées par un corps absorbant, surtout quand il est renouvelé deux et même une seule fois par jour, que de laisser ces matières suinter continuellement sur les parois vaginales; et nous prévoyons que, pour tout esprit non prévenu, la réponse ne sera pas douteuse : elle sera affirmative sur l'un comme sur l'autre point.

M. Duparcque se montre beaucoup moins opposé que M. Lisfranc aux pansemens fixes et réguliers du col de l'utérus, puisqu'il en parle ainsi (1):

(1) Ouvrage cité, tome 1er, page 381.

« Cette méthode, excellente dans les ulcères graves et compliqués, m'a paru au moins inutile quand ils présentent un caractère de bénignité et de simplicité. »

C'est aussi notre avis assurément ; mais non pas parce qu'ils nécessitent l'emploi du spéculum, puisque, suivant nous, aucune considération ne doit faire reculer devant l'emploi de cet instrument quand il est nécessaire, mais parce que les ulcérations simples et de nature bénigne guérissant généralement par des moyens simples, il est pour le moins inutile, en effet, d'en employer de compliqués à leur égard.

En résumé, l'emploi des pansemens directs et journaliers du col de l'utérus applicables d'une manière à peu près exclusive à ses ulcérations offre une ressource précieuse à laquelle on peut avoir recours 1° dans les cas où, rebelles à certains médicamens administrés à l'intérieur, elles semblent devoir être plus sûrement ou en même temps attaquées par ces moyens mis directement en contact avec les surfaces malades ; 2° lorsque les ulcérations se couvrent d'un ichore sanieux dont la résorption est jugée pernicieuse pour la santé générale ; 3° quand elles sont placées sur le col de telle sorte qu'elles échapperaient aux injections, aux douches et autres moyens d'irrigation.

Ce mode de traitement a malheureusement aussi eu cela de commun avec toutes les médications nouvelles, qu'on n'a pas tardé de passer de son usage à son abus. C'est ainsi qu'un médecin de l'hôpital de l'Ourcine, M. le docteur Hourmann (1), partant de cette idée vraie dans quelques circonstances, mais fausse dans la généralité des cas, que la plupart des ulcérations des organes génitaux internes de la femme sont, non seulement entretenues et aggravées, mais occasionnées par l'immersion forcée des parties malades dans le produit de leurs sécrétions, pensa que la première indication à remplir dans leur traitement était l'isolement et l'abstersion continuelle des parties. Pour cela il proposa de tenir la cavité du vagin ou même celle de l'utérus, suivant que la matière sécrétée lui paraissait venir de la surface ou de l'intérieur de ce dernier, constamment bouchée d'un tampon de coton cardé.

D'abord cette méthode, approuvée et décrite

(1) Ce médecin est mort, il y a quelques années, des suites d'une piqûre qu'il s'est faite dans le service même de son hôpital.

par M. le docteur Vidal (de Cassis) (1) repose, comme nous venons de le dire, sur une fausse donnée pathologique, à savoir que les ulcérations de l'utérus sont plus souvent le résultat que la source des matières liquides qui s'écoulent des parties génitales de la femme. S'il en était ainsi, sans l'emploi du tamponnement, les ulcérations de l'utérus seraient interminables; continuellement touchés par les parties voisines et baignés par les humeurs qu'ils versent, les points ulcéreux ne guériraient jamais. L'expérience journalière prouve heureusement le contraire.

Ensuite si, par le tamponnement, on obtient l'isolement des parties, on maintient aussi le fluide sécrété en contact continuel avec la surface qui le fournit, c'est là dans tous les cas un immense inconvénient. Cet inconvénient existe bien, dira-t-on, pour les pansemens que nous avons précédemment décrits; cela peut être; aussi employons-nous ces pansemens bien plus souvent pour maintenir des topiques sur les surfaces ulcérées, que pour absorber le produit de leur sécrétion; et dans tous les cas nous ne les employons jamais dans les écoule-

(1) Ouvrage cité.

mens abondans. Nous cherchons d'abord à tarir leur source ; en attendant, nous aimons mieux leur laisser libre issue que de les retenir renfermés dans la cavité du vagin, et à plus forte raison dans celle de l'utérus.

Nous devons toutefois déclarer que le tamponnement, avant même qu'il devînt la méthode de M. Hourmann et qu'il fût recommandé comme tel par l'honorable M. Vidal (de Cassis), nous avait déjà plusieurs fois servi avec succès. En voici un exemple : nous le rapportons ici parce qu'il peut servir de règle de conduite en pareille occurrence.

Une dame d'une quarantaine d'années, d'une assez bonne constitution, native de Bordeaux, qu'elle avait constamment habité, vint en 1838 à Paris pour s'y faire soigner d'une affection de la matrice que décélaient tous les signes propres aux maladies de cet organe. Adressée par le maître de l'hôtel dans lequel elle était descendue, à un médecin fort honorable, et fort instruit d'ailleurs, mais qui ne s'était pas initié à l'étude et au traitement de ces maladies, par une expérience toute particulière, elle fut reconnue par ce médecin, qui se fit toutefois assister d'une de nos capacités spéciales de l'époque; elle fut reconnue, disons-nous, affectée de trois ulcérations occupant sur le col, l'une la partie la plus saillante ou point culminant de la lèvre postérieure, l'autre la partie de cette lèvre qui forme le rebord ou l'entrée du méat utérin, la troisième à sa face postérieure, presque immédiatement au lieu où le vagin l'embrasse pour se replier sur lui-même.

Traitées par les injections émollientes d'abord, puis légèrement astringentes, les bains de siége, les révulsifs cutanés et la cessation absolue de toute excitation sexuelle, dont l'abus ne leur était certainement pas étranger, les deux premières ulcérations se cicatrisèrent dans l'espace de trois mois de traitement; mais la troisième persistait et maintenait par sa seule persistance la plupart des symptômes généraux que la malade avait éprouvés dès le début et dans tout le cours de son affection.

Consulté alors, je procédai au toucher direct et à la palpation sus-pubienne, et reconnus de suite que la matrice était non seulement abaissée, mais que son fond avait éprouvé un mouvement très prononcé de bascule en avant; en un mot, qu'elle était dans un état d'antéversion bien caractérisé. Appliquant ensuite le spéculum suivant les règles que nous avons établies à la page 226, nous reconnûmes effectivement que les ulcérations qui avaient occupé le sommet du sol étaient à peu près cicatrisées, quoique cet organe fût encore tuméfié et sensible au toucher; mais légèrement soulevé avec un élévatoire (1) introduit avec précaution dans l'ouverture du col, il nous permit de découvrir l'ulcération encore existante.

Cette ulcération se présentait sous la forme d'une large fissure demi-circulaire, espèce de crevasse à bords découpés, à fond pointillé de couleur gris ardoise, bornée en arrière par le cul-de-sac du vagin et s'avançant en avant jusqu'aux deux tiers du col. La partie du vagin qui lui correspondait était fortement enflammée et couverte de petites phlyctènes, dont quelques-unes, ouvertes, ressemblaient assez bien à des aphtes. Au premier aspect de cette ulcération, je ne doutai pas qu'elle trouvât la raison de sa persistance dans la matière purulente qui la baignait sans cesse, et à l'écoulement de laquelle l'application constante du col en

(1) Nous nous servons à cet effet d'une bougie de gomme élastique creuse, et garnie d'un mandrin de fer qui en remplit exactement la cavité; par sa surface lisse et son extrémité arrondie, ce corps légèrement huilé est tout-à-fait incapable de blesser le col; on pourrait aussi se servir pour le même objet de la sonde d'argent qui garnit les trousses ordinaires.

arrière, par le fait même de l'antéversion de l'utérus, formait un obstacle. Je n'hésitai pas non plus à croire que l'état du vagin dépendait de son contact continuel avec les surfaces ulcérées, et j'augurai que de ces deux choses l'une : ou l'ulcère ne se cicatriserait pas tant que le rapport des parties entr'elles resterait le même, ou, s'il se cicatrisait, il y aurait nécessairement adhérence entre les parties laissées en contact.

L'indication qui découlait rationnellement de ce jugement était donc de faire en sorte que le pus ne séjournât pas dans le lieu où il se formait, et que les parois du vagin, en cet endroit, restassent éloignées du col. Pour cela, nous fîmes matin et soir des injections sur l'ulcère avec une décoction de quinquina, et nous remplîmes toute la partie postérieure du cul-de-sac d'une masse de coton assez épaisse non seulement pour tenir les parties éloignées, mais encore pour rejeter un peu le col en avant. Nous avions le soin de faire le pansement du soir assez tard pour que la malade n'eût pas à se relever; et, sans la retenir complétement au lit dans le jour, nous l'engagions à faire le moins de mouvemens possible, afin de laisser les parties dans l'immobilité nécessaire à leur cicatrisation.

Quinze jours de cette pratique s'étaient à peine écoulés que des bourgeons charnus s'élevaient du fond de l'ulcère, que la muqueuse vaginale reprit son aspect ordinaire, que la source du pus se tarit, et en un mois tout était parfaitement cicatrisé. Deux cas à peu près semblables se sont présentés à nous depuis ; nous avons agi de la même manière et nous avons obtenu le même résultat.

Enfin, les praticiens qui ont adopté la méthode des pansemens réguliers, se sont quelquefois inquiétés de trouver le moyen de maintenir les topiques sur lesquels ils comptaient, émolliens, détersifs, astringens, cathérétiques, toniques, narcotiques et autres, appliqués sur la partie malade. La plupart se contentent de les déposer sur un gâteau de charpie ou de coton introduit par le spéculum au moyen de longues pinces à anneaux ; mais d'autres ont imaginé, ou comme M. le docteur Blatin, de déposer la charpie chargée du médicament dans une espèce de dé fait en pâte légère d'oublie, qui se ramollit bien vite sous l'influence de la chaleur humide dans laquelle elle est déposée ; ou, comme M. le docteur Tanchou, de soutenir les médicamens par des pessaires.

La première de ces trois manières suffit ordinairement ; néanmoins nous concevons qu'en donnant à ces petits réceptacles assez d'évasement pour embrasser le sommet du col et le coiffer pour ainsi dire d'une substance pour le moment agglutinative, on serait plus sûr que le médicament ne dévierait pas de sa place ; mais il faudrait que ces réceptacles fussent très minces et criblés de petits trous pour laisser suinter le pus et les matières de nature diverse qui s'écoulent de la cavité de l'utérus, matières dont le séjour prolongé a toujours, ainsi que nous l'avons fait remarquer, de grands inconvéniens. Quant aux pessaires médicamanteux ou chargés des médicamens, nous ne pensons pas qu'ils puissent, en tenant ces médicamens accolés à l'utérus, compenser l'inconvénient qu'ils doivent avoir comme corps étrangers mis en rapport avec des tissus malades.

Pour nous, dans les cas les plus habituels, et pour peu surtout que les parois du vagin ne nous semblent pas jouir d'un degré suffisant de contractibilité, pour s'appliquer intimement au pourtour du col, nous maintenons le pansement au moyen d'une petite éponge fine, allongée en cône et autant que possible entière afin quelle n'ait pas perdu par la taille, sa douceur naturelle; nous la faisons arriver, seulement légèrement humide, au moyen du spéculum jusque sur la charpie, puis la maintenant appliquée en pressant doucement sur elle avec un objet quelconque, nous faisons une injection pour la ramollir et offrir ainsi un contact plus doux aux parois vaginales. Cette injection peut même devenir médicamenteuse.

Dans les cas où l'utérus affecté d'ulcérations est en même temps affecté d'une chute, le moyen contentif dont nous parlons est même le seul qu'on puisse employer pour le soutenir jusqu'à ce que la cicatrisation des ulcères soit assez solide pour permettre la réapplication d'un pessaire. Nous avons dans ce moment-ci en traitement, une malade qui se trouve précisément dans ce cas et chez laquelle cette manière de procéder nous réussit très bien.

DE LA CAUTÉRISATION DES ULCÉRATIONS UTÉRINES,

DES CIRCONSTANCES QUI L'AUTORISENT ET DES PRÉCAUTIONS QU'ELLE EXIGE DANS SON EMPLOI.

En publiant cet ouvrage, nous avons eu pour

but de démontrer que la cautérisation donnée et employée comme moyen général de traitement des ulcérations de l'utérus, ne répondait pas aux exigences actuelles de la science, et que si, l'indication de moyens extrêmes dans le traitement des maladies du col de l'utérus se rencontre rarement, on ne saurait non plus, sans danger, abandonner ces maladies à elles-mêmes.

Nous reconnaissions donc implicitement, et nous le disons d'une manière positive, qu'il est certaines circonstances dans lesquelles on peut, on doit même employer la cautérisation. Ces circonstances sont rares, sans doute, mais il suffit qu'elles existent pour que nous soyons dans la nécessité de les mentionner et de tracer les règles qui leur sont applicables.

La première des conditions qui autorisent l'emploi de la cautérisation, c'est qu'il n'existe aucun signe d'inflammation aiguë vers les parties sur lesquelles elle doit porter. M. Lisfranc ne faisait pas même de concession (à ce sujet) il y a dix ans. Voilà, en effet, ce que lui fait dire M. Pauly (1) :

(1) Ouvrage cité, note de la page 339.

« Le principe de ne pas cautériser tant qu'il existe au col de l'inflammation ou de vives douleurs, est entièrement opposé à l'observation dans la plupart des cas, et souvent funeste dans ses conséquences. Bien plus, je ne crains pas d'avancer que s'il n'existe pas de symptômes de métro-péritonite, ou qu'on ne soit pas encore sous le coup d'une affection de ce genre à peine dissipée, dans les ulcérations du col utérin, des douleurs plus ou moins vives, une inflammation locale, même assez prononcée, ne contre-indiquent pas la cautérisation d'une manière absolue; c'est même fréquemment le meilleur moyen de triompher promptement de ces douleurs et de faire tomber l'inflammation. En effet, la douleur déterminée par l'ulcération contribue à son tour à faire naître et à entretenir les accidens inflammatoires : une cautérisation légère, en modifiant la vitalité des tissus ulcérés, suffit très souvent pour faire cesser l'un et l'autre de ces phénomènes. Du reste, ce qui se passe ici est entièrement analogue à ce qu'on observe sur d'autres points de l'économie. Les inflammations développées sur les membranes muqueuses, dans leurs portions accessibles à la vue, exigent presque toujours l'emploi des topiques excitans, cathérétiques, caustiques, de préférence aux émolliens, aux émissions sanguines. (Maisonneuve, thèse inaugurale, 1835.) »

M. Lisfranc (ou son commentateur) avait-il une opinion bien arrêtée sur les effets de la cautérisation en l'élevant ainsi au-dessus de tous les principes de l'art? Il est permis d'en douter ; car on lit dans le même ouvrage, et précisément à la page qui précède, cette citation : « M. Lisfranc remet la cautérisation s'il existe un engorgement partiel ou général de l'utérus assez considérable pour que le volume de la partie soit doublé. Un grand nombre de fois, dit le professeur, nous avons vu suivre des principes opposés, et presque constamment la cautérisation a été suivie de métrite ou de métro-péritonite ; la mort est survenue quelquefois, ce qui a fait conclure quelques médecins au rejet d'un moyen dont le danger ne venait que de leur inexpérience. Ainsi, première règle de la cautérisation : un engorgement volumineux doit la contre-indiquer, un plus léger doit la permettre. Dans le premier cas, il faut, avant tout, traiter l'engorgement. Toutefois, si l'ulcération superficielle faisait des progrès malgré l'emploi des moyens médicaux, on pourrait encore tenter la cautérisation, mais avec réserve, et prêt à la suspendre à la moindre menace des accidens que nous venons de signaler. » Et plus loin. « L'inflammation du vagin ou du col, les vives douleurs même sont une autre contre-indication. »

Or, de ces deux assertions si opposées et qui semblent n'être émises que pour répondre d'avance à toutes les objections, nous adoptons sans hésiter la seconde, parce qu'elle est plus conforme tout à la fois aux vrais principes de la science et à ce que nous a démontré notre observation particulière ; il ne peut y avoir d'exception à cette règle, de ne pas cautériser les ulcérations récentes ou à l'état aigu, qu'en faveur des ulcères syphilitiques récens, parce que, quelque chance d'accident local qu'on fasse courir à la malade, on peut, en cautérisant, avoir l'espoir, comme il arrive dans les cas où l'ulcère de cette espèce se déclare sur toute autre partie que le col de l'utérus, de prévenir l'infection générale, ce qui serait un immense résultat, devant lequel la plupart des autres considérations doivent s'effacer. Exemple :

Dans le courant de mars 1845, le commis-voyageur d'une maison de rouennerie vint me demander avis pour des ulcérations qui lui garnissaient le prépuce et dont la première, datant de plus d'un mois, siégeait à l'origine du frein, assez près du méat urinaire. A leur aspect, et aidé par les renseignemens du malade, je ne doutai pas un instant que ce ne fussent de véritables chancres vénériens. Il m'avoua alors que, ne voyant là qu'un effet de l'*échauffement* du voyage, il n'avait pas cru devoir s'abstenir d'avoir des rapports avec sa femme, et qu'à son grand étonnement, quatre jours après cette époque qui datait de deux jours seulement, elle éprouvait un violent prurit dans le fond des parties génitales. Amenée chez moi le lendemain même, cette jeune femme fut examinée avec soin, et je reconnus, sur le sommet de la lèvre antérieure, une pustule ulcéreuse dont la nature ne me sembla pas douteuse. Je la cautérisai trois fois en six jours avec un crayon de nitrate d'argent. La cicatrisation était complète le huitième ; depuis elle n'a rien éprouvé. Son mari, parfaitement guéri par un traitement régulier, a pu cohabiter avec elle sans préjudice pour l'un ni pour l'autre. Voilà un cas qui met hors de doute les bons effets de la cautérisation ; mais il est rare, il faut en convenir, qu'on se trouve dans une position aussi favorable pour l'appliquer.

La cautérisation trouve son indication, nous

allions dire son excuse, tant nous avons pris l'habitude d'en redouter les effets, dans les circonstances suivantes :

1° Lorsqu'une ulcération déjà ancienne et presque indolente se couvre d'une exsudation albumineuse, sorte de fausse membrane mollasse et pultacée, elle agit alors plus chimiquement qu'organiquement, car elle détruit la production anormale ou accidentelle, et dégage seulement la surface du mal. « Par cette raison, les femmes ne ressentent point de douleurs à la première cautérisation quand elle est seulement légère; mais si elle était plus forte, et à mesure qu'on avance les douleurs se présentent, on s'approche trop maintenant du tissu sain, il survient une nouvelle inflammation, et comme cet endroit n'a pas encore perdu toute sa disposition pour une altération organique, des cautérisations trop répétées peuvent, au lieu de guérir, entretenir facilement l'ulcération (1). »

2° Lorsqu'une ulcération offre une espèce de boursoufflement mollasse et sanguin ; que sa surface est élevée au-dessus du niveau des parties au

(1) S. J. Otterburg, *Lettres sur les ulcérations de la matrice et leur traitement.* Paris, brochure in-8°, 1839.

milieu desquelles elle se trouve. « Il y a là un commencement d'exubérence ou de végétation qu'il faut détruire, pour mettre le corps réticulaire à nu et rappeler l'affection à l'état d'érosion simple, qui pour lors se guérira d'elle-même ou sous l'influence des traitemens précédens (1). »

3° Lorsqu'une ulcération, quelle que soit d'ailleurs sa nature, aura une marche tellement indolente et stationnaire que son aspect restera longtemps le même, malgré le traitement approprié, la cautérisation aura alors pour effet, bien moins de détruire les parties aux dépens desquelles est formée la solution de continuité, que de modifier leur vitalité et de les ramener à un état franchement inflammatoire. Mais dans ce cas, c'est bien plutôt un cathérétique qu'un caustique qu'il faut employer (par exemple, l'alun calciné), et on en cessera l'emploi aussitôt que la surface attaquée changera d'aspect. Enfin, la cautérisation trouve utilement son emploi pour détruire les excroissances fongueuses, ou les végétations qui naissent du fond de certains ulcères, et jusqu'à un certain point pour enlever d'un seul trait un ulcère carcinomateux ou cancé-

(1) Docteur Duparcque, ouvrage cité, page 379.

reux (canchroïde) dont la base offre peu d'épaisseur.

Quant aux ulcères qui succèdent aux dégénérescences squirrheuses, et à plus forte raison cancéreuses de l'utérus, sans doute il est pénible pour le praticien de rester spectateur inactif des désordres qu'ils occasionnent ; mais quand on songe à la fréquence des récidives de ces ulcères, et finalement à la difficulté de guérir radicalement la maladie dont ils ne sont que la forme avancée, que l'expression extrême, on se trouve arrêté, et on préfère une inaction qui laisse toujours une lueur d'espérance, à une activité qui dévore infailliblement. Nous persistons à croire que ces merveilleux faits de guérison que la presse enregistre et proclame chaque jour, ne sont autre chose que des ulcérations simples dont le diagnostic a été méconnu ou adroitement dissimulé, et qu'on aurait guéries par les moyens simples dont nous avons déjà posé une partie des principales règles. Car, enfin, à qui persuadera-t-on (si ce n'est aux inexpérimentés) qu'on guérit là, dans une région si délicate et si peu accessible, par des opérations compliquées, des maladies incurables dans tout autre lieu? que le fer et le feu sont propres à détruire le mal en cet endroit, tandis que partout ailleurs il est passé en précepte qu'ils ne font généralement que l'exaspérer (1)?

Quoi qu'il en soit, les caustiques employés pour la cautérisation des ulcérations ou ulcères de la matrice sont : le proto-nitrate acide de mercure, le nitrate d'argent, la potasse caustique, les diverses pâtes arsenicales, la créozote, le chlorate de zinc, le fer rouge.

La potasse caustique est le caustique qui de nos jours a été le premier employé pour les affections de l'utérus, Dupuytren s'en servait à l'exclusion de tout autre, parce que son but était de détruire positivement les tissus sur lesquels il l'appliquait; mais « on a été forcé de ne plus l'employer pour toucher et brûler les végétations cancéreuses du col de la matrice, parce qu'il a déterminé des métrites, des péritonites dangereuses : il se liquéfie et fuse avec trop de facilité (2). » On lui préfère aujourd'hui le caustique de Vienne solidifié, ou *caustique*

(1) « *Levibus enim non cédit, fortibus remediis exitatur.* » Riolan, *Compendium medicinæ,* page 390.

(2) *Découverte de caustiques,* par Aimé Grimaud, brochure in-8°, 1843.

d'Heister, composé de potasse caustique et de chaux vive, qui est d'un emploi facile et d'une très grande activité.

Les pâtes arsenicales ont été jugées trop dangereuses par leurs effets consécutifs ; la créosote n'a eu qu'un instant de vogue, et a paru d'une trop faible action pour ceux qui cautérisent *consciencieusement*; de telle sorte, qu'il ne reste guère, surtout pour les cas d'ulcérations, les seuls dont nous ayons à nous occuper, que le nitrate acide de mercure, le nitrate d'argent et le fer rouge.

Le *nitrate acide de mercure* est le caustique du jour ; il a cet avantage que, pouvant être employé à divers degrés de concentration, il peut ou détruire positivement les tissus, ou simplement modifier la vitalité de leur surface. C'est surtout pour ce dernier résultat que M. Lisfranc le préconise et lui donne la préférence sur tous les autres. Pour plusieurs chirurgiens, il n'est pas assez puissant pour détruire immédiatement. « Pour arriver à ce résultat, il faut souvent un grand nombre de cautérisations, et j'ai entendu dire à M. le professeur Marjolin qu'il avait été forcé de cautériser jusqu'à vingt fois, avant d'obtenir une guérison complète (1). » Pour nous, nous lui donnerions surtout la préférence dans les cas d'ulcérations syphilitiques anciennes, parce que la salivation, qu'on observe assez souvent dès son emploi, prouve jusqu'à la dernière évidence que le mercure qu'il contient, entrant par cette voie dans l'économie, il n'agit plus que comme simple topique ; par la même raison, le muriate d'or acide nous paraît préférable pour les ulcérations scrofuleuses (2).

Voici la manière d'employer le nitrate acide de mercure : On met le col utérin parfaitement à découvert au moyen du spéculum, puis on l'essuie avec un pinceau fait avec des brins de charpie liés en faisceau au bout d'une petite tige de bois ou un peu de ouate roulée entre le pouce et l'index, autour de l'extrémité de cette tige ; ensuite on injecte de l'eau froide, et quand la surface ulcérée est nette, on la touche assez légèrement avec un pinceau semblable au premier, trempé dans le

(1) M. Jobert de Lamballe, *Mémoire sur la cautérisation*, page 402.

(2) Voyez le mémoire de M. le docteur Legrand, sur les préparations d'or, inséré dans la *Gazette des hôpitaux* et le *Bulletin de thérapeutique* de 1837.

liquide caustique, et pressé un peu sur les bords du vase afin qu'il ne soit pas trop mouillé. Ceci fait, on verse de l'eau froide dans le spéculum pour arrêter l'action du caustique, et on tient ainsi le col pendant une ou deux minutes dans un bain; puis on retire le spéculum, pour recommencer, tous les huit, six et même quatre jours, jusqu'à ce qu'on ait atteint le but qu'on se propose.

Cette cautérisation ne détermine généralement aucune douleur, surtout la première, la deuxième et même la troisième fois; cependant quelques femmes en souffrent dès le début.

Elle demande toujours à être pratiquée avec les précautions que nous venons d'indiquer. Confiée à des mains inexpérimentées, elle peut non seulement manquer le but qu'on se propose, mais encore avoir les suites les plus fâcheuses, comme le prouve le fait rapporté par M. le docteur Loir (1), qui l'avait recueilli aux leçons de M. Marjolin, dans lequel le spéculum ayant été mal tenu, la chute de quelques gouttes de caustique dans le vagin y détermina une inflammation suivie de l'occlusion partielle de cet organe. M. Pauly rapporte un

(1) *Thèse d'agrégation*, 1835.

fait semblable arrivé dans le service même de M. Lisfranc, à l'hôpital de la Pitié, par la maladresse d'un élève qui retira le spéculum immédiatement après la cautérisation.

Comme souvent l'ulcération remonte, ainsi que nous l'avons vu, dans la cavité du col et même du corps de l'utérus, on conçoit que si l'on voulait cautériser ces ulcérations internes, on ne pourrait le faire avec un pinceau mollasse qui s'essuierait sur les bords de l'orifice du col lorsqu'on voudrait l'y faire pénétrer, et arriverait ainsi sans acide sur la surface qu'il faudrait cautériser. Pour obvier à cet inconvénient, M. le docteur Chayet a imaginé une canule en platine terminée par un cul-de-sac, et percée d'une multitude de petits trous sur les parties latérales; on introduit dans sa cavité un mandrin en verre qui entre à frottement et pousse devant lui une petite éponge imbibée du caustique; en pressant l'éponge on en exprime le liquide dans la cavité du col et même du corps de la matrice. Celte modifiation ingénieuse nous paraît destinée à remplacer avantageusement le procédé vicieux de l'attouchement avec le pinceau.

On a prétendu que le nitrate acide de mercure possédait, outre les deux qualités pour lesquelles nous avons dit qu'on l'employait, celle de dissiper les engorgemens qui accompagnent très souvent, pour ne pas dire toujours, les ulcérations. « M. le docteur Hardy (aujourd'hui médecin du Bureau central), dans sa thèse inaugurale sur l'emploi des caustiques (1), dit que cette dernière qualité est loin d'être prouvée pour lui ; nos observations viennent à l'appui de son opinion ; les engorgemens disparaissent après l'emploi de ce caustique parce que l'ulcération qui les occasionnait, et dont, à vrai dire, ils n'étaient que l'épi-phénomène, était guérie.

» Il en est à l'égard de ce caustique comme de la potasse à laquelle on attribuait la propriété consécutive de diminuer, après que l'ulcération était enlevée, la callosité et de la rendre plus molle ; le cercle calleux était certes longtemps le même, mais il ne le paraissait pas parce que l'ulcération, qu'il avait entourée, ne lui donnait plus l'air élevé (2). »

Le *nitrate d'argent* est, après le nitrate acide de mercure, le caustique le plus usité. On l'emploie de deux manières : dissous, c'est-à-dire en solution dans l'eau (ou même dans l'acide nitrique) ; ou bien en substance, c'est le nitrate d'argent fondu. Dans le premier état, il peut être composé, ou de

(1) Cette thèse a été soutenue le 15 avril 1836.

(2) Otterburg, *Mémoire* cité, page 77.

parties égales d'eau et de nitrate d'argent, ou de dix grains à un gramme de sel par trente grammes d'eau. De ces deux solutions, la dernière est excellente, lorsqu'on veut seulement changer la vitalité des tissus dans des ulcérations simples ou très superficielles. La deuxième au contraire donne de meilleurs résultats quand l'ulcération est parsemée de granulations ou couverte d'exubérances fongueuses.

Le nitrate d'argent solide convient surtout dans les cas où l'ulcération est peu étendue, sinueuse. C'est à lui que nous donnons la préférence pour cautériser les ulcérations syphilitiques récentes, comme nous en avons cité un exemple à la page 91. Pour nous en servir sous cette forme, nous le plaçons sur un porte-pierre très long et courbé de telle sorte que la main qui tient le crayon, lorsqu'on cautérise, ne cache pas à l'œil l'ulcération. M. Récamier et M. Robert, chirurgien de l'hôpital Beaujon, le font aussi pénétrer dans la surface interne de l'utérus.

On a reproché au nitrate d'argent de produire sur l'économie un effet tel que la peau se colorait en noir (1). Pour notre compte personnel nous

(1) Voyez la *Gazette de hôpitaux* du 10 mars 1846.

n'avons jamais remarqué que cet effet eût lieu dans les cas où il était employé extérieurement. De cette manière, il paraît détruire les vaisseaux absorbans qui, d'ailleurs, n'ont pas de tendance à le recevoir comme ils reçoivent le mercure. S'il vient du sang après son emploi, ce qui est très commun, ce sang se coagule de suite. On dit aussi que ce caustique a le grand inconvénient de favoriser le retour des règles (1).

Reste enfin le *cautère actuel,* autrement dit le feu ou le fer chauffé à blanc. C'est le baron Larrey qui l'a préconisé le premier, et M. Jobert (de Lamballe) qui, depuis quelques années, s'en est rendu le propagateur et le plus chaud partisan.

Les succès que ce dernier chirurgien prétend en avoir retirés ont été consignés, d'abord dans son Mémoire sur la cautérisation, ensuite dans des lectures faites à l'Académie royale de Médecine en avril 1838 et en janvier 1840, puis dans les thèses inaugurales de deux internes de son service à Saint-Louis, MM. Laurès et Laudny. Nous lui en laissons donc toute la responsabilité, et avant de nous prononcer sur l'efficacité de ce moyen extrême, nous voudrions savoir si les cas pour les-

(1) Gast. Dumont, *Thèse* citée, page 45.

quels il est employé l'exigeraient bien, et n'offriraient pas la chance de guérir par des moyens plus simples. On lui reproche généralement de détruire trop ou trop peu et de provoquer des inflammations aiguës capables d'envahir presque instantanément la totalité de l'utérus.

Considéré en lui-même, le fer rougi à blanc a toutefois l'avantage d'être des plus expéditifs pour détruire des excroissances fongueuses et variqueuses, mais surtout pour enlever d'un seul trait toute la surface occupée par un ulcère chancreux ; car, suivant la judicieuse remarque de M. le docteur Chassaignac (1), il refroidit trop vite pour agir profondément. Ce genre de cautérisation n'est pas d'ailleurs aussi douloureux qu'on pourrait le croire ; mais s'il peut être impunément employé dans les hôpitaux, l'idée seule de son application dans la prtique *du dehors* pourrait impressionner certaines femmes nerveuses. Aussi prévoyons-nous avec satisfaction, disons-le franchement, que son règne ne sera pas de longue durée, surtout pour les simples cas d'ulcération, pour lesquels nous persistons à croire qu'on n'aurait jamais dû l'employer.

(1) Voyez la *Gazette des hôpitaux* du 12 septembre 1846.

II

TRAITEMENT GÉNÉRAL OU INTERNE.

Si toutes les ulcérations du col de l'utérus étaient simples par elles-mêmes, bornées à la muqueuse utéro-vaginale, et tenaient à des causes purement locales, on serait autorisé à espérer trouver les moyens de les combattre efficacement dans l'ensemble des agens directs ou locaux que nous venons de passer en revue, et dont nous avons tracé le mode d'emploi ou fait ressortir l'indication avec un soin qui ne passera jamais pour trop minutieux aux yeux des véritables praticiens.

Malheureusement ces maladies tiennent le plus souvent à des causes qui, ayant frappé toute l'économie, ne viennent retentir sur l'utérus que comme sur un des points les plus irritables du système physique de la femme ; et, quand elles sont simples dans leur début, les malades, avant de réclamer contre elles les secours de l'art, se sont longtemps fait illusion et leur ont presque toujours par là donné le temps de se lier à la constitution générale, et de se manifester par des troubles qui attestent une altération profonde de tout l'organisme. Les moyens locaux, comme on le pressent, quelque bien ordonnés et exécutés qu'ils fussent d'ailleurs, ne réussiraient pas seuls dans ces cas. Aussi ne doit-on pas négliger les moyens internes ou généraux, les seuls auxquels les anciens en étaient la plupart du temps réduits, ainsi que nous avons déjà eu l'occasion de le dire, et qu'on dédaigne peut-être trop de nos jours.

Ces moyens, dont la constitution propre à chaque individu indique avant tout et la mesure et le mode d'emploi, nous les divisons en *médicaux*, en *pharmaceutiques* et en *hygiéniques*, suivant que le médecin les administre lui-même, qu'ils sont préparés par le pharmacien ou qu'ils ne sont qu'une application particulière des modificateurs, dont l'étude fait le sujet de l'hygiène : commençons par les premiers, à la tête desquels se place naturellement la saignée.

MOYENS MÉDICAUX.

Saignée. — Tout ce que nous savons de positif en physiologie et en anatomie pathologique nous démontre le sang comme le stimulant naturel des organes, et l'état inflammatoire comme le résultat de son afflux et de son accumulation vers le point qui devient le siége de cet état maladif. Il est donc juste de conclure que la matrice rentre sous la loi qui fait de la saignée une nécessité assez généralement établie pour le traitement des maladies aiguës.

Mais tous les organes ne reçoivent pas également de la part du sang l'élément inflammatoire proprement dit : le raisonnement et l'observation prouvent que cet élément est le principal apanage de ceux dans lesquels domine le système artériel. Or, nous savons déjà que dans l'organisation de la matrice, ce n'est pas le système artériel qui se fait remarquer par son développement, mais bien le système veineux.

De ce fait anatomique, irrévocablement établi, nous sommes déjà obligé de reconnaître que cet organe n'est pas un des plus disposés aux inflammations bien caractérisées, et de conclure que la saignée générale trouve moins souvent son application dans ces maladies que dans celles de certains autres organes, comme elle, cependant, de nature parenchymateuse, et ce qui est vrai pour les maladies de l'utérus prises collectivement, l'est à plus forte raison pour les ulcérations de cet organe, qui reconnaissent tant de causes diverses, parmi lesquelles un très grand nombre ne portent en aucune manière le cachet d'agens qui surexcitent profondément tout l'organisme. Aussi ces ulcérations, quelque grave qu'elles soient, sont-elles rarement accompagnées de cet état qu'on nomme fièvre, et qui n'est que l'expression de cette surexcitation générale.

Comment, si ces données sont vraies (et nous les tenons pour telles), comment a-t-on pu faire de la saignée générale une nécessité, pour ainsi dire absolue, un moyen banal dans le traitement des ulcérations de l'utérus ? Voilà ce que répondent ses partisans :

« En désemplissant les vaisseaux utérins, la saignée du bras est essentiellement révulsive et devient entre les mains du praticien le moyen thérapeutique le plus précieux par ses résultats. Cette saignée est simplement révulsive, ou en même temps spoliative, suivant la quantité de sang qu'on extrait de la veine. Nous avons rarement recours à la dernière, excepté dans les cas où l'inflammation utérine, par son activité, détermine une réaction générale. Nous débutons encore par cette évacuation spoliative, même dans une inflammation subaiguë, si la femme est forte, pléthorique, avec excès de vie pour ainsi dire : hors ces cas, c'est à la saignée révulsive que nous nous bornons presque exclusivement. »

« La quantité de sang d'une saignée révulsive varie d'un quart de palette à une et même une palette et demie : cette quantité doit toujours être basée sur l'état des forces de la malade. Ainsi, une palette fera simplement révulsion sur une femme non encore épuisée par des souffrances antérieures ou des pertes abondantes, tandis qu'elle serait spoliative sur une malade dans des conditions opposées. Ici l'indication serait remplie en se bornant à une demi et même un quart de palette. En général, les médecins actuels considèrent trop exclusivement la saignée générale comme spoliatrice ; ils semblent oublier que son action sur l'économie dépend aussi de la somme de sang qu'on en retire.

« Ce n'est pas, toutefois, que l'effet révulsif de la saignée leur soit étranger ; ainsi nombre de fois ils ouvrent la saphène dans ce but ; mais alors, le plus souvent, il s'agit d'une affection qu'on combat par cette saignée de temps immémorial. Tant que cette routine, qu'on me passe le terme, n'aura pas ainsi consacré la saignée révulsive du bras dans les affections sub-aiguës des organes génitaux de la femme, ce moyen sera souvent négligé. »

» Quand nous prescrivons cette saignée révulsive, il n'est pas rare que des gens de l'art nous objectent que la femme est faible, lymphatique ; enfin journellement des malades auxquelles nous l'avons ordonnée n'ont point été saignées par leur médecin habituel, qui, se réglant sur l'état du pouls, ne l'ont pas jugée nécessaire. Préoccupés sans doute de l'affaiblissement qui doit nécessairement, selon eux, suivre une émission sanguine, il leur faut des signes de plénitude du système sanguin ou de réaction fébrile, pour se décider à ouvrir la veine.

« Mais, nous le répétons, et nous ne saurions trop y revenir, vu l'importance de la question, notre petite saignée révulsive n'épuise pas sensiblement les forces de la malade. Il est toujours au pouvoir du praticien d'en borner la quantité, de manière à obtenir l'effet qu'il désire sans porter atteinte à la constitution. Il y a plus, c'est que la faiblesse n'est pas ordinairement une contre indication; cette faiblesse dépend souvent des souffrances qui minent et tuent les malades en les privant de sommeil et en altérant leurs digestions. Il n'est pas rare de la voir se dissiper sous l'influence d'émissions sanguines légères, qui en détruisent la source. Ne voit-on pas chaque jour le même moyen ramener à la vie des femmes presque exsangues, que des métrorrhagies avaient conduites au bord de la tombe?

» Voilà donc nos principes : la petite saignée du bras, sans altérer les forces de la malade, attire le sang vers les parties sus-diaphragmatiques et devient révulsive par rapport aux organes du bassin. Ainsi, pour recourir à cette évacuation, le médecin doit le plus souvent se laisser guider par des signes indépendans de l'état du pouls (1). »

Voilà ce que dit le maître ; l'élève n'est pas moins explicite, car après avoir exposé l'opinion de M. Lisfranc, M. Pauly s'exprime ainsi en son nom personnel. « Quelques praticiens ne voient dans la saignée qu'un moyen propre à diminuer la masse totale du sang, et nient absolument son action révulsive. Cette opinion était du reste celle de Hamberger, Quesnay, Freind, etc.

« Cependant cet effet révulsif de la saignée, établi par Hippocrate et Gallien, a été reconnu par presque tous les grands maîtres de l'antiquité. Hippocrate fait d'abord ouvrir la saphène dans les maladies de tête, *emissio sanguinis revellit*, dit Boerhaave ; la saignée, selon de Haller, attire le sang vers la partie à laquelle on la fait, d'où résulte une révulsion pour les parties éloignées. Baglivi, Barthey, etc., ont écrit dans le même sens. Qui n'a signalé des étouffemens, des pesanteurs de tête à la suite d'une petite saignée du bras ? N'est-ce pas par la saignée du pied qu'on cherche souvent à con-

(1) M. Pauly, ouvrage cité, pages 146 et suiv.

gestionner le bassin? Les cas même où la saignée du bras a été suivie de l'apparition des règles ne prouvent rien contre cette doctrine, ou plutôt on peut y voir, dans la majorité des cas, une preuve de plus en sa faveur (1). »

Les antagonistes de la saignée générale appliquée aux maladies de la matrice, et notamment à ses ulcérations, nient d'abord effectivement qu'elle ait cette action révulsive que lui supposent ses partisans.

« Ce n'est pas seulement, disent-ils, l'amputation et la cautérisation qui ont été accueillies avec une sorte d'admiration par certains hommes, tandis que, comme nous l'avons prouvé, on ne s'est livré à ces sanglantes manœuvres que par les inspirations d'une aveugle témérité; on a encore introduit dans la thérapeutique de la maladie qui nous occupe d'autres innovations. Ainsi, par exemple, on a substitué à la saignée par les capillaires la saignée par les veines.

De ces deux méthodes, l'une est essentiellement mauvaise; il n'est pas possible qu'il en soit autrement; la différence entre elles est trop radicale. On

(1) M. Pauly, ouvrage cité, note de la page 146.

a appelé ces saignées par la veine, *petites saignées révulsives.* Or, saignée de la veine et révulsion sont des mots qu'il serait assez difficile de faire marcher ensemble en bonne harmonie ; ils s'entre-choquent, ils sont antipathiques l'un à l'autre. »

« Dire en effet que la saignée de la veine est révulsive, ce serait vouloir faire croire que si l'on saignait à la tête, au cou, au bras, on forcerait le sang à remonter vers ces parties ; que si au contraire on saignait au pied, on le contraindrait à redescendre vers ces points. On le forcerait donc à remonter ou à redescendre à volonté, pour ne plus obéir aux lois de la vie qui régissent les phénomènes de la grande circulation ! Ne serait-ce pas là une folle prétention ? Non, non, il n'y a de saignée révulsive que celle des capillaires, l'autre est uniquement déplétive. Mais la première peut revêtir aussi ce dernier caractère, suivant la quantité de sang qui s'écoule. »

« Au surplus, le moindre des inconvéniens de la petite saignée dite *révulsive* si souvent répétée, serait de développer un état de *névrosité* déplorable, et de provoquer des palpitations du cœur et des gros vaisseaux artériels, qui sont un grand tourment pour les femmes qui en pâtissent.

Nous fûmes l'été dernier consulté par une de ces malades qui, en dix-huit mois, avait été saignée soixante-dix ou quatre-vingts fois. Son médecin lui déclara à cette époque quelle était guérie de la matrice, mais qu'il lui restait un anévrisme de l'aorte ventrale, et que son état actuel n'était plus de sa compétence ! Cette femme était une villageoise originairement d'une forte complexion; mais au moment où nous la vîmes, elle était très défaite et portait beaucoup plus que son âge, qui était de quarante ans; son état moral, d'ailleurs, était très affligeant (1). »

Ces deux opinions, si essentiellement opposées quelles sont pleinement contradictoires, ne nous semblent néanmoins justes ni l'une ni l'autre : la première parce qu'elle repose sur une fausse appréciation de la véritable nature anatomique des engorgemens utérins et des ulcérations qu'ils accompagnent ordinairement; la seconde, parce qu'elle nie l'action révulsive de la saignée. En effet, dire avec ceux-ci que la saignée ne peut jamais être révulsive, c'est avancer une assertion que dément

(1) M. Treille, *Mémoire sur les maladies dites cancéreuses de la matrice*, etc., pages 41 et suiv.

formellement l'expérience de tous les jours; et prétendre avec ceux-là qu'en détournant le sang de l'utérus, en lui ouvrant une voie artificielle éloignée, on diminue sa vitalité morbide, c'est avancer un fait qu'aucun raisonnement ne peut suffisamment démontrer; c'est se payer d'une pure hypothèse. En supposant même qu'il pût en être ainsi, on comprend très bien que cette distraction de sang ne peut être que momentanée, et que si, d'un autre côté, on ne détruit pas la cause qui appelle et maintient ce fluide, cette humeur, concentrée sur l'organe malade, il n'en résultera d'autre effet qu'une perte subie, et que la maladie, sans changer en rien de sa nature, reprendra peu à peu son cours ordinaire.

« Les saignées répétées, quelque soit le but où l'on vise, amènent à la longue un autre résultat bien plus important dans le système circulatoire, et les conséquences permanentes qui en découlent doivent être prévues et pesées très mûrement par le médecin, avant de s'y exposer. Nous avons fait voir que la débilité générale de la constitution; que la fatigue, la faiblesse, le défaut de réaction organique des parties génitales, avaient une grande part dans l'aggravation et la fréquence de leurs maladies, et particulièrement que le manque de tonicité du parenchyme de l'organe utérin l'exposait aux engorgemens congestionnels ou inflammatoires; or, il est clair, il est expérimentalement démontré que, dans la plupart des cas où ces circonstances particulières se présentent, la saignée pourra avoir des effets fâcheux, et qu'il est de toute nécessité de les distinguer.

» Lorsqu'il s'agit d'une personne bien constituée, dont le pouls naturellement plein, résistant, s'élève et devient énergique aux époques menstruelles, et chez laquelle les symptômes de l'engorgement dénotent une certaine activité, on peut être assuré que la saignée produira le plus heureux résultat. Mais lorsque la maladie est déjà ancienne, qu'elle ne donne aucun signe d'acuité (*ce qui a presque toujours lieu quand elle est à l'état d'ulcération*); que le sang des règles paraît fluide, séreux ; lorsque l'époque se passe sans apporter de modification dans les symptômes de l'engorgement (1) ; lorsque

(1) C'est ce qui arrive le plus ordinairement, et devient pour nous un fait de plus en faveur de notre assertion fondamentale; savoir, que le sang qui arrive à la matrice n'étant pas l'élément essentiel du travail ulcératif, celui qu'on en détourne par la saignée révulsive n'a pas par lui-même une grande influence sur la marche de ce travail.

surtout la malade est d'une complexion chétive, d'un tempérament lymphatique ou nerveux ; quand la santé à déjà subi quelque détérioration, par suite d'un traitement plus ou moins sévère ; quand enfin, la maladie aura un caractère d'hérédité, ou paraîtra de source constitutionnelle, on devra se méfier de la saignée : elle sera très rarement utile, et fort souvent funeste (1). »

Mais ce qui démontre clairement que la prétendue saignée révulsive est loin d'avoir les résultats favorables qui l'ont fait désigner, par ceux qui l'ont les premiers préconisée, comme une des conditions les plus importantes du traitement des affections utérines, c'est que les médecins les plus disposés à suivre en toutes choses pour ce traitement la pratique de l'hôpital de la Pitié, ne la préconisent qu'avec réserve, et mettent à son emploi des restrictions qui prouvent qu'ils ne sont pas entièrement convaincus en sa faveur. « Si l'état pléthorique général ou local, dit en effet M. Teallier (2), entretient l'utérus dans une congestion habituelle, il convient de la faire cesser par des saignées souvent

(1) M. Ph. Hutin, ouvrage cité, pages 126 et suiv.

(1) *Du cancer de la matrice et de ses causes*, pages 201 et suiv.

répétées et proportionnées à la force, au tempérament et aux habitudes hémorrhagiques de la malade. Cette saignée, spoliative dans quelques circonstances, doit être copieuse et faite alors largement; dans d'autres, et ce sont les plus communes, simplement révulsive, elle doit être pratiquée avec beaucoup plus de modération et répétée plus souvent.

Il est néanmoins un terme au bienfait des saignées générales : elles perdent leur efficacité lorsqu'elles ont été trop fréquemment faites ou lorsque la maladie dure depuis longtemps. Nous avons pu faire cette remarque sur quelques-unes de nos malades, que les saignées modérées fatiguaient peu, à la vérité, mais qu'elles ne soulageaient pas comme elles le faisaient dans les commencemens de la maladie, bien que les progrès de leur mal fussent imperceptibles. Il semble qu'alors la matrice, jouissant plus particulièrement de la vie organique qui lui est propre, s'individualisant en quelque sorte, participe moins activement à la vie générale et reste moins sensible à l'action des agens thérapeutiques généraux. »

Si nous voulions corroborer ces diverses assertions de faits, nous ne serions embarrassés que dans leur choix. Aussi nous contentons-nous des deux suivans, dont l'un est rapporté par le docteur P. H. Hutin (1), et dont l'autre est extrait de notre propre clientelle; ils suffiront, nous le pensons, pour mettre à découvert les inconvéniens des saignées révulsives, et démontrer jusqu'à la dernière évidence que, faites intempestivement et répétées outre mesure, elles plongent l'économie tout entière dans une véritable ruine cachectique, et que, plaçant les autres organes dans l'impossibilité de réagir convenablement pour maintenir la vitalité générale dans un juste équilibre entre tous, elles en rendent l'utérus le siége presque exclusif; ce qui peut assurément bien moins prévenir que favoriser les dégénérescences cancéreuses.

« Une jeune dame d'une constitution délicate et nerveuse, veuve depuis plusieurs années, m'adressa, il y a quelque temps, un mémoire à consulter, dans lequel on remarque les passages suivans :

» A vingt-cinq ans, rongée d'inquiétudes, de chagrins, et épuisée par d'incessantes émotions, ma santé s'altéra profondément. Je ne digérais plus; mes règles s'étaient presque totalement arrêtées. Je vins à Paris, j'y consultai M. le docteur B...,

(1) Ouvrage cité, pages 52 et suiv.

qui, me traitant pour une gastrite, m'accabla de sangsues et de laitage. Ce régime me fit beaucoup plus de mal que de bien; je revins chez moi, et me reconfortant un peu je me trouvai mieux. Cependant je souffrais toujours; je digérais mal, j'avais une faiblesse extrême et des fleurs blanches abondantes. Je vis M. V., il me dit qu'il me croyait une maladie de matrice, et après son examen, que je me résignai à subir, il me déclara que j'avais au col de cet organe un peu d'engorgement et une tache rouge qu'il fallait cautériser. La cautérisation eut lieu à cinq reprises différentes, c'est-à-dire une fois après chacune des cinq époques menstruelles qui suivirent son exploration. Je gardai le lit ou la chaise longue pendant neuf mois, prenant un bain par jour, et me laissant faire une petite saignée toutes les six semaines environ; après ce temps, je souffrais véritablement de la matrice, ce qui n'existait pas lors du premier examen de M. V...; car je fus fort étonnée quand il m'apprit que cette partie était malade.

» Ennuyée de mon état, je revins à Paris et m'adressai à M. Velpeau, qui me rassura complétement, en m'affirmant que mon plus grand mal était un sang pauvre, et que ma faiblesse était cause de l'absence presque entière de mes règles. Il m'ordonna un régime contraire à celui que m'avait prescrit M. V...

» Après un retard de vingt jours et une petite perte qui en fut la suite, mes douleurs de matrice revinrent, et je consultai M. Bretonneau, de Tours. Ce médecin me toucha attentivement, et me dit que ce que j'éprouvais n'était absolument que nerveux; depuis cet instant, et ayant pris confiance dans les paroles de M. Bretonneau, je n'ai plus souffert de ces vilaines douleurs qui m'inquiétaient tant; mais j'ai conservé ma mauvaise santé... M. Hutin fait suivre cette observation des réflexions suivantes : pour mon compte, j'ai l'intime conviction que cette dame n'a jamais eu la matrice plus malade que les autres organes, excepté peut-être à la suite des cautérisations qu'elle a subies, et que la véritable cause du dérangement de sa santé, n'est autre que l'appauvrissement du sang et l'énervation de toute l'économie. »

Deuxième fait, recueilli en 1842 dans notre clientèle particulière. Madame Less..., âgée aujourd'hui de trente-six ans, femme d'un employé supérieur de la direction générale du ...., mère de deux enfans, dont elle est heureusement accouchée, éprouva, à la suite d'un long voyage qu'elle fit en 1841 pour rejoindre son mari à Paris, des douleurs assez vives pour se croire affectée d'une maladie de matrice. Adressée par une de ses amies à M. le docteur M..., ancien élève de la Pitié, elle fut effectivement déclarée atteinte d'ulcération utérine et soumise à la cautérisation, aux saignées révulsives et à l'iodure de potassium. Pendant les deux premiers mois de ce traitement, ses douleurs semblèrent se calmer un peu ; mais à mesure qu'on s'éloigna de cette époque, ses forces tombèrent, les traits de sa constitution éminemment lymphatico-nerveuse se dessinèrent davantage, son irritabilité devint extrême, et le repos, qu'on lui avait imposé par traitement, devint pour elle une nécessité à laquelle la détérioration complète de sa constitution l'empêchait de se soustraire.

Consulté par elle dans les premiers jours de février 1842, six mois environ après son arrivée à Paris, et au quatrième du traitement auquel elle s'était soumise, nous la trouvâmes dans l'état suivant : figure pâle et jaune, membres desséchés, pouls petit, grêle, mais assez fréquent, susceptibilité nerveuse tellement prononcée que le moindre bruit la faisait tressaillir ; estomac fatigué, digestions pénibles. Quant à l'utérus, il portait l'empreinte de plusieurs cicatrices qui avaient évidemment succédé aux cautérisations auxquelles on l'avait soumis ; mais la lèvre supérieure, horriblement tuméfiée, molle et comme spongieuse, était creusée d'une large excavation blafarde, à fond grisâtre, laissant suinter une humeur sero-purulente d'une extrême fétidité. La cavité utérine était aussi le siége d'un écoulement qui baignait tout le vagin ; les douleurs d'ailleurs étaient supportables.

Nous ne balançâmes pas à regarder cette ulcération comme étant de nature tuberculeuse ; mais nous reconnûmes aussi que ce qu'il y avait de plus pressé et de plus important à faire pour le moment était de parer aux tristes effets du traitement général débilitant auquel la malade avait été soumise ; nous conseillâmes, en conséquence, les boissons ferrugineuses, la tisane de gentiane, une alimentation légère, mais nourrissante. Quant à l'ulcération, nous la pansâmes tous les matins avec des bourdonnets de charpie trempés dans la décoction de quinquina, et nous donnâmes tous les deux jours une douche avec une eau chargée tour à tour de bicarbonate de soude et de décoction de roses de Provins ; nous conseillâmes d'abord une heure, puis deux de promenade en voiture, à la campagne. Les effets de ce traitement ne tardèrent pas à se faire sentir, car le teint s'anima, les forces revinrent, l'écoulement, dont la source était la cavité utérine elle-même, devint moins abondant, le col diminua de volume par une espèce de retrait qui nous le fit paraître plus ferme. L'ulcération se détergea et se couvrit de bourgeons charnus dont nous fûmes même obligé de réprimer l'exhubérance, en les saupoudrant d'un peu d'alun calciné. Dès le mois de mai, c'est-à-dire trois mois tout au plus de ce traitement, si différent du premier, l'ulcération marchait vers sa cicatrisation, et bien que l'utérus restât encore un peu tuméfié et douloureux au toucher, la guérison était complète à la fin de juillet.

Révulsifs sur la peau. — Lorsque le travail ulcératif est très prononcé et résiste aux moyens directs et généraux que nous venons d'indiquer, quelques praticiens cherchent à le modérer par des ventouses, des vésicatoires, des moxas même et des sétons. Sans doute l'emploi de ces moyens est rationnel et s'explique par l'application à la thérapeutique des lois les plus connues de la physiologie; mais c'est l'opportunité seule de leur emploi qui peut les rendre profitables.

Les conseiller en effet, dans le moment où l'ulcération apparaît, n'est-ce pas bien souvent s'exposer à augmenter encore par la douleur locale et l'irritation qui en est la conséquence inévitable, le mouvement extraordinaire de vitalité dont l'utérus se trouve alors le siége ? Les prescrire quand la maladie est déjà à l'état chronique, n'est-ce pas charger encore l'économie d'une nouvelle cause d'épuisement dont les effets pourront se faire sentir aussi bien sur tous les organes que sur l'utérus en particulier? Toutefois, on est généralement convenu de les employer plutôt dans cette dernière circonstance, parce qu'une fois que leur premier effet est produit comme moyen général, ils agissent vraiment d'une manière révulsive sur l'organe malade.

De ces divers moyens, les ventouses sèches sont le plus doux et donnent souvent de très bons résultats. Elles congestionnent, comme on le sait, la partie sur laquelle on les place aux dépens de celle qui est malade : on les applique soit aux lombes, soit à la partie la plus élevée de la région inguinale, ou sur les divers autres points du bassin. Il n'y a presque pas à leur égard de lieu d'élection, parce qu'elles ne laissent pas de traces après elles, et peuvent par conséquent être placées sur les points sur lesquels porte le poids du corps, ce qui ne peut se faire que difficilement pour les ventouses scarifiées, les moxas, les sétons, les cautères et même les simples vésicatoires.

N'est-ce pas en effet le comble de la déraison, pour ne pas dire de la barbarie, que de garnir de moxas ou de cautères les reins d'une malade que l'on condamne à passer des mois entiers dans le repos le plus absolu, étendue sur un lit ou un canapé? C'est pourtant ce qui se voyait journellement il y a quelques années encore; seulement on conseillait d'éviter, autant que possible, de les appliquer sur le sacrum, « parce que, sans parler de la difficulté d'y appliquer un bandage contentif, ces ulcères artificiels portent immédiatement sur des tissus blancs, ligamenteux, et que de là des escarres, des exfoliations et d'autres graves désordres dont il n'est pas toujours facile au médecin de modérer la marche selon ses vues (1), » et, aurait-on pu ajouter, d'arrêter les progrès assez à temps pour qu'ils ne deviennent pas eux-mêmes une cause de mort.

Sans préconiser comme une précieuse ressource

(1) M. Pauly, ouvrage cité, page 153.

l'emploi des révulsifs, nous ne les repoussons cependant pas d'une manière absolue ; nous avons souvent tiré de bons avantages d'un cautère ou d'un vésicatoire appliqué à la jambe, au lieu d'élection. Les vésicatoires faits avec les cantharides doivent être surveillés dans leur action, car ils peuvent surexciter spécifiquement l'utérus comme tous les autres points de l'appareil genito-urinaire. Quant aux moxas et aux sétons, nous avouons n'avoir jamais parfaitement senti la nécessité de leur emploi, et nous partageons très volontiers l'avis de ceux qui pensent que, chez les femmes nerveuses, l'irritation générale qui en est la suite fait souvent plus que contre-balancer leurs bons effets.

Enfin on a aussi vanté comme un excellent révulsif, dans les cas qui nous occupent, les frictions faites sur diverses parties du corps avec la pommade stibiée ou émétisée généralement connue sous le nom de *pommade d'Autenrieth*, du nom de celui qui en a un des premiers recommandé l'emploi. Nous en avons plusieurs fois fait l'essai, mais rien ne nous a montré que la révulsion s'obtenait mieux par ce moyen que par un cautère. Il a même l'inconvénient, qu'à dose égale de pommade, il agit très diversement; car chez quelques personnes, il n'occasionne qu'une simple inflammation érythémateuse à la peau, tandis que chez d'autres il détermine d'énormes pustules phlegmoneuses. Ce médicament agirait-il dans ce cas autrement que comme simple révulsif? Nous étions très disposé à le croire d'après les éloges que quelques praticiens lui donnent; mais la lecture et l'analyse de plusieurs observations citées en sa faveur nous ont détourné de cette opinion.

La suivante mettra le lecteur à même de reconnaître que nous avons eu raison; car il trouvera que la part que la pommade stibiée a eue, si toutefois elle en a eu une, au traitement de la malade qui en fait le sujet, est en vérité trop légère pour mériter d'être mentionnée.

« Je fus appelé en consultation avec M. Lisfranc, le 17 septembre 1830, chez madame L**, que son médecin, d'une réputation d'ailleurs méritée, avait dit être affectée d'un cancer de l'utérus, et qui avait conseillé au mari de ne point faire de frais de traitement qui seraient inutiles, cette affection devant inévitablement amener la mort à une époque plus ou moins éloignée, mais qui ne pouvait aller au-delà de deux ans.

» Cette dame était âgée de trente-un ans, blonde, d'une belle carnation ; elle avait eu un enfant à vingt-quatre ans. Il y avait un an et demi qu'elle avait eu pour la première fois une leucorrhée assez abondante qui disparut à mesure que se manifestait une grossesse. Il y eut avortement à six mois : les lochies coulèrent peu, et les douleurs de reins qui avaient précédé la fausse couche continuèrent. Survinrent des élancemens, un sentiment de chaleur dans les reins, d'érosion et de brûlure vers le bas du sacrum, d'inquiétudes vers les extrémités inférieures. Nous trouvâmes la cause de tous ces accidens dans un engorgement très dur, mais régulier du col utérin, nous prescrivîmes : *saignées du bras répétées, cataplasmes et injections émollientes et narcotiques, repos absolu, diète sévère, boissons adoucissantes.*

» Notre prescription fut irrégulièrement et incomplétement suivie ; aussi les symptômes, d'abord calmés reparurent-ils avec une intensité croissante. Plus désespérée que jamais, madame L** vint me trouver et me demanda si je pensais, comme la première fois que je la vis avec M. Lisfranc, que sa maladie était curable. Je l'examine de nouveau, je trouve l'engorgement plus considérable, offrant un mamelon au milieu de la lèvre postérieure et de plus une érosion à la face interne de cette même lèvre.

» Les saignées, la diète, le repos, les bains répétés, les injections, produisirent bientôt l'effet que j'attendais de l'emploi persévérant de ces moyens; il fut surtout marqué à la suite de trois applications de sangsues sur le col de l'utérus, faites le 25 février, les 11 et 18 mars 1831. J'eus dès-lors l'intime conviction que la guérison complète serait obtenue promptement.

» 20 mai, les choses sont dans le même état, huit sangsues au col utérin, — pommade stibiée en frictions, — injections épaisses tenues toute la nuit dans le vagin. — 24 mai, disparition complète des douleurs, je trouve le col un peu boursoufflé, mais souple et mou dans toutes ses parties. En septembre, la malade entreprend un voyage de près de deux mois, pendant lesquels elle se trouve très fréquemment secouée dans les voitures publiques. Elle avait continué son régime débilitant, je prescrivis l'usage des eaux ferrugineuses, un régime plus fortifiant; depuis cette époque la guérison paraît complétement confirmée. Tout symptôme du côté de l'utérus a cessé, le col est entièrement revenu à son état naturel. Il n'y a plus de leucorrhée, et l'embonpoint avec le retour de la fraicheur du teint attestent un état de santé des plus satisfaisans (1). »

MOYENS PHARMACEUTIQUES.

La certitude bien fondée dans laquelle on est, que les ulcérations de l'utérus tiennent très souvent à une cause interne, ont fait un devoir, ainsi que nous avons déjà eu occasion de le dire, de seconder l'action de tous les moyens précédemment étudiés par des agens médicamenteux proprement dits; et cela tout à fait indépendamment des moyens thérapeutiques spéciaux, s'adressant à des états constitutionnels bien déterminés, dont l'ulcération n'est dans bien des cas qu'un mode d'expression, tels que les vices syphilitique, scrofuleux, herpétique, scorbutique, etc.

Comme on a eu et qu'on a encore bien de la peine à se débarrasser de cette opinion qui faisait regarder l'engorgement dont sont presque toujours

(1) Cette observation est extraite de l'ouvrage de M. Duparcque, qui en rapporte trois autres tout aussi peu concluantes (voyez ouvrage cité, tome 1er, pages 354 et suiv.).

accompagnées les ulcérations de l'utérus, comme une tendance, un premier pas de fait vers une dégénérescence de son tissu, il en est aussi résulté que les médicamens au moyen desquels on a cherché à favoriser leur guérison, ont presque toujours été pris parmi ceux qu'on a cru appropriés au traitement de l'affection cancéreuse. Ces médicamens sont généralement de l'ordre de ceux auxquels on attribue la propriété de rendre l'absorption sensiblement plus active, et qu'à cause de cela on a décorés du nom de *fondans*; tels que le mercure, l'iode, le chlore, le brôme, l'or, le platine, l'argent, la ciguë, le seigle ergoté, certains varecs, l'hydrochlorate d'ammoniaque, le muriate de soude, de potasse, etc.

De tous ces médicamens, tour à tour vantés comme infaillibles, il ne reste guère dans la pratique ordinaire que les préparations dans lesquelles entrent le mercure, l'iode, la ciguë, la potasse. Jettons un coup d'œil rapide sur chacun d'eux.

Le *mercure* et ses nombreux composés ont de tout temps été regardés comme jouissant de la propriété de résoudre les engorgemens formés par l'induration. Comment agit-il? est-ce à la manière des préparations alcalines, en modifiant les qualités du sang dont il diminue la plasticité, et qu'il rend par là moins propre à fournir les élémens organiques qui semblent dominer dans les tissus indurés ou simplement engorgés, ou bien porte-t-il son action dissolvante jusque sur les mollécules de ces tissus? ce qu'il est impossible de préciser rigoureusement; mais l'expérience ne lui maintient pas moins dans toute sa force la propriété que nous avons désignée; aussi dans les cas où, même en dehors de toute suspicion d'affection syphilitique, une ulcération semblerait surtout résister par le fait de la dureté des parties sur lesquelles elle porte, à un traitement ordinaire, pourrait-on tenter l'emploi à l'intérieur et même à l'extérieur, de quelques-unes des préparations dans lesquelles entre le mercure.

Nous ne parlons ici, notons-le bien, que des indurations ou mieux des simples engorgemens qui accompagnent les ulcérations de nature non cancéreuse; car nous n'ignorons pas que, malgré les assertions de Mitag-Midy (1), d'André Willison (2),

(1) *Actes de médecine de Montpellier*, tome 1er, page 265.
(2) *Annales cliniques de Montpellier*, tome 25, page 172.

de Lossias (1), de Vilmer (2) et d'un grand nombre de praticiens anglais, les préparations mercurielles ont été jugées plus souvent nuisibles que favorables au traitement des ulcères véritablement cancéreux. C'était l'opinion de G. L. Bayle, c'est celle de M. Cayol. Le premier s'exprime en effet ainsi à ce sujet : « Tous ces cas de guérison de cancer par l'usage des mercuriaux sont-ils relatifs à des maladies cancériformes plutôt qu'à des ulcérations cancéreuses? Je n'oserais l'affirmer, mais je le regarde comme presque certain, parce que j'ai toujours vu le sublimé corrosif produire de mauvais effets sur les cancers cutanés parfaitement caractérisés (3).

Pour les simples engorgemens nous pourrions appuyer notre penchant en faveur du mercure, de l'opinion de M. Récamier qui en parle ainsi: «Le *cura famis*, combiné avec l'usage de la ciguë, des évacuans, des saignées locales et générales, des bains, des douches, des *mercuriaux* etc., a dissipé des engorgemens viscéraux, qu'on a cru pouvoir

(1) *Observations médicales.*
(2) *Cases and remarq. in surg.*, London, 1779.
(3) *Traité des maladies cancéreuses*, page 489.

attribuer à un vice général et qui présentaient les caractères des maladies cancéreuses (1).»

Mais que de prudence et de précaution ne faut-il pas apporter dans l'emploi de ce médicament? Son nom seul peut inspirer tant d'effroi à certaines malades que, dans la pratique de la ville et surtout dans la classe élevée de la société, on est obligé de le dissimuler sous quelque synonyme ou de ne l'indiquer que par une périphrase. On le donne assez communément à l'état de proto-chlorure qui est le *calomel* ou le mercure doux, préparé à la vapeur; il n'a pas à cet état tous les inconvéniens attachés à ses autres préparations.

Qu'on l'administre à l'intérieur ou en friction, il faut en tous cas en surveiller attentivement l'emploi, et en suspendre ou faire cesser l'usage dès le moment où le gonflement des gencives, l'odeur de l'haleine, un commencement de salivation annoncent que l'économie est trop vivement impressionnée de son action.

L'or : la crainte des accidens causés par l'emploi du mercure administré même avec le plus de soins

(1) *Recherches sur le traitement du cancer*, page 207.

et sous les formes les moins actives possibles, est tellement fondée, qu'on a de tout temps cherché à le remplacer par des substances ayant les mêmes effets et non les mêmes inconvéniens. Longtemps on a cru que les préparations dans lesquelles entrait *l'or* donneraient ce résultat ; mais l'expérience n'a pas complétement réalisé les espérances qu'on avait conçues à ce sujet, et, si ce n'est pour les ulcérations de nature évidemment scrofuleuse, personne ne songe aujourd'hui à administrer ce médicament comme agent essentiellement résolutif.

«Les observations du docteur Krimer sur les effets résolutifs de l'hydrochlorate d'or dans les engorgemens de la matrice, dit M. Duparcque (1), portent principalement sur des femmes lymphatiques ou scrofuleuses. J'ai aussi essayé de ce médicament dans six cas. Dans deux où il existait un squirrhe ulcéré déjà avancé, je n'obtins aucun résultat manifeste ; sur les quatre autres malades affectées d'engorgemens durs de nature douteuse, la résolution s'accomplit chez trois, mais elle se fit bien plus longtemps attendre que dans des cas analogues traités par l'absorption cutanée du tartre

(1) Ouvrage cité, tome 1er, page 308.

26

stibié; chez la quatrième, après une petite diminution apparente de l'engorgement, il resta *in statu quo*... Il m'a semblé que les préparations aurifères étaient principalement utiles dans les ulcérations avec engorgement du col utérin, soit que l'insuffisance des autres traitemens ou quelques précédens fassent soupçonner une origine syphilitique, soit que cette cause soit tout à fait étrangère. »

Sans décourager les praticiens qui seraient tentés de faire de nouveaux essais sur la substance dont il est ici question, nous devons cependant déclarer que notre expérience personnelle n'a pas justifié à nos yeux la bonne opinion que l'auteur que nous venons de citer semble en avoir.

Nous en dirons autant de *l'émétique* administré en grand lavage, et donné effectivement par Portal comme un puissant résolutif, et du *platine* (1) (*perchlorure de platine*), récemment présenté comme pouvant dans tous les cas remplacer le mercure, dont il aurait toutes les propriétés sans en avoir les inconvéniens.

(1) *Observations et recherhes expérimentales sur le platine considéré comme agent physiologique et thérapeutique*, par Fréd. Hoeffer, brochure in-8°, Paris, 1841.

L'*Iode* est après le mercure le médicament qui a joui de la plus grande vogue comme résolutif ou fondant. Employé depuis une trentaine d'années tout au plus, c'est surtout à M. Lugol, médecin de Saint-Louis, qu'il est redevable du crédit dont il jouit dans le traitement des maladies scrofuleuses (1). Nous pensons que c'est M. Lisfranc qui l'a un des premiers appliqué au traitement des engorgemens de l'utérus, accompagnés ou non d'ulcérations.

Quoi qu'il en soit, l'expérience atteste que ce médicament jouit d'une très grande activité thérapeutique, et que son action a surtout pour effet de déterminer une excitation générale qui enraye la nutrition; aussi opère-t-il rarement la résolution des engorgemens pour lesquels on l'emploie, sans avoir préalablement occasionné un amaigrissement plus ou moins prononcé.

« On peut attribuer en partie les effets résolutifs de ce médicament à la suppression des fonctions digestives, à la suspension et même à la rétrogradation consécutive de la nutrition, d'où résulte la

(1) *Mémoires sur l'emploi de l'iode dans les maladies scrofuleuses*, Paris, 1829 et 1831, trois parties.

prééminence du mouvement de décomposition sur celui de composition, et par conséquent l'atrophie des tissus pathologiques aussi bien que des tissus normaux. »

L'iode est donc, comme on le voit, un médicament d'un usage dangereux, dans l'administration duquel on ne saurait par conséquent apporter non plus trop de soin et de prudence. Nous avons été arrêté dans son emploi par l'exemple d'une femme de trente-trois ans qui, soumise à son action pour un cas d'ulcération utérine avec hypertrophie, tomba en moins d'un mois d'un état d'embonpoint fort remarquable dans un affreux marasme, sans même avoir beaucoup gagné du côté de l'utérus. Ce qui nous frappa surtout, c'est que les seins furent les organes sur lesquels l'action du médicament se fit d'abord ressentir.

Des diverses préparations de ce médicament, c'est l'*iodure de potassium* ou l'*ydriodate de potasse* qui est le plus souvent usité dans les affections utérines; on l'emploie à l'intérieur à la dose de quinze centigrammes à un gramme progressivement, et à l'extérieur de un à deux grammes : on doit surtout éviter de l'administrer par les voies digestives quand elles sont le siége d'une grande irritabilité, à plus forte raison d'une phlegmasie aiguë, et on doit en suspendre l'usage dès que se déclarent des signes de gastro-entérite.

Il faut que ce médicament arrive déjà falsifié dans le commerce ou soit mal préparé, pour que l'abus ou l'emploi banal qu'on en fait aujourd'hui, seulement dans le traitement des affections utérines, n'ait pas déjà occasionné un grand nombre d'accidens.

La *ciguë* est encore une des substances qui ont été le plus vantées dans le traitement des engorgemens qui accompagnent les ulcérations de l'utérus; mais exerce-t-elle bien une action spécialement résolutive, comme le pense M. Récamier (1), ou bien n'agit-elle que comme médicament sédatif, dont l'unique effet serait de ramener l'innervation exagérée ou altérée du tissu malade à son degré physiologique, condition nécessaire pour qu'en perdant sa faculté sécrétoire anormale, le tissu récupère sa faculté absorbante physiologique (2)?

Il est difficile de répondre positivement à cette question; nous avons longtemps partagé la dernière

(1) *Recherches sur le traitement du cancer.*

(2) M. Duparcque, ouvrage et tome cités, page 397.

opinion, à savoir que les effets de la ciguë, comme moyen résolutif, n'étaient que la conséquence de son action sédative; mais notre conviction s'est trouvée fortement ébranlée par le fait suivant, bien propre assurément à démontrer dans cette substance une tout autre vertu que celle que nous lui supposions.

Une dame des environs de Tours vint, il y a sept ou huit ans, se faire soigner à Paris pour une maladie utérine, dont elle était depuis plus de dix-huit mois affectée, et que le médecin de la localité, de guerre las, avait jugée incurable. S'étant confiée à nos soins, nous la touchâmes d'abord et reconnûmes de suite que tout le museau de tanche était le siége d'un engorgement qui s'étendait probablement jusque dans le tissu propre de l'organe, ce que faisaient d'ailleurs présumer les douleurs aiguës qu'elle éprouvait vers le haut du siége et dans la direction des ligamens larges. Vu au spéculum, tout le col formait une masse informe qui laissait à peine soupçonner l'existence de méat utérin; sa surface, dépourvue de toute ulcération, offrait une teinte d'un rose tirant sur le gris, et en faisant pénétrer une sonde de gomme élastique dans l'orifice du col, on en facilitait l'écoulement d'une matière purulente, verdâtre, d'une odeur putride.

Ne doutant pas, à l'état des parties, à la nature des douleurs, à la coloration en jaune de la peau, que nous eussions positivement affaire à un squirrhe et très prochainement à un cancer ulcéré du col, peut-être même de tout le corps de l'utérus, que le toucher sus-pubien démontrait ne pas être tout à fait exempt, nous crûmes devoir nous borner à prescrire quelques narcotiques en passant de l'opium à la belladone puis de cette dernière à la jusquiame, à la morelle, et à administrer tous les deux jours une douche sulfuro-savonneuse d'une demi-heure environ; nous n'obtînmes d'autre résultat que de rendre les douleurs un peu moins vives; mais, au bout d'un mois de traitement, le col de l'utérus était dans le même état; nous essayâmes alors, dans l'unique but de varier les narcotiques que nous supposions nous faire bientôt défaut; nous essayâmes, disons-nous, l'extrait alcoolique de ciguë à la dose d'abord de dix centigrammes par jour en quatre pilules, mais que nous portâmes progressivement en quinze jours à un gramme par jour et même à deux en un mois.

Dès les premières doses nous nous aperçûmes non seulement que les ulcérations s'étaient notablement amendées, mais encore que le col s'était ramolli et avait diminué de volume; nous persévérâmes, et en trois mois, entrecoupés, il est vrai, par quelques jours de repos, nous eûmes la satisfaction de conduire la malade à un état tellement supportable, qu'elle crut pouvoir quitter Paris et retourner au sein de sa famille. Depuis nous avons expérimenté la ciguë dans des cas d'ulcération avec engorgement, et, sauf un cas où elle nous a paru avoir agi assez favorablement, nous n'avons guère eu plus à nous en louer que de tout autre narcotique (1).

Nous n'en persistons pas moins à admettre qu'à la vertu qu'elle a en commun avec les autres médicamens du même ordre, elle joint un autre mode d'agir qui peut la rendre utile dans le cas où les autres échoueraient.

Cette opinion s'accorde d'ailleurs avec ce qu'ont pensé de la ciguë Fothergill en Angleterre, Bierken en Suède, Kikmann en Allemagne, Cullen à Édimbourg, Alibert à Paris, qui tous, en niant à cette

(1) M. Pauly (ouvrage cité, page 378) lui refuse toute action comme agent fondant, et prétend que M. Marjolin professe la même opinion, que ne partage pas toutefois M. Lisfranc, qui fait un usage habituel de la ciguë.

plante les propriétés anticancéreuses que lui prétendaient Storck (1), conviennent néanmoins de son efficacité contre les indurations blanches et certains engorgemens scrofuleux.

Le seigle ergoté était trop connu par ses propriétés directes et spéciales sur l'utérus pour ne pas avoir été expérimenté contre les maladies de cet organe au moment où elles sont devenues l'objet d'une étude sérieuse et complète. On sait, en effet, que cette substance a la propriété d'exciter l'utérus distendu par le produit de la conception à revenir sur lui-même. On a donc pu penser que son action sur l'utérus plein pourrait s'exercer également sur cet organe à l'état de vacuité, et ce qui autorisait cette supposition, c'est qu'on était plusieurs fois parvenu par son secours à arrêter des hémorrhagies utérines survenues après l'expulsion complète du fœtus et de ses annexes. Nous avons fait quelques expériences avec ce médicament dans des cas d'engorgemens avec ulcérations, et nous n'avons pu, malgré une sorte de prévention favorable, rien découvrir de bien remarquable; les écoulemens

(1) *Dissertation sur l'usage de la ciguë*, Paris, 1761.

dont ces affections étaient accompagnées nous ont seulement paru diminuer.

M. le docteur Pauly (1) lui reconnaît d'incontestables propriétés et s'exprime en ces termes à son sujet : « Depuis quelque temps je l'ai employé sur un très grand nombre de femmes dont la plupart avaient été traitées d'une manière tout à fait insuffisante par les moyens que nous avons énumérés et pendant un temps plus ou moins long. Je citerai entre autres l'observation de la malade dont j'ai parlé à la page 348 (2). Venue chez moi, trois semaines après sa sortie de la Pitié, où elle avait séjourné un an pour des ulcérations superficielles et chagrinées, et où elle venait d'essuyer une grave inflammation vers le bassin, elle était jaune, très maigre, d'une extrême faiblesse, sans appétit : tiraillemens d'estomac, douleurs aux lombes, pesanteur dans le bassin sillonné d'élancemens; écoulement épais et très abondant. Je trouvai le col adhérent, comme je l'ai dit, volu-

(1) Ouvrage cité, pag 379.

(2) Cette malade est une femme chez laquelle le vagin avait été brûlé par un caustique dont l'inattention d'un élève avait permis l'effusion dans ce canal.

mineux et mou, la partie libre du museau de tanche était coupée d'ulcérations circulaires, molles et saignant avec facilité, etc. Cautérisation, seigle ergoté, trente grains; extrait d'opium, un grain pour sept pilules, à prendre une chaque soir, injections, lavemens. Sept jours après, augmentation des forces, appétit développé, nulle pesanteur aux lombes, écoulement presque disparu. Cautérisation, continuation des pilules; à la troisième visite, c'est-à-dire vingt-un jours après, ulcérations remplacées par une plaque rouge circulaire.... Dès ce moment le mieux a continué. »

Ce fait est certainement assez concluant pour engager les praticiens à faire de nouveaux essais. M. Pauly en corrobore les résultats de l'opnion de M. Malgaigne, qui, chargé à cette époque du service de M. Gerdy à Saint-Louis, aurait obtenu du seigle ergoté des succès infiniment plus marqués, en le portant toutefois à des doses beaucoup plus élevées.

Le *Muriate d'or et de soude* a eu aussi ses prôneurs. Ce médicament serait même devenu, au rapport de M. Ph. Hutin, un spécifique contre les engorgemens utérins, entre les mains d'un charlatan. Comme nous ne l'avons point expérimenté par nous-même, nous nous contenterons de rapporter ce qu'en dit le médecin que nous venons de citer (1).

« Il y a quelques années, M. Marjolin me raconta qu'il avait soigné pendant longtemps, sans résultat, la femme d'un de nos magistrats célèbres, pour un engorgement chronique de la matrice, lorsqu'un charlatan, qui prétendait avoir rapporté de l'Inde des moyens nouveaux, infaillibles et spécifiques, fut présenté à cette dame, qui consentit à recevoir ses soins. Son traitement consistait simplement en des frictions faites tous les jours sur la langue avec une poudre qu'il fournissait lui-même. La promesse qu'il avait faite de guérir promptement la malade ne tarda effectivement pas à se réaliser. Quelques années plus tard cette dame fit une rechûte, et la matrice présenta cette fois des altérations semblables à celles qu'elle avait offertes lors de la première maladie. M. Marjolin fut de nouveau consulté, et ne fut pas plus heureux que précédemment. Il engagea la malade à faire revenir M. Ask, qui obtint par le même agent un succès aussi satisfaisant que la première fois.

(1) Ouvrage cité, page 138.

» Certainement un tel fait était bien de nature non seulement à piquer la curiosité, mais encore à exciter le plus vif intérêt scientifique ; il vint donc en la pensée de chercher à découvrir la composition de ce médicament merveilleux. La malade consentit elle-même à se prêter à cette innocente indiscrétion, et l'analyse chimique reconnut bientôt dans cette poudre *le muriate double d'or et de soude.*

» Depuis cette époque, ce remède a été employé plusieurs autres fois à ma connaissance avec un égal succès. Mais il ne faut pas croire, ainsi que le voulait M. Ask, qu'il soit infaillible dans tous les cas d'engorgemens utérins. L'expérience semble aujourd'hui avoir limité sa puissance à ceux dans lesquels on peut supposer un élément syphilitique ou scrofuleux. »

L'opium, la morelle, la jusquiame, la belladone, l'aconit napel, la laitue montée (thridace), ont aussi et sont journellement employés dans le traitement des maladies de matrice, mais comme ils sont plutôt mis à contribution comme simples sédatifs que comme agissant spécifiquement sur les engorgemens qui font le type assez commun de ces maladies, et particulièrement sur les ulcérations, nous n'avons point à nous en occuper ici. Nous dirons seulement que dans leur emploi il faut toujours procéder avec une grande réserve, les proportionner à la constitution des malades, les varier pour que l'économie ne s'habitue pas à leur action, qui deviendrait bientôt nulle, changer les formes et les voies de leur administration.

MOYENS HYGIÈNIQUES.

Repos et exercice, soit de tout le corps, soit seulement de l'organe malade. Pour peu qu'on veuille réfléchir à la position qu'occupe la matrice dans l'excavation du bassin, à la laxité si nécessaire des ligamens qui la soutiennent, et au peu de résistance du canal membraneux sur lequel elle porte de haut en bas, on pressent déjà qu'elle doit se ressentir de toutes les secousses qu'impriment au corps seulement la marche un peu prolongée, et à plus forte raison tous les exercices violens.

Quand ensuite on se rappelle que les maladies de la matrice affectent le plus ordinairement les femmes qui ont été mères, et chez lesquelles, par conséquent, toutes les causes qui tendent naturellement à abaisser et à congestionner cet organe, ont été aggravées par le fait même de la grossesse et de l'accouchement, on reconnaît bien vite aussi que les médecins n'ont fait que répondre à une indication rationnelle en prescrivant le repos du corps aux femmes affectées de ces maladies, quelles aient ou non la forme ulcérative.

Ici, par malheur, comme en bien d'autres occasions, l'usage du moyen a si promptement et si complétement dégénéré en abus, qu'on en est à se demander s'il ne serait pas mieux de laisser ces malades courir les chances de retarder un peu leur guérison en se livrant à *quelques exercices*, que de s'exposer aux graves désordres que doivent inévitablement occasionner dans toute l'économie, surtout chez des personnes déjà affaiblies, l'immobilité de tout le corps, le *repos absolu.* Nous disons le repos absolu, parce que c'est le précepte donné par quelques praticiens qui, se livrant en spécialistes au traitement des maladies des femmes, croient devoir exagérer sur tout ; et ce précepte a malheureusement pris dans le public un certain caractère qui en a presque fait une mode ; aussi est-il très commun aujourd'hui de voir de jeunes femmes, peu de temps après leur mariage, pour la moindre pesanteur, la plus légère incommodité quelles éprouvent du côté du bassin, être condamnées à passer des mois entiers sur un lit ou sur une chaise longue, avec une rigueur telle qu'il leur est à peine permis de mettre les pieds à terre pour satisfaire les besoins les plus pressans de la nature.

Et qu'on ne croie pas que nous exagérons, et que malgré tout ce qu'on a pu dire à ce sujet, ces praticiens se soient relâchés de leur sévère prescription. Car on la trouve, encore aujourd'hui même, formulée en termes rigoureux dans un journal de médecine (1) qui est l'écho officiel de la pratique de nos hôpitaux, et où nous lisons ce qui suit dans une leçon clinique faite à l'Hôtel-Dieu par M. le professeur Blandin :

« Il en est des maladies de la matrice comme des affections des membres inférieurs. Il y a souvent des plaies, des ulcères, des extrémités pelviennes. Eh bien! quoi qu'on fasse, et quelque logiques et rationnelles que soient les méthodes que l'on met en usage, on n'obtient point de cicatrisation de ces ulcères si les malades marchent; de même faut-il faire pour les maladies de la matrice. Nous le répétons, la position horizontale est indispen-

(1) *Gazette des hôpitaux*, n° du 10 mars 1846.

sable, et il faut la faire conserver aux femmes de la *manière la plus sévère*, sous peine de ne pas les voir guérir. Nous attachons à cette prescription une importance telle, que si une de nos malades enfreint nos ordres et se lève, nous la punissons en la mettant à la diète. Si elle recommence, nous la renvoyons immédiatement. »

La question mérite comme on le voit d'être sérieusement examinée, et mûrement approfondie. Or, qu'a-t-on en vue en prescrivant le repos dans les maladies de la matrice en général ? C'est évidemment, ainsi que nous en avons nous-même fait la remarque en commençant cet article, de modérer la tendance qu'a la matrice à se congestionner par sa propre position, de diminuer les mouvemens organiques dont elle est le siége, et consécutivement de favoriser la résorption résolutive. Le repos absolu est-il bien le meilleur moyen d'obtenir ce résultat ? Examinons :

Les premiers effets du repos, ceux surtout qu'il nous importe de signaler ici, sont d'appauvrir le sang et tous les organes, et de frapper d'inertie la plupart des fonctions. Les digestions deviennent pénibles et languissantes ; il y a constipation plus ou moins prononcée ; toutes les sécrétions diminuent d'une manière remarquable et l'exhalation de la peau surtout, qui opère habituellement une dépuration si salutaire, est presque complétement tarie ; les absorptions externes et interstitielles sont languissantes ; le cours du sang est ralenti, et la circulation capillaire parenchymateuse est surtout fort allanguie. Cet effet est surtout très prononcé chez les femmes ; car, dit judicieusement M. le docteur Loude (1) : « L'excès du repos est très contraire au tempérament lymphatique ; il favorise chez les personnes de ce tempérament les irritations des glandes mésentériques et de tout le système blanc, que l'exercice préviendrait en appelant révulsivement les fluides à la peau et dans les muscles. »

Or, dans ces effets bien constatés du repos, il en est qui sont bien évidemment contraires au but qu'on se propose. D'abord s'il est vrai que l'exercice, quand il est un peu violent, congestionne les organes contenus dans l'excavation du bassin par la pression qu'exercent sur eux les viscères superposés, il est bien incontestable aussi que l'immobilité prolongée contribue à entretenir de *l'échauf-*

(1) *Nouveaux élémens d'hygiène*, tome 1er, pages 344 et suiv.

fement et de la congestion dans les organes sexuels. Ensuite, la diminution des sécrétions et le ralentissement de la circulation capillaire, ajoutent encore à l'inertie des absorptions interstitielles, et par conséquent contribuent à rendre plus lente la résolution du mal ; car un des plus puissans moyens d'exciter la résorption résolutive, et par suite de favoriser le dégorgement des parties malades, c'est indubitablement de provoquer les sécrétions dépuratoires et déplétives, et d'entretenir une certaine activité dans la circulation viscérale.

D'un autre côté, il est des personnes nerveuses chez lesquelles le repos, loin d'amener du calme dans les organes générateurs, les plonge au contraire dans un état d'érétisme et d'irritabilité qui contraste singulièrement avec la quiétude et l'affaiblissement des autres parties. Chez d'autres enfin, ainsi que nous l'avons déjà indiqué plus haut, il paraît plutôt augmenter que diminuer l'engorgement, et cela se remarque surtout chez les personnes lymphatiques et scrofuleuses, dont la circulation devient en quelque sorte croupissante dans l'intimité des organes, lorsqu'on leur refuse un certain degré d'exercice (1).

(1) M. Ph. Hutin, ouvrage cité, pages 120 et suiv.

Toutes ces raisons finiront par convaincre les praticiens que si le repos est indiqué pour les femmes affectées de maladies de l'utérus, lorsqu'il y a *engorgement congestif hémorrhagique*, essentiel ou phlegmasique, soit aigu, soit même sub-aigu, et quand il y a déplacement, il est infiniment plus nuisible qu'avantageux pour celles dont l'affection consiste en *ulcérations*, particulièrement en *ulcérations simples*, et chez lesquelles l'engorgement qui les accompagne est symptomatique. A la tête de ces ulcérations on doit surtout placer toutes celles qui se lient à un vice général de la constitution.

M. Duparcque est obligé de partager cet avis, car, après avoir dit à la page 284 du tome 1er de son ouvrage, qu'il convient de prescrire aux femmes en traitement, un repos absolu dans une position horizontale, et même le bassin plus élevé que le reste du tronc, il déclare plus loin (page 384) avoir vu bon nombre de femmes en traitement (mais alors pour de simples ulcérations), obligées de vaquer constamment à leurs occupations ordinaires, plusieurs même venir des environs de Paris, une ou deux fois par semaine, et qui n'en ont pas moins bien promptement guéri.

M. Lisfranc ne fait de concession qu'en faveur des femmes qui, dans le repos, ne digèrent plus et chez celles dont le système nerveux *se cabre* en quelque sorte contre l'immobilité (1). C'est presque dire qu'il le tente chez toutes, et qu'il n'y renonce que lorsqu'il n'y a pas possibilité de faire autrement. Mais nous voyons avec plaisir que son opinion perd tous les jours à cet égard de son poids, surtout pour ce qui a directement rapport aux ulcérations; car nous lisons ce qui suit dans un ouvrage classique où tout ce qui traite des maladies des femmes n'est assez généralement que l'expression de ses principes (2).

» Le repos *absolu* n'est plus guère prescrit aujourd'hui; on est singulièrement revenu de cette pratique qui condamnait des femmes, pour de simples ulcérations, à une immobilité complète, à passer des mois entiers couchées sur leur lit, une chaise longue, ou un canapé. Cette excessive inaction, l'ennui qui en était l'inévitable conséquence, jetaient le trouble dans les fonctions, amenaient la langueur et substituaient à une santé presque

(1) M. Pauly, ouvrage cité, page 117.
(2) *Bibliothèque du médecin praticien*, tome 1er, page 609.

parfaite, un état presque valétudinaire. On ne saurait croire jusqu'où certains médecins poussent le rigorisme à cet égard. Nous avons vu, à la maison Royale de santé, une jeune dame qu'un médecin de province avait assujétie depuis quatre mois à un repos si absolu qu'elle se faisait transporter dans la position horizontale de son lit sur un canapé; depuis quatre mois son pied n'avait pas touché la terre, pour une affection insignifiante de l'utérus! Dans ses leçons, M. le professeur Marjolin rejette formellement cette immobilité, plus grave que l'affection pour laquelle elle était subie. »

Nous nous croyons donc dès lors dispensé de rapporter ici quelques-unes des nombreuses observations que nous avons été à même de recueillir sur les funestes effets du repos *absolu* dans le traitement des ulcérations utérines. Mais si le repos continu du corps n'est pas absolument nécessaire, et même très souvent nuisible, il n'en est pas de même du repos direct des organes malades. Ce repos, à nos yeux, est d'une nécessité absolue et rigoureusement obligatoire. Nous ne pouvons nous expliquer comment M. Lisfranc avance que « Le rapprochement des sexes, fait avec mesure, concourra avec les autres moyens à obtenir ce résultat (la résolution de l'engorgement chronique de la matrice), et pourquoi l'auteur de l'article de *la bibliothèque du médecin praticien*, que nous venons de citer, ne fait d'exception à cet égard que pour les cas d'ulcérations douloureuses et saignant aisément.

Aussi, maintenons-nous comme exact et comme très facile à démontrer que les jouissances vénériennes, quelque modérées qu'elles puissent être, en excitant la vitalité physiologique ou fonctionnelle de la matrice, la placeraient dans la position la plus défavorable, non seulement à la cicatrisation des ulcérations, mais encore à la résolution de tous les engorgemens dont elle pourrait être le siége. Et cela de telle sorte, que s'il y avait nécessité pour nous de nous prononcer entre les inconvéniens du repos le plus absolu du corps et ceux de l'exercice même le plus modéré de l'organe malade dans le cas de simples ulcérations, nous n'hésiterions pas à déclarer que ce dernier doit être le plus nuisible. Nous pourrions également citer à l'appui de cette assertion plusieurs exemples qui tous viendraient corroborer ce qu'exprime si positivement le fait que nous avons rapporté avec quelques détails ci-dessus page 75.

Nous nous contenterons de l'observation suivante que nous empruntons à madame Boivin et Dugès (1):

« Madame Al..., âgée de trente ans, fut menstruée à l'âge de quinze ans. Mariée quelques mois après, mère pour la première fois à seize ans, elle eut depuis, six autres grossesses dont trois à terme; les autres se terminèrent par avortement, du troisième au sixième mois.

» Chaque accouchement a été suivi de pertes de sang considérables. L'écoulement menstruel est de longue durée et très abondant; il paraît à peu près de quinze en quinze jours.

» A cet état se joint une constipation opiniâtre, des douleurs presque constantes dans les lombes et dans le pli des aines, de la pesanteur sur le siége, des lassitudes dans les cuisses, et quelquefois des fleurs blanches, mais peu abondantes; cependant cette jeune femme est oppressée de la crainte de périr, comme sa mère, d'un cancer à la matrice.

» Quoique perdant beaucoup de sang chaque mois, cette jeune dame conserve des couleurs vives, une fraîcheur de teint surprenante; elle est d'une

(1) Ouvrage cité, tome II, page 329.

taille élevée, ses cheveux sont bruns, ses yeux bleus, à sclérotique bleuâtre, et ses cils fort longs donnent à ses yeux cette expression de douceur et de langueur qui plaît généralement; mais elle se plaint souvent de douleur de l'estomac; elle ne peut se livrer au plaisir de la promenade sans en être bientôt fatiguée; le coït est souvent très douloureux (janvier 1828). L'utérus est très développé sur sa longueur; il présente environ six pouces depuis son fond, que l'on sent au-dessus des pubis, jusqu'à son orifice ultéro-vaginal; cette dernière portion de l'organe est très douloureuse au toucher.

» Au moyen du spéculum nous avons vu que le museau de tanche, qui a environ dix-huit lignes de diamètre, est d'un rouge foncé; que des portions de la muqueuse sont enlevées de sa surface, et que chaque point mis à nu est d'un rouge très vif, qui contraste avec le rouge livide, du reste, de cette saillie. On remarque encore une humeur épaisse, d'un jaune verdâtre, qui s'écoule de l'orifice largement ouvert, et dont les bords sont légèrement découpés.

» M. Duméril, médecin de la malade, prescrivit à cette époque, l'application de sangsues à la vulve, les injections astringentes, qu'il changea bientôt pour les injections narcotiques. Lavemens légèrement purgatifs; application de ventouses sèches sur les diverses régions du bassin; lainage sur la peau et bains de siège.

» L'état de madame Al... s'étant amélioré d'une manière sensible, elle ne tarda pas à devenir enceinte après une abstinence de plusieurs mois du lit conjugal.

» Elle devint enceinte le 12 novembre 1828. Au mois de décembre elle ressent tous les symptômes qu'elle avait éprouvés dans les trois grossesses précédentes qui s'étaient terminées chaque fois par un avortement: douleurs dans les régions internes du sacrum, des aines; saignée de deux palettes; repos au lit pendant plusieurs jours.

» A quatre mois (4 février), les mêmes symptômes se renouvellent: toux violente; seconde saignée, looch blanc, infusion de violettes avec sirop de gomme.

» La grossesse s'est prolongée jusque dans les premiers jours d'août 1829. Quoique l'enfant se présentât en position favorable pour un accouchement facile, le travail dura cinquante heures, à cause de la rigidité de l'orifice, de l'épaisseur, de la dureté de la paroi antérieure du col. La parturition s'acheva spontanément après qu'on eût fait usage de bains émolliens, d'injections, de pommade de belladone; les suites de couches furent simples et heureuses, la mère nourrit son enfant. Je viens d'apprendre que les accidens précédens se renouvellent; il eût été à désirer que la jeune dame résistât aux conseils qu'on lui avait donnés de redevenir mère pour obtenir une parfaite guérison, ce moyen étant tout à fait contraire au but que se proposaient les époux. Il n'est pas douteux que l'afflux plus considérable du sang pendant la grossesse, le développement du col de l'utérus, la dilatation de son orifice pendant la durée de ce long travail, n'aient contribué pour beaucoup à accroître l'irritation déjà existante dans ces parties, et à en augmenter l'engorgement. »

Cette nécessité du repos de l'organe, que nous établissons comme condition essentielle de la guérison des ulcérations, nous conduit à examiner jusqu'à quel point est fondée l'opinion des personnes qui conseillent la grossesse comme moyen à employer contre les affections de l'utérus en général. Cette opinion, qui peut être fondée dans quelques cas de déplacement, d'engorgement même, est à notre avis tout à fait erronée dans les cas d'ulcérations ; d'abord l'acte qui conduit à la grossesse, comme nous venons de le dire, est assez nuisible par lui-même pour qu'on ait à craindre qu'il n'éclipse les avantages qu'on pourrait espérer de la grossesse elle-même ; ensuite que se passe-t-il, physiologiquement parlant, dans cet état ? un véritable mouvement fluxionnaire, sorte d'hypertrophie de l'organe, dont les fibres s'accroissent et se distendent progressivement, Or, distendez un corps sur lequel se trouve une solution de continuité ; n'est-il pas certain que cette solution s'en trouvera agrandie ? La même chose doit se passer dans le cas qui nous occupe ; et, pour peu que l'ulcération se présente avec des caractères qui dénotent un état aigu, il est bien certain qu'elle recevra une nouvelle impulsion morbigène de l'exubérance vitale dont l'utérus se trouve être accidentellement le siége.

L'expérience prouve encore qu'en supposant que la malade pût échapper aux inconvéniens attachés au rapprochement sexuel ; que la fécondation eût lieu et que la grossesse marchât à son avantage, ce qu'elle pourrait finalement en attendre ne serait qu'une illusion, parceque l'avortement est le résultat le plus ordinaire des grossesses qui surviennent chez les femmes affectées de maladies de l'utérus, et que dans les cas même où la grossesse va jusqu'à son terme naturel, les suites en sont en général promptement funestes ; l'observation suivante en est une preuve (1) :

« Une cuisinière, âgée de trente-sept ans, se présente le premier septembre 1811, à l'hôpital de la Charité avec une perte de sang excessive ; cette perte dure depuis huit mois et demi, elle s'est renouvelée depuis cette époque un grand nombre de fois pour les causes les plus légères, et presque toujours le lendemain ou le surlendemain du coït. La malade est d'une pâleur extrême et néanmoins elle n'est pas très maigre ni très affaiblie, elle n'a rien perdu de sa gaieté naturelle ni de son appétit. Son pouls est grand, fort et un peu fréquent ; toutes ses fonctions sont dans le meilleur état ; elle n'éprouve et n'a jamais éprouvé la plus légère souffrance ; enfin elle se plaît à répéter qu'elle n'est pas malade : il lui tarde d'être débarrassée de ses hémorrhagies pour retourner à ses occupations, qu'elle n'avait jamais interrompues avant son entrée à l'hôpital.

(1) Cette observation est extraite de la *Clinique* de M. Cayol, déjà citée, page 388.

» Elle croit être enceinte, et l'on remarque, en effet, dans le côté gauche de l'hypogastre, une tuméfaction assez considérable, dure et de forme arrondie ; mais la fréquence des pertes utérines, et l'état d'anémie où la malade paraît réduite, éloignent toute idée de grossesse, et l'on serait porté à attribuer la tumeur hypogastrique à une maladie de l'ovaire ; il existe d'ailleurs, dans les intervalles des hémorrhagies, un écoulement ichoreux, fétide, très abondant. Plusieurs personnes instruites reconnaissent par le toucher que le col de l'utérus est entièrement détruit ; on ne trouve à sa place qu'un très large *ulcère* à surface inégale, anfractueuse, dans lequel on ne distingue pas même l'orifice utérin. M. le professeur Dubois, qui a touché la malade quatre mois avant son entrée à la Charité, l'a jugée atteinte d'un ulcère à la matrice.

» Vingt et quelques jours se passent sans aucun changement : la malade, souvent questionnée et soigneusement observée, ne ressent jamais la plus légère douleur ; elle dort bien et mange de très bon appétit ; elle n'est incommodée que par la fétidité de son écoulement, dont ses linges sont presque toujours infectés. De temps à autre il lui arrive encore de perdre, dans le courant de la journée ou de la nuit, plus d'une pinte de sang pur, en gros caillots d'un rouge vif. Ces hémorrhagies ne sont d'ailleurs accompagnées d'aucun malaise, mais seulement d'une diminution progressive des forces. Le 22 septembre, à sept heures du matin, elle est prise tout à coup, et pour la première fois, de douleurs violentes dans les reins et dans le ventre, elle perd en même temps une grande quantité d'eau, et vers deux heures après-midi elle accouche, à notre grande surprise, d'un enfant mort, mais à terme et bien constitué.

» Dès ce moment elle se regarde comme guérie, et se livre plus que jamais à sa gaieté. Plusieurs élèves, témoins de l'événement, ne doutent point qu'on se soit mépris sur la nature de la maladie. Quelques-uns soupçonnent que ce qu'on a pris pour une surface ulcérée, n'est autre chose qu'une portion du placenta implanté sur l'orifice de l'utérus. Cependant nous pratiquons de nouveau le toucher, et nous trouvons les parties dans le même état qu'avant l'accouchement. Les pertes utérines continuent, ainsi que l'écoulement ichoreux, et toujours sans aucune douleur; la malade, toujours gaie et bercée de l'espérance d'une guérison prochaine, s'affaiblit de plus en plus sans perdre l'appétit ni le sommeil. Vers le milieu de janvier, elle est affaiblie au point de ne pouvoir plus quitter le lit ; ses jambes sont œdémateuses, le reste du corps et très amaigri et un peu bouffi. Enfin elle expire le 25 février 1812.

» L'ouverture, faite en présence des médecins et de plusieurs élèves de la Charité, nous découvre un large ulcère qui a détruit non seulement toute la portion du col de l'utérus qu'on nomme le museau de tanche, mais encore la partie supérieure du vagin. Ce dernier conduit communique avec l'intérieur de la vessie urinaire par une ouverture d'environ un pouce de diamètre, dont les bords sont formés, de même que tout le reste de la surface de l'ulcère, par un putrilage brunâtre extrêmement fétide. Au-dessous de cette couche de putrilage, on voit à nu l'érosion profonde de la matrice et du vagin ; le corps de la matrice n'a que son volume ordinaire. Le tissu cellulaire qui unit le vagin à la vessie et au rectum est dur, de consistance squirrheuse et infiltré de sérosité dans quelques parties : c'est ce tissu cellulaire qui forme la surface de l'ulcère aux endroits où le col de l'utérus et la portion correspondante du vagin se trouvent percés de part en part; tous les autres viscères sont parfaitement sains. »

Nous rejetons donc complètement la grossesse des moyens auxquels on peut avoir recours avec quelque chance raisonnable de succès dans toute espèce d'ulcération de l'utérus.

De ce que nous venons de dire des inconvéniens du repos absolu, faut-il conclure que l'exercice est utile aux femmes affectées d'ulcérations utérines? Non, sans doute ; ce que nous blâmons, c'est l'immobilité continue; mais nous ne blâmons pas moins tout exercice un peu violent. On conçoit, en effet, par des raisons que nous avons exposées au commencement de cet article, que tout ce qui tendra à exercer une pression sur l'utérus aura pour résultat de le congestionner et de favoriser son frottement sur les parties voisines.

La marche, la station prolongées doivent donc être sévèrement évitées. Nous avons dans ce moment-ci en traitement une dame, veuve d'un fabricant de bijouterie, qui, guérie depuis un an de deux larges ulcérations utérines, les a vues reparaître à la mort de son mari, par le grand exercice qu'elle a été obligée de prendre pour ne pas laisser péricliter son commerce. Nous avons même été obligé de l'engager à passer la belle saison à la campagne, dans la persuasion où nous sommes que tant qu'elle sera à la tête de ses affaires, elle ne pourra jamais prendre le repos nécessaire à sa parfaite guérison. C'est très souvent pour soustraire nos malades aux exercices qu'exige nécessairement la direction d'une maison, d'un simple ménage, que nous les engageons à aller passer leur convalescence à la campagne. Voici un fait (1) qui confirme la justesse des précautions que nous prenons à cet égard :

« Madame A. Menet...., âgée de trente-cinq ans, mère de deux enfans qu'elle mit au monde avec facilité, avait, jusqu'à vingt-six à vingt-huit ans, vécu dans le luxe et l'abondance, lorsque des revers de fortune l'obligèrent à utiliser son beau talent en musique pour élever ses enfans d'une manière conforme à leur première destination dans la société. Devenue professeur de musique et cantatrice à l'Opéra, elle était forcée d'étudier beaucoup, et par conséquent de se tenir debout pendant douze à quinze heures par jour, et de faire continuellement des efforts de voix. J'insiste sur ces circonstances, parce que

(1) Madame Boivin et Dugès, ouvrage cité, tome II, page 337.

j'ai rencontré l'utérus malade chez beaucoup de femmes soumises au même genre d'exercice. Menstrues abondantes, irrégulières, fleurs blanches, tuméfaction considérable de l'utérus, surface livide, parsemée de vésicules miliaires, saignement du museau de tanche pendant l'exploration, pendant les efforts pour expulser les matières stercorales, pendant le coït; cette dame maigrissait depuis quelque temps, perdait l'appétit, sa voix s'affaiblissait, et cette dernière disposition l'affligeait beaucoup.

» Nous prescrivîmes : saignée du bras, trois palettes, injections froides dans le vagin avec une seringue ordinaire, pour que le choc fût plus fort et plus longtemps prolongé sur le col de l'utérus; ventouses, tantôt sèches, tantôt scarifiées, soit sur les régions lombaires, soit au périnée; que le col de l'utérus a pris une teinte d'un rouge vif. Je recommandai l'usage, à l'intérieur, des eaux minérales d'Enghien; quelques tasses, dans la journée, d'une décoction amère. Trois mois après, la malade put reprendre ses occupations qu'elle avait suspendues pendant ce traitement. Son embonpoint est revenu, depuis surtout qu'elle porte un vêtement de laine sur la peau et qu'elle a pris le parti de ne plus faire de longues et fréquentes courses à pied pour aller donner ses leçons de musique. »

Nous partageons tout à fait l'avis de la personne qui a recueili cette observation sur les bons effets des vêtemens de laine, portés sur tout le corps, particulièrement sur les membres inférieurs. Nous avons très souvent, par leur seul emploi, modéré des pertes blanches dont l'abondance minait les malades, et ils sont un moyen accessoire qui, surtout dans les temps froids et humides, seconde puissamment l'efficacité des agens thérapeutiques.

Régime. — Nous savons tous, l'étude de la physiologie et de l'hygiène nous l'apprend, que l'abstinence ou la privation des alimens a pour effet immédiat de dépouiller le sang des matériaux alibiles propres à la réparation des organes, et de diminuer toutes les sécrétions, tandis qu'au contraire elle augmente l'absorption au point de la forcer à s'exercer non seulement sur le contenu des auréoles du tissu lamineux, mais encore sur les tissus et sur les organes eux-mêmes.

Il n'est donc pas étonnant qu'on ait espéré, par une diète sévère et prolongée, obtenir la résolution des diverses altérations organiques qui se présentent sous forme d'engorgement, quelque fût d'ailleurs la nature de la matière qui dominât dans cet état pathologique ; on était même d'autant mieux fondé dans cet espoir, que l'observation avait aussi prouvé que la résorption dans ces cas, avant d'attaquer les organes dans les élémens de leur texture naturelle, s'exerçait d'abord sur les mollécules anormales, liquides ou solides, accidentellement déposées dans leur trame. L'expérimentation clinique démontra bientôt que les faits thérapeutiques auxquels conduisait cette induction physiologique n'étaient pas moins applicables à l'utérus qu'à tout autre viscère; aussi de nombreux exemples sont venu prouver que par les seuls effets d'une diète sévère et prolongée on avait obtenu la résolution non seulement de simples cas d'hypertrophie, mais encore d'engorgement avec commencement de transformation de tissu de cet organe.

Mais ce qui est vrai dans la généralité des cas d'engorgemens de la matrice, sauf les nombreuses exceptions qu'une étude approfondie des maladies de cet organe comme de tout autre, pose naturellement à la loi que nous venons d'établir, est-il applicable aux cas d'ulcérations? Non, répondrons-nous de suite, et par un raisonnement non moins physiologique que celui qui précède : c'est que d'abord beaucoup de ces ulcérations ne sont pas accompagnées d'engorgement, ensuite parce que, dans celles où cet état se manifeste, il existe souvent bien moins par accumulation autour de la solution de continuité des mollécules qui font la base des engorgemens, que par la rupture des vaisseaux, qui force les fluides à refluer dans les couches sous-jacentes; d'où on pourrait conclure que si par la diète à laquelle on soumettrait les malades affectées d'ulcérations, on parvenait à déterminer vers la matrice un mouvement de résorption moléculaire, il pourrait se faire aux dépens de la solution de continuité elle-même aussi bien qu'aux dépens de tout autre partie de l'organe, et par conséquent être plus contraire que favorable à sa cicatrisation.

Si d'ailleurs nous remontons à la cause de la plupart des ulcérations, nous trouvons que, si on excepte celles qui tiennent à des lésions physiques, elles se lient très souvent à une altération profonde de l'économie, contre laquelle la diète ne ferait rien, disons mieux, qu'elle ne ferait qu'aggraver. C'est surtout dans les ulcérations coïncidant, comme cause ou comme effet, avec d'abondantes pertes leucorrhéïques, que la diète serait défavorable.

« Il est évident, dit M. le docteur Duparcque (1), que beaucoup de ces ulcérations sont occasionnées ou entretenues par un état général de faiblesse et d'atonie, qui lui-même provient souvent d'un dérangement des fonctions digestives ou d'une affection morbide de leurs organes, comme gastrite, gastro-entérite, etc. Or, il est constant que si on ne détruit pas ces états généraux, ou morbigènes ou pathologiques, par des traitemens appropriés, les traitemens locaux échoueront ou bien n'auront qu'un succès momentané; on verra bientôt ces ulcérations récidiver.

« Au contraire, la destruction de ces causes peut suffire, et sans qu'il soit besoin d'applications locales, pour faire disparaître et guérir radicalement des ulcérations jusque-là récalcitrantes. Nous avons vu souvent un changement de régime, le séjour de quelques semaines seulement à la campagne, en même temps que ces moyens hygiéniques rappelaient les fonctions digestives altérées à leur rhythme normal et ramenaient les forces, l'embonpoint et la fraî-

(1) Ouvrage cité, tome 1er, page 385.

cheur, faire cesser des leucorrhées opiniâtres et disparaître les exulcérations qui en étaient la suite. »

Aux faits sur lesquels ce praticien appuie son opinion, nous nous contenterons d'ajouter le suivant : Une dame de quarante-neuf ans, d'une constitution assez débile, ayant toujours mené une vie sédentaire, mariée à vingt-cinq ans, sans avoir jamais été mère, éprouva aux approches de l'âge critique des maux d'estomac et des douleurs intestinales que son médecin, alors grand partisan de la doctrine physiologique, s'empressa de combattre par de fréquentes saignées et une diète sévère. Les douleurs, au bout de trois mois de ce régime, cessèrent de se localiser ; mais il lui survint des palpitations et un écoulement leucorrheïque des plus abondans. Croyant alors, suivant les enseignemens de la doctrine, à un simple déplacement de l'irritabilité générale, ce même médecin l'attaqua par des sangsues appliquées sur la région du cœur, l'eau de gomme, à laquelle il ajouta toutefois (comme un sacrifice à ses opinions médicales), quelques prises de poudre de belladone.

La santé de la malade ne gagna rien à ce régime; loin de là, ses forces tombèrent de plus en plus;

la leucorrhée devint plus abondante, les digestions languirent au point que l'estomac pouvait à peine supporter les alimens les plus légers, comme le bouillon de poulet, le laitage, les pruneaux. Consulté alors pour la leucorrhée, je soupçonnai quelque lésion du côté de l'utérus. Le toucher me montra effectivement le col engorgé, mou, légèrement inégal sous la pulpe de l'indicateur, et plus sensible au pourtour de l'orifice utérin que tout autre part. J'appliquai alors le spéculum et je reconnus que toute l'entrée de l'utérus était le siége d'une érosion pultacée, d'une couleur gris-blafard, dont la surface était sans cesse recouverte d'un mucus délié et verdâtre qui s'échappait de la cavité même de l'organe.

Je prescrivis des injections avec la décoction de roses de Provins, dont je fis même baigner une heure par jour le col au moyen de l'utérotherme, puis à l'intérieur une nourriture animale, un peu de vin de Bordeaux et quelques boissons amères; car la détérioration générale de toute l'économie, sans m'indiquer de suite l'essence même de l'affection utérine, m'enlevait néanmoins toute idée d'une phlegmasie aiguë. Un mois et demi, deux mois même n'amenèrent que bien peu d'amélioration. J'appris alors que, très ponctuelle à suivre la partie de mes avis qui se rapportait à son affection locale, la malade, effrayée par la difficulté avec laquelle avait été digérée une très légère cotelette de mouton prescrite dès le début de mes soins, avait renoncé à toute alimentation un peu tonique, dans la crainte, disait-elle, de raviver une gastrite dont on l'avait bercée pendant près de six mois. Je la mis alors dans cette alternative ou de renoncer à mes soins, ou de suivre mes avis en tous points. Elle suivit ce dernier parti, et en trois mois les forces se ranimèrent, les battemens de cœur disparurent, la perte diminua sensiblement ainsi que l'ulcération, qui me semblait lui être intimement liée, et céda tout à fait à l'application d'un cautère que je plaçai à la jambe. Je vois encore de temps à autre cette dame, âgée aujourd'hui de cinquante-huit ans environ, et sans offrir les caractères d'une constitution robuste, qu'elle n'a jamais eue, elle jouit néanmoins d'une bonne santé.

Des raisonnemens et des faits qui précèdent, ne sommes-nous donc pas autorisé à conclure que si la diète a pu être une ressource utile dans le traitement des engorgemens essentiels de l'utérus, arrivés même au point de constituer des dégénérescences squirrheuses, elle est néanmoins généralement plus nuisible qu'utile dans les ulcérations; et que dans celles de ces ulcérations qui se présenteraient avec des caractères incontestables d'acuité, il serait souvent plus prudent de combattre localement la phlegmasie, que de chercher à l'éteindre par l'abaissement de la vitalité générale obtenue au moyen d'une diète sévère et prolongée, ou par alimentation débilitante.

Au nombre des substances alimentaires dont les femmes font généralement usage, surtout dans les grandes villes, et dont l'emploi journalier est éminemment funeste à celles qui se trouvent affectées d'ulcérations utérines, on doit surtout placer le café au lait; nous avons très peu rencontré de malades dont la continuation de cette alimentation, même pour celles qui s'y étaient le plus habituées, ne contrariât le traitement; elle est surtout nuisible dans les cas où l'affection utérine est accompagnée de pertes blanches abondantes, où l'ulcération est blafarde, antée sur des tissus mous, et coïncide avec les caractères de la constitution lymphatico-nerveuse, qui est l'apanage ordinaire des femmes des grandes villes. Nous avons cru longtemps que quelques praticiens, en proscrivant le café aussi bien que le thé au lait de la nourriture habituelle de la plupart des femmes affectées d'ulcérations utérines, cédaient à un préjugé ; mais l'expérience nous a maintes fois montré qu'ils avaient raison ; aussi, sauf pour quelques cas exceptionnels, nous sommes-nous depuis longtemps rangé à leur avis.

Bains. — Il est peu de maladies pour lesquelles on fait un plus fréquent usage des bains que pour les affections de l'utérus. Les bains de siége sont surtout d'un usage pour ainsi dire banal.

On peut avoir raison de conseiller les grands bains quand ces maladies se présentent avec des caractères aigus qui exigent que leur traitement se règle sur les principes de thérapeutique applicables à toutes les autres phlegmasies, mais il ne saurait toujours en être ainsi pour les ulcérations, par des raisons que nous avons déjà exposées précédemment et qui nous démontrent que ces affections ont rarement le caractère et la marche des maladies à type franchement inflammatoire Aussi les conseillons-nous le plus ordinairement chargés de principes médicamenteux appropriés à l'indication qui se présente à remplir suivant la nature de l'ulcération ; par exemple, de principes *sulphureux* quand nous reconnaissons la présence d'un vice dartreux ;

alcalins quand la peau a besoin d'être ranimée par un excitant tonique ; *gélatineux* ou *émolliens* quand cette membrane dénote la nécessité d'une sédation prompte et directe.

Quant aux *bains de siége*, l'opportunité de leur emploi est très diversement appréciée des praticiens. La plupart d'entre eux les ordonnent autant pour complaire à l'attente des malades qui ne croiraient pas un traitement complet sans leur adjonction aux autres moyens ordonnés, que pour répondre à une indication dont ils ont d'avance mesuré la valeur et reconnu la portée.

« La plupart des médecins, dit M Lisfranc (1), dans les affections même aiguës de l'utérus, ordonnent des bains de siége chauds et émolliens, et tous les traités de pathologie en font un précepte ; presque jamais nous ne sommes appelé auprès d'une malade sans la trouver à l'usage de ces bains. Nous les rejetons dans tous les cas comme la plus grande absurdité qu'il soit possible de commettre en thérapeutique. Effectivement, dans une congestion cérébrale on prescrit un pédiluve pour attirer le sang vers les parties inférieures, et, pour une affection

(1) M. Pauly, ouvrage cité, page 109.

du bassin, c'est le bassin même qu'on ne craint pas de congestionner; mais à part la théorie, que nous dit la pratique? Quand il s'agit de rappeler des menstrues arrêtées, le bain de siége est généralement employé. Ici les praticiens regardent ce moyen comme propre à congestionner, et c'est ce qu'ils désirent; comment se fait-il qu'ils l'oublient quand il s'agit d'une affection sub-aiguë de l'utérus. »

Nous sommes ici tout à fait de l'avis de M. Lisfranc, et comme lui nous ne donnons les bains de siége à une température élevée, chauds en un mot, que lorsqu'une ulcération essentiellement atonique par elle-même est accompagnée d'un engorgement qui demande à être relevé, réchauffé, si on peut parler ainsi, par un congestionnement artificiel momentané. Dans les cas les plus fréquens au contraire où l'ulcération se présente avec une certaine acuité locale et la réaction générale qu'entraînent les douleurs sympathiques qui leur sont presque inhérentes, nous les ordonnons complétement tièdes; absolument froids ils auraient le même inconvénient que chauds, c'est-à-dire qu'ils congestionneraient l'utérus, non plus en appelant le sang vers le bassin, mais en saisissant les parties qui s'y trouveraient plongées les premières, et dont le sang reflueraît vers les organes voisins, mais plus profondément situés.

Les bains de siége, de même que les grands bains, peuvent être utilement chargés des principes médicamenteux dont on juge utile de faire usage. Les substances narcotiques sont celles dont on les imprègne le plus ordinairement ; nous les avons vus très souvent réussir par cette voie, alors même qu'ils n'avaient pas donné de grands résultats administrés d'une autre manière.

Nous ne terminerons pas l'exposé des moyens accessoires au traitement des ulcérations de l'utérus, sans parler des avantages qu'on retire des fréquens lavemens ; n'auraient-ils d'autre résultat que d'empêcher le frottement que l'utérus ulcéré peut recevoir de l'intestin rempli de matières desséchées, que leur utilité serait déjà suffisamment établie, et que leur recommandation sortirait des prescriptions insignifiantes auxquelles le désir de satisfaire l'imagination des femmes malades, toujours avide de moyens, nous force si souvent d'avoir recours.

EXAMEN CRITIQUE

DE L'ORDONNANCE BANALE DÉLIVRÉE AUX CONSULTATIONS DE L'HOPITAL DE LA PITIÉ AUX FEMMES AFFECTÉES DE MALADIES DE L'UTÉRUS.

Nous avons vu, par les détails dans lesquels nous sommes entré à l'occasion du traitement seulement des *ulcérations* de l'utérus, que ce traitement se composait d'élémens si divers et quelquefois si opposés, que son application demandait beaucoup d'habitude et de perspicacité pour se rapporter aux différens caractères, à la nature particulière de ces ulcérations, et remplir toutes les indications qui ressortent naturellement des causes et des degrés de la maladie, de la constitution, de l'âge, des habitudes de la malade.

Comment après cela concevoir qu'on ait eu la prétention de réduire ce traitement à des règles tellement fixes et immuables que la même ordonnance, la même formule fût applicable à tous les cas?...

C'est pourtant ce qui a lieu de la part de quelques praticiens qui n'ont qu'une seule manière de traiter toutes les maladies de la matrice ; c'est ce qui se pratique à l'hôpital de la Pitié, où un service spécial est réservé à ces maladies, et par conséquent où les élèves, au lieu d'être initiés aux grandes difficultés qui font du traitement des maladies une science des plus élevées, ne sont exercés qu'à un jeu de la mémoire, qu'à une affaire de pure routine.

Or, voici cette formule que le chef de ce service fait délivrer aux femmes du dehors qui viennent à la consultation pour des affections utérines, hypertrophies, engorgemens indurés, squirrhes, tubercules, cancers, granulations ; ulcérations simples, syphilitiques, dartreuses, variqueuses, scrofuleuses etc. Nous la transcrivons telle que la donne M. Pauly (1), qui l'a distribuée lui-même ou vu distribuer pendant près de trois ans et cela *dans toutes les circonstances*, hors les cas d'incurabilité, pour lesquels on se bornait à prescrire des injections de ciguë, des quarts de lavement calmant, et de loin en loin une légère saignée révulsive pratiquée au bras et en ajoutant bien entendu la cautérisation dans les cas d'ulcérations :

(1) Ouvrage cité, page 157.

« 1° Repos absolu. Le repos sera gardé sur une chaise longue, ou mieux sur un canapé, sur lequel on portera la malade, afin d'éviter qu'elle ne marche.

» 2° Trois fois par jour, le matin, à midi et le soir, injections d'eau de guimauve presque froide : ces injections seront prises couchée, le bassin soulevé par un oreiller, de manière que le point le plus déclive se trouve à sa partie supérieure ; on établit ainsi vers le col de l'utérus un bain local fort avantageux, et qu'on gardera de cinq à dix minutes.

» 3° Tous les jours, un lavement entier simple et presque froid.

» 4° Deux fois par semaine un bain entier simple et chaud; y rester au moins deux heures; faire abstraction des bains de siége (quand la malade en prenait antérieurement).

» 5° Tous les jours, trois heures après avoir mangé, prendre une pilule contenant un grain de poudre de ciguë; au bout de dix jours on portera la dose à deux grains, puis successivement à trois et à quatre grains, après quoi on en cessera l'usage une quinzaine de jours, pour recommencer de nouveau par un grain, ainsi de suite.

» 6° Pour tisane : Décoction de saponaire édulcorée avec le sirop de gomme; au bout de quelque temps, on pourra la remplacer avantageusement par la scabieuse.

» 7° Huit jours après les règles, faire pratiquer au bras une saignée révulsive d'une palette, qu'on renouvellera au besoin dans l'intervalle de la menstruation.

» 8° Si la malade éprouve de vives douleurs, nonobstant la saignée prescrite, elle se trouvera bien de faire usage d'un quart de lavement simple avec addition de cinq gouttes de laudanum et de deux grains de camphre dissous préalablement dans un jaune d'œuf.

» 9° Repos très absolu des organes malades.

» 10° *Régime.* — Légumes, fruits bien mûrs ou cuits, laitage, poissons, viandes blanches : pour boisson, pendant le repas, eau rougie, eau de seltz; s'abstenir de café, de liqueurs et de toutes les boissons excitantes, diminuer l'alimentation d'un quart, puis d'un tiers, et arriver peu à peu à ne donner à la malade que la quantité suffisante pour soutenir son existence (1). »

(1) L'ordonnance qui se délivre aujourd'hui ne diffère guère

Analysons en détail cette ordonnance, véritable lit de Procuste, dans lequel toutes les affections utérines sont forcément tenues d'entrer, et il nous sera facile de démontrer qu'elle rencontre tant de cas où les prescriptions qui la composent seraient contraires, qu'on peut à bon droit soutenir qu'elle doit généralement être plus nuisible qu'utile.

Repos absolu. — Nous avons déjà démontré que si le repos absolu est utile dans les affections utérines, c'est principalement pour celles qui se présentent avec un caractère évident d'acuité, qui sont précisément celles pour lesquelles les malades viennent rarement aux consultations des hôpitaux, tandis qu'en plongeant l'économie dans la prostration, il est généralement nuisible pour les cas frappés au coin d'une atonie générale et locale, comme sont la plupart des ulcérations qui forment la majeure partie des affections de cet ordre, pour lesquelles les femmes viennent aux consultations publiques; sous ce point de vue le repos absolu, établi comme règle fondamentale et irrévocable de

de celle qui se donnait alors, que par l'addition de l'iodure de potassium, autre panacée dont nous avons réduit l'action à sa juste valeur.

traitement des maladies de l'utérus, serait donc déjà une erreur.

Mais ce que nous pensons être une erreur d'après nos vues, pourrait être une vérité d'après celles de l'auteur de la formule : tout ce qu'on peut donc raisonnablement exiger de lui, c'est que dans l'ordonnance banale qui se distribue à ses consultations publiques, il se montre conséquent avec les doctrines qu'il professe dans ses cours et dans ses livres; or, dans les uns comme dans les autres, nous voyons bien qu'il penche généralement, comme nous l'avons montré ailleurs, en faveur du repos absolu; mais il reconnaît que « cette règle est soumise à des exceptions. Les tempérammens sont si divers, il y a tant de *variétés nerveuses*, dit-il, qu'un principe général sans modification ne saurait être établi en médecine. Dans le repos, certaines femmes ne digèrent plus, leur estomac repousse les alimens, etc., et *les accidens s'accroissent.* Un léger exercice devient alors nécessaire... Il a le double avantage de faciliter l'écoulement menstruel, et de ranimer les forces en rendant les digestions meilleures. »

Donc le repos absolu prescrit d'une manière uniforme à toutes les femmes ne serait excusable que si toutes ces femmes digéraient bien, n'étaient pas épuisées depuis longtemps par les douleurs; c'est précisément le contraire qui a lieu, parce que celles qui viennent aux consultations publiques sont ordinairement mal nourries, par défaut ou irrégularité d'alimentation, et que beaucoup ont éprouvé de longues souffrances qui ont déjà surexcité chez elles le système nerveux.

Trois fois par jour, injections d'eau de guimauve, la personne étant couchée et *le bassin soulevé par un oreiller*. Nous avons démontré que l'espoir de donner par ce moyen un véritable bain au col de l'utérus reposait sur une fausse appréciation des dispositions anatomiques des parois du vagin qui, au lieu de se maintenir normalement écartées l'une de l'autre, de manière à former un véritable cylindre creux, étaient généralement assez accolées pour ne permettre que difficilement à un courant liquide d'une impulsion modérée, de pénétrer jusqu'au col, et à plus forte raison d'y séjourner en quantité suffisante pour le baigner. Le but qu'on se propose doit donc être, dans la généralité des cas, complétement manqué.

Mais admettons que le bain local qu'on a en vue soit pris; que peut faire contre toute maladie de l'utérus autre qu'une métrite aiguë, un bain, une lotion d'*eau de guimauve?* Rien, nous semble-t-il, si ce n'est comme moyen de nétoyer la partie malade des mucosités ou sécrétions liquides dont elle peut être recouverte et de la disposer ainsi à recevoir plus directement l'action des agens thérapeutiques qu'on se propose d'employer.

L'eau de guimauve comme unique substance médicamenteuse topique, forme surtout le contraste le plus choquant avec les vues pratiques de ceux qui, comme l'auteur de l'ordonnance que nous analysons, ont érigé la cautérisation en méthode générale de traitement pour les ulcérations, sous le prétexte que ces ulcérations ne s'arrêtent et ne cicatrisent que sous l'influence d'agens qui *ravivent leur surface* et activent la vitalité des tissus sur lesquels elles reposent.

Tous les jours un lavement entier simple et presque froid, deux fois par semaine un bain entier chaud et prolongé, faire abstraction des bains de siége quand la malade en prenait antérieurement. Nous avons trop insisté sur la nécessité des lavemens pour en blâmer l'emploi; mais dans quelle intention l'auteur de l'ordonnance conseille-t-il les bains chauds de *deux heures au moins*? Pour le savoir il faut remonter à ce qu'il dit (1) de ce moyen. Or, nous voyons (page 111) que le bain d'une demi-heure à une heure, « loin d'être émollient ou anti-phlogistique, n'est propre qu'à augmenter l'excitation, » tandis que si on le prolonge, « cet appareil d'excitation générale fait place à un état de calme, à une détente qui constitue, pour ainsi parler, la période anti-phlogistique du bain. »

C'est donc toujours comme anti-phlogistique que le bain est ici conseillé : c'est alors toujours admettre que les affections utérines sont toutes et en tout temps de nature inflammatoire ; ce que nous croyons avoir suffisamment démontré être une erreur, non seulement en partant de nos propres opinions sur le caractère général de ces maladies, mais encore en remontant à l'étude détaillée que l'auteur fait lui-même de ces maladies, et aux conséquences qu'il en déduit successivement pour le choix des moyens thérapeutiques qui leur sont plus spécialement appropriés.

D'ailleurs comment accorder cette prescription constante du bain longtemps prolongé avec ces

(1) Dr Pauly, ouvrage cité.

réflexions : « Chez quelques femmes, au contraire, la longue durée du bain est très désavantageuse, elles finissent par s'y agacer, s'y impatienter au point qu'il est urgent d'en sortir pour éviter quelque explosion nerveuse. Il en est même qui éprouvent ces accidens dès qu'elles y entrent : il faut avoir égard à ces idiosyncraties, en diminuer la durée dans le premier cas ; dans le second y recourir rarement, et même s'en abstenir tout à fait si la nature ne peut s'y habituer insensiblement. » Enfin, ne défendre les bains de siége que si les malades en prenaient antérieurement, ne nous semble pas un conseil suffisamment établi, et pourra paraître à bien des personnes un avis dicté bien plus dans l'intérêt de la considération de celui qui le donne qu'en vue de la guérison de la malade.

Tous les jours, trois heures après avoir mangé, prendre une pilule d'extrait de ciguë, et pour tisane une décoction de saponaire ou de scabieuse.

Borner à ces agens médicamenteux tous les moyens internes qu'on doit opposer aux maladies utérines, c'est méconnaître implicitement qu'elles puissent par exemple tenir à un vice constitutionnel, comme au scrofule, à la syphilis, à un état dartreux, scrorbutique, etc., ainsi que nous avons prouvé d'une manière complétement irréfutable que cela arrivait très fréquemment pour les ulcérations.

Huit jours après les règles, faire pratiquer au bras une saignée révulsive, et nonobstant, si la malade éprouve de vives douleurs, un quart de lavement simple avec addition de cinq gouttes de laudanum et de deux grains de camphre.

Nous avons suffisamment démontré ailleurs que la prétendue saignée révulsive était trop souvent spoliative pour qu'on n'eût pas à craindre qu'en cherchant à détourner le sang de l'utérus, on ne jette toute l'économie dans un état de faiblesse et de prostration difficile à combattre. Cette assertion de notre part est particulièrement applicable aux cas d'ulcérations, qui, généralement dépourvues du caractère aigu des affections auxquelles elles succèdent, et dont elles ne sont bien souvent que l'expression la plus avancée, se rencontrent chez des femmes déjà épuisées par de longues souffrances, et dont la saignée générale peut bien plus accroître que diminuer l'exaltation nerveuse.

Repos absolu des organes malades. Nous ne pouvons qu'applaudir à ce conseil pour des raisons que nous avons très longuement développées, et nous persistons dans le regret que nous éprouvons que l'auteur dont nous combattons ici les opinions, ait pu établir quelques exceptions à cet égard.

Enfin conseiller pour régime : *les légumes, le laitage, les viandes blanches*, et pour boisson *l'eau rougie* et l'abstinence de toute liqueur excitante, n'est-ce pas ne reconnaître dans toutes ces maladies qu'un principe inflammatoire ; et conseiller de diminuer l'alimentation pour *arriver à ne donner que la quantité suffisante pour soutenir son existance*, n'est-ce pas nous ramener aux beaux jours de la médecine physiologique, et s'exposer à tuer le malade pour ne pas alimenter sa maladie.

En somme, considéré théoriquement, le traitement indiqué par l'ordonnance que nous venons d'analyser, semble s'adresser bien plutôt à une maladie aiguë récente et tout accidentelle, qu'à un groupe d'affections généralement chroniques, qui ont apporté dans bien des cas de notables changemens dans la texture et la vitalité propres de l'organe qui est leur siége, et pour lesquelles les femmes ne réclament qu'à la dernière extrémité les secours de l'art. Examiné sous le point de vue pratique, il se compose de moyens pour la plupart si peu directs, qu'on peut à bon droit hésiter de leur attribuer la guérison quand elle survient. Enfin ce que nous avons dit de la cautérisation doit faire penser que nous sommes loin de croire que, pour les ulcérations, elle puisse à elle seule compenser ce que ce traitement a de peu actif, pour ne pas dire d'insignifiant.

RÉSUMÉ GÉNÉRAL

DU TRAITEMENT

DES ULCÉRATIONS DE L'UTÉRUS.

Pour établir le traitement des ulcérations de l'utérus sur des bases rationnelles, il faut, ainsi que nous l'avons fait, les envisager de deux manières : sous le rapport étiologique, c'est-à-dire sous le point de vue, soit de l'aspect sous lequel elles se présentent, soit de la profondeur à laquelle elles pénètrent dans le tissu de l'utérus.

Considérées de la première manière, on voit alors qu'elles sont *accidentelles* ou simples, et *constitutionnelles* ou complexes, suivant qu'elles résultent d'une cause qui a simplement agi sur l'utérus, ou qu'elles se lient à un état maladif général de toute l'économie, dont elles sont l'expression de ce côté-là.

Considérées au contraire de la seconde manière, elles sont *superficielles* ou *profondes*, suivant qu'elles attaquent seulement la membrane muqueuse et les couches organiques qu'elle recouvre immédiatement (ce sont les ulcérations proprement dites), ou suivant qu'elles attaquent profondément le tissu utérin au milieu duquel elles se développent, comme dans le squirrhe, le cancer, le tubercule (ce sont les ulcères).

Basé sur des règles appropriées à ces données pathologiques, le traitement des ulcérations utérines se compose de moyens extérieurs ou *directs*, et de moyens intérieurs ou *généraux*.

Longtemps l'art a été réduit à ces derniers ; mais une ère nouvelle s'est ouverte pour la thérapeutique du moment où il a été possible, au moyen du spéculum, de soumettre ces altérations à un traitement chirurgical analogue en tout point à celui qu'on applique à toutes les parties extérieures du corps.

§ I. *Moyens extérieurs ou directs.*

Pour quiconque se fait une juste idée des ulcérations utérines, il est évident que des deux ordres de moyens requis pour leur traitement, ceux qui agissent directement sur l'organe conviennent à tous les cas, parce qu'ils suffisent à eux seuls pour les ulcérations qui tiennent à des causes locales, qui sont incontestablement les plus communes, et qu'ils secondent toujours puissamment l'efficacité des moyens généraux pour celles qui tiennent à un état ou vice constitutionnel. Ils se composent d'injections, de douches, d'irrigations, de bains locaux, de pansemens directs, d'applications de sangsues sur l'utérus lui-même et de cautérisations.

Les injections sont, de tous les moyens employés contre les maladies de l'utérus, les plus habituels; elles sont hygiéniques ou médicamenteuses, suivant qu'elles sont administrées comme moyen de propreté ou comme agent médicamenteux. Dans ce dernier cas, elles sont *émollientes*, *calmantes*, *détersives*, *astringentes* ou *spécifiques*.

On les administre au moyen de seringues appropriées à cet usage ; mais c'est une erreur de croire qu'il suffise d'introduire l'extrémité de la canule pour que le liquide, même poussé avec une certaine force, arrive jusque sur l'utérus, parce que le vagin est un canal dont les parois, constamment accolées l'une à l'autre, forment, au-dessus du point auquel touche le sommet de la canule, une barrière difficile à franchir. Le moyen le plus sûr de tirer des injections médicamenteuses tout le profit possible, est de les donner au moyen du speculum. On peut ainsi les faire parvenir dans la cavité même de l'utérus, quand on suppose qu'il est le siége d'ulcérations, ou que les produits liquides qui en découlent entretiennent celles dont le col est le siége ; mais ces injections demandent alors de grandes précautions.

Les *douches* et les irrigations diffèrent des injections : les premières en ce qu'elles ont un jet plus fort et plus rapide, les secondes en ce que le jet est plus continu. On les administre avec des appareils spéciaux, qui sont des réservoirs desquels partent des tuyaux flexibles, mais qui sont garnis d'une pompe foulante, au moyen de laquelle la masse d'air qui recouvre le liquide est comprimée, en raison directe de la force d'impulsion qu'on veut imprimer à ce liquide. Les douches et les irrigations peuvent être préparées comme les injections; mais comme elles agissent autant par leurs propriétés physiques, c'est-à-dire par le choc qu'elles font éprouver au col de l'utérus, que par les qualités inhérentes aux substances dont elles se composent, elles demandent une grande attention de la part de celui qui les perscrit, et une grande prudence de la part de la personne qui se les administre.

Les *bains locaux* se prennent ordinairement au moyen d'une injection qu'on laisse séjourner dans le vagin; mais quand on réfléchit à la difficulté qu'a le liquide à pénétrer jusqu'au col de l'utérus par une injection simple, et à la faible quantité de liquide que peut retenir le cul-de-sac du vagin, quelque position que l'on fasse prendre à la malade, on reconnaît bien vite que les bains donnés par ce moyen sont complétement illusoires; pour obtenir le même résultat (le contact prolongé d'un liquide avec le col) on a imaginé d'injecter dans le vagin des cataplasmes peu épais, mais la malpropreté qui en résulte les a bien vite fait abandonner.

C'est alors qu'a été inventé le métro-therme (1) du docteur Creuston, que nous avons modifié au point d'en faire un instrument des plus utiles dans le traitement des ulcérations et de tout autre affection de l'utérus. Cet instrument est construit de telle sorte, en effet, que distendant assez le vagin pour permettre à une forte masse de liquide de pénétrer jusqu'au col, s'il n'est pas profondément introduit, il peut même l'embrasser à la manière d'un spéculum, et le tenir aussi longtemps qu'on le veut baigné dans un liquide dont les mucosités qui s'échappent de la cavité utérine ne viennent pas altérer les propriétés, puisqu'elles vont d'elles-mêmes, à mesure de leur formation, surnager sur le liquide que contient le corps principal de l'instrument, auquel nous avons cru devoir donner l'appellation plus exacte d'utéro-therme (2).

Les sangsues appliquées directement sur l'utérus

(1) Voyez la Planche 7 de cet ouvrage.

(2) Planche 8.

ne sont pas approuvées de tous les praticiens; on leur reproche généralement de congestionner l'utérus, en le rendant le centre d'un afflux sanguin; mais ce reproche nous semble plus spécieux que fondé, et l'expérience démontre qu'elles sont avantageuses dans les sub-inflammations et les inflammations chroniques, si communes du côté de l'utérus, sur lesquelles les saignées générales et le traitement antiphlogistique ne semblent exercer aucune action, et surtout dans celles où il y a diminution ou suppression des règles. C'est à tort qu'on les accuse d'être douloureuses, de faire des piqûres qui dégénèrent aisément en ulcérations.

On les applique au moyen du spéculum, la partie ayant préalablement été débarrassée par une injection des mucosités qui la recouvrent habituellement. Quatre ou six, mais huit au plus suffisent dans la généralité des cas. Si, contre l'attente, elles ne donnaient pas la quantité de sang désirée, on pourrait en augmenter l'écoulement par quelques injections tièdes et émollientes. Si, au contraire, elles en fournissaient trop, on l'arrêterait par une injection légèrement astringente, sauf même à tamponner dans les cas où l'écoulement du sang dégénérerait en hémorrhagie. Le tamponnement doit se faire par le spéculum, autrement on s'exposerait à ne pas le faire porter positivement sur l'utérus.

Les *pansemens directs*, par leur introduction dans la thérapeutique des maladies, particulièrement des ulcérations utérines, ont rendu d'immenses services, et sont aujourd'hui d'un emploi général, quoique repoussés par quelques praticiens. Ils offrent, à notre avis, une ressource précieuse à laquelle on peut avoir recours : 1° dans les cas où l'on veut maintenir directement et longtemps des médicamens en contact avec les surfaces malades ; 2° lorsque les ulcérations se couvrent d'un ichore sanieux dont la résorption est jugée dangereuse pour la santé générale.

Dans les cas les plus habituels, et pour peu que les parois du vagin ne semblent pas jouir d'un degré suffisant de contractilité pour s'appliquer au pourtour du col, on maintient le pansement au moyen d'une éponge fine, allongée en cône, qu'on fait arriver humide au moyen du spéculum, jusque sur la charpie. Une fois cette éponge introduite, on fait une injection pour la ramollir et offrir ainsi un contact plus doux aux parois vaginales; on peut même rendre cette injection médicamenteuse dans les cas où l'utérus affecté d'ulcérations est en même temps affecté de chute ; ce moyen contentif est le meilleur qu'on puisse employer pour soutenir l'organe jusqu'à ce que la cicatrisation des ulcérations soit assez solide pour permettre la réapplication d'un pessaire.

La *cautérisation*, employée comme méthode générale de traitement des ulcérations de l'utérus, d'après le conseil de plusieurs praticiens qui en ont fait un moyen banal, est irrationnelle : sous le point de vue anatomique, parce que la texture éminemment vasculaire de l'utérus doit faire craindre que surexcité, il n'éprouve quelques dégénérescences auxquelles le prédisposent tous ses élémens organiques ; sous le point de vue étiologique, parce qu'elle ne répond presqu'à aucune des indications qui naissent de l'appréciation exacte des diverses causes sous l'influence desquelles se développent les ulcérations utérines ; sous le point de vue pratique, parce que l'expérience démontre qu'un grand nombre d'ulcérations résistent à son action et guérissent lorsqu'on la suspend, tandis qu d'un autre côté il serait facile de prouver que celles dont on lui attribue la guérison ont bien plutôt guéri *malgré elle que par elle.*

Toutefois, indépendamment des ulcérations vénériennes qu'il est toujours prudent de cautériser surtout dès leur début, la cautérisation trouve son indication ou son excuse ; 1° lorsqu'une ulcération déjà ancienne se couvre d'une exsudation albumineuse, sorte de fausse membrane molle et pultacée quelle détruit chimiquement, ou de végétations molles et sanguines qui masquent le corps réticulaire, l'empêchent de recevoir l'action des médicamens appropriés ; 2° lorsqu'une ulcération quelle que soit d'ailleurs sa nature, aura une marche tellement indolente et stationnaire que son aspect restera le même malgré tout traitement; elle aura alors bien moins pour effet de détruire les parties que de modifier leur vitalité et de les ramener à un type franchement inflammatoire,

Les caustiques employés pour la cautérisation des ulcérations utérines sont : le proto-nitrate acide de mercure, le nitrate d'argent, la potasse caustique, les diverses pâtes arsenicales, la créosote, le chlorate de zinc et le fer rouge ; mais on ne se sert guère aujourd'hui que du nitrate acide de mercure, du nitrate d'argent et du fer rouge. Le premier a l'avantage de pouvoir être employé à divers degrés de concentration; on l'applique au moyen d'un petit pinceau de charpie, le col de l'utérus, bien entendu, étant mis à découvert par le spéculum et suffisamment abstergé.

Le nitrate d'argent solidifié convient surtout dans les cas où l'ulcération est peu étendue et sinueuse. Quant au fer rouge, il convient pour enlever d'un seul trait des excroissances fongueuses et variqueuses, mais superficielles, car il refroidit trop vite pour agir profondement. Il n'est employé que par deux ou trois praticiens; l'effroi qu'il occasionne l'empêchera toujours de devenir d'un emploi général.

§ II. *Moyens internes ou généraux.*

Si toutes les ulcérations utérines étaient simples, bornées à la muqueuse et tenaient à des causes locales, on pourrait espérer les guérir à l'aide des moyens que nous venons de passer en revue, accomodés à la nature de chacune d'elles. Malheureusement elles tiennent souvent à des causes qui ont agi sur tout l'ensemble de l'organisme, et quand elles sont simples dans leur début, les malades, avant de réclamer les secours de la médecine, leur ont toujours donné le temps de se lier à la constitution et de cesser par conséquent d'être des affections purement locales. Aussi est-on très souvent obligé d'avoir recours à des médicamens internes. Les ulcérations qui tiennent à des causes spécifiques comme à un vice dartreux, scrofuleux, scorbutique, vénérien, imposent même l'obligation absolue des médications internes appropriées aux états constitutionnels dont elles ne sont que la conséquence ou l'expression. Quoi qu'il en soit, les moyens internes sont médicaux, pharmaceutiques ou hygiéniques.

1° *La saignée* se présente naturellement en tête des moyens généraux que l'on peut opposer aux ulcérations de l'utérus. Mais quand on connaît bien l'organisation de ce viscère, sa texture intime, qui donne rarement prise à l'état franchement inflammatoire, ainsi que nous l'avons dit, on pressent déjà que les émissions sanguines générales sont rarement applicables aux cas qui nous occupent, aussi les praticiens qui les recommandent les conseillent-ils non pas comme spoliatives mais comme révulsives. Sans nier que la saignée puisse réellement être révulsive, l'expérience n'en a pas moins démontré qu'elle est rarement applicable aux ulcérations utérines, d'abord parce que, employée sur des femmes qui ont déjà beaucoup souffert, elle expose à aggraver l'état nerveux dans lequel elles sont déjà généralement plongées, ensuite parce qu'en supposant que son action fût en réalité révulsive, elle n'est que momentanée, et qu'en tout cas elle ne détruit pas la cause qui appelle et maintient le sang concentré sur l'organe malade.

Les révulsifs sur la peau, comme les vésicatoires, les ventouses, les moxas, sont utilement employés quand la période aiguë de la maladie est passée, autrement ils pourraient aggraver le mal en augmentant l'irritabilité générale ; les ventouses surtout sèches sont, de ces trois agens thérapeutiques, ceux dont l'action est la plus facile à modérer, et par cette raison ceux qu'on emploie le plus souvent ; on les applique soit aux lombes, soit à la partie la plus élevée de la région inguinale, ou sur divers autres points du bassin. Les vésicatoires doivent être surveillés attentivement dans leur emploi à cause de l'excitation qu'ils occasionnent très souvent du côté des voies urinaires. On se trouve cependant quelquefois très bien de l'application d'un vésicatoire transformé en cautère à la partie interne et supérieure de la jambe. Quant aux moxas, nous les croyons plus propres à augmenter en pure perte l'irritabilité générale des malades, qu'à atténuer la marche de leur maladie.

2o La certitude qu'on a que les ulcérations de l'utérus tiennent souvent à des causes qui se lient à la constitution générale, a naturellement porté à employer contre elles des moyens médicamenteux proprement dits. Indépendamment de ceux qui s'adressent à des états spéciaux, comme le vice dartreux, scrofuleux, vénérien, etc., comme on a toujours été et qu'on est encore très disposé à voir dans les engorgemens dont la plupart de ces ulcérations sont accompagnées une tendance à la dégénérescence squirrheuse, c'est surtout parmi les médicamens auxquels on croit pouvoir attribuer une vertu résolutive, parmi les fondans en un mot, qu'on les a surtout choisis, tels que le mercure, l'iode, le chlore, l'or, le platine, l'argent, la ciguë, le seigle ergoté, le muriate de soude, de potasse, etc. ; mais il ne reste guère dans la pratique actuelle que les préparations dans lesquelles entrent le mercure, l'iode, la ciguë, la potasse.

Le *mercure* et ses composés ne méritent, dans l'espèce, ni les éloges exagérés que lui accordent quelques praticiens, ni le dédain dont il est l'objet de la part de quelques autres; car s'il est souvent sans action, il n'en est pas moins vrai que même en dehors des cas où son usage est impérieusement indiqué par une affection de nature syphilitique, il a dans bien des cas été utilement employé.

L'iode est aujourd'hui le médicament le plus usité, son usage est d'un emploi pour ainsi dire banal. Mérite-il, comme propre à dissoudre les engorgemens utérins, la faveur dont il jouit dans l'esprit de plusieurs praticiens? Cela se peut, répondrons-nous; mais quand ce résultat est obtenu, il est rare qu'il n'ait pas agi défavorablement sur le reste de l'économie par la propriété qu'il a de favoriser le mouvement de décomposition aux dépens de celui de composition. Aussi doit-on être très circonspect dans son emploi.

De ses diverses préparations c'est l'iodure de potassium ou hydriodate de potasse qui est le plus souvent usité; on l'administre à la dose de quinze centigrammes à un gramme progressivement, et à l'extérieur de un à deux grammes. On doit en suspendre l'usage dès que les voies digestives paraissent se détériorer.

La ciguë est encore une des substances qui ont été le plus vantées dans les engorgemens utérins; mais exerce-t-elle une action réellement résolutive, ou bien n'agit-elle que comme médicament sédatif? C'est ce à quoi il est difficile de répondre d'une matière péremptoire. L'expérience nous a cependant porté à incliner un peu en faveur de la première opinion. On l'administre généralement à l'état d'extrait alcoolique et à la dose de cinq à dix et même quinze centigrammes par jour, en trois, quatre ou cinq pilules. Si dans l'administration de la ciguë on n'avait d'autre but que de calmer les douleurs dont les ulcérations de l'utérus sont très souvent le point de départ, on ferait bien de lui substituer *l'opium*, *la morelle*, *la jusquiame*, *la bella-*

done, la thridace, dont l'action est plus sûre sous ce rapport.

Le repos est utile dans le traitement des ulcérations utérines, comme dans toutes les affections de cet organe, car le plus simple raisonnement doit faire pressentir que, devenant par sa position un point sur lequel doivent aboutir les efforts des muscles et des viscères abdominaux, elle doit se ressentir de tous les exercices violens, même de la marche forcée et de la station debout prolongée. Mais s'en suit-il qu'il faille, suivant le conseil de quelques praticiens, condamner les femmes affectées de ces maladies à un repos absolu? Non, sans aucun doute, car ce repos ne serait propre qu'à jeter les malades dans un état de faiblesse et d'irritabilité nerveuse qui ne ferait qu'aggraver leur mal. Aussi revient-on aujourd'hui des raisons sur lesquelles on croyait pouvoir se fonder pour faire du repos une nécessité inexorable.

Mais si le repos de tout le corps n'est pas aussi utile qu'on l'a d'abord cru, il n'en est pas de même du repos des organes malades : il doit, suivant nous, être absolu. Quant à l'opinion des personnes qui pensent que la fécondation peut être un moyen à opposer aux ulcérations, et en général, à toutes les affections de l'utérus, nous ne saurions la partager, l'expérience nous a montré que la grossesse pouvait être suivie d'accidens funestes que le raisonnement devait aisément prévoir.

Le régime des femmes affectées d'ulcérations utérines mérite plus d'attention qu'on ne le croit communément. La diète, à laquelle quelques praticiens ont cru pouvoir recourir comme moyen de favoriser la résorption des molécules organiques qui font la base des engorgemens dont ces sortes d'affections sont généralement accompagnées, est à notre avis plus nuisible qu'utile, d'abord parce que ces engorgemens ne sont pas constans, ensuite parce que ces maladies se lient souvent à un état général de détérioration de toute l'économie que la diète aussi bien que le repos absolu ne peut qu'aggraver. Le caractère local et général propre à chaque ulcération doit régler la nature de l'alimentation, mais il faut reconnaître que si les liqueurs alcooliques, les mets de haut goût doivent être proscrits, une nourriture débilitante n'est pas moins nuisible.

Le café et le thé au lait nous ont toujours paru défavorables.

Les bains sont d'un usage très fréquent dans les ulcérations utérines. On peut avoir raison de les conseiller quand ces maladies se présentent avec des caractères aigus; mais comme ces cas sont les plus rares, la nécessité de leur emploi est loin d'être aussi souvent justifiée qu'on le croit communément. Aussi les conseillons-nous le plus ordinairement chargés de principes médicamenteux, gélatineux ou émolliens, sulfureux, alcalins, opiacés, etc., suivant l'indication qui se présente à remplir.

Quant aux bains de siége, leur emploi est diversement apprécié des praticiens. Nous partageons tout à fait l'opinion de ceux qui les croyant presque toujours capables de congestionner l'utérus, les prescrivent à une température très peu élévée. On peut de même que les grands bains les charger de principes médicamenteux. Enfin nous mettons les lavemens au nombre des moyens qu'on peut recommander comme chose éminemment utile pour les cas qui nous occupent.

Tel est le résumé des moyens qu'une saine appréciation de la nature générale des ulcérations de l'utérus démontre applicables à leur traitement, et qui, appropriés à l'âge, à la constitution de la malade, au caractère spécial des ulcérations et aux circonstances au milieu desquelles elles ont paru et se sont développées, doivent donner l'espoir fondé de leur guérison.

FIN.

TABLE.

PREMIÈRE PARTIE.

DEUXIÈME PARTIE.

Ulcérations affectant le caractère cancéreux.

TROISIÈME PARTIE.

PREMIÈRE PARTIE.

DES DOUCHES, DES IRRIGATIONS, DES BAINS LOCAUX, DES CATAPLASMES, ETC.

DE LA CAUTÉRISATION DES ULCÉRATIONS UTÉRINES.

DEUXIÈME PARTIE.

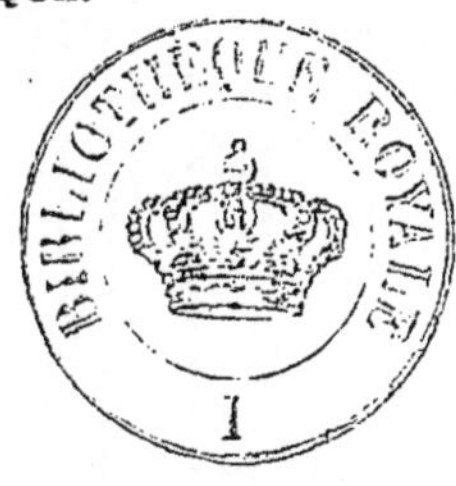

FIN DE LA TABLE.

TABLEAU SYNOPTIQUE

CONTENANT

LE RÉSULTAT ANATOMIQUE DE HUIT CENTS* UTÉRUS DE FEMMES DÉCÉDÉES

DANS LES

HOPITAUX DE PARIS,

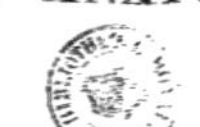

SOIT DE MALADIES DE LA MATRICE, SOIT DE TOUTE AUTRE AFFECTION.

UTÉRUS SAINS.

Sur 800 sujets, 102 utérus sains.

Dans l'état normal, l'utérus offre des différences très tranchées, suivant l'âge, le climat, le tempérament et la plus ou moins grande fécondité des sujets, de manière que le poids de l'organe, l'épaisseur de ses parois, leur consistance varient considérablement.

Le vagin est d'une couleur rose pâle; il est lisse, un peu [illegible], tandis que le col de l'utérus paraît [illegible] et d'un blanc [illegible] rosé. Beaucoup de circonstances font faire varier la longueur, le volume, la forme et la direction de la portion du col qui s'avance dans le vagin.

On a regardé plusieurs fois comme maladie la conséquence de [illegible] ou d'irrégularité ce qui ne tenait qu'à des différences individuelles existant elles-mêmes, tantôt d'une conformation spéciale, tantôt d'un certain degré de [illegible] utérin, tantôt de la saillie formée par le col de l'utérus revêtu plus ou moins haut par la muqueuse du vagin, ou d'autres circonstances aussi insignifiantes.

Le col de l'utérus se montre sous une forme différente chez la femme qui n'a pas encore eu d'enfant et chez celle qui a déjà subi un ou plusieurs accouchemens. Dans le premier cas, le col, arrondi et légèrement pyramidal, se rapproche le plus ordinairement de la forme mamelonnée; il est percé à son centre d'une ouverture ronde plus ou moins étroite; c'est ce que nous nommons col virginal.

Dans le second cas, le col est plus ou moins déformé et aplati : il est plus volumineux; une fente transversale, plus ou moins béante, avec quelque peu d'irrégularité dans ses bords, a remplacé l'espèce de pertuis primitif. C'est ce que nous désignons sous le nom de col maternel. (C.-M. Gibert, médecin de l'hôpital de Lourcine, *Remarques pratiques sur les ulcérations du col de la matrice*, avec figures, Paris, 1837.)

ROUGEUR DANS LES VOIES UTÉRINES.

550 sujets offraient de la rougeur dans l'appareil génital,

SAVOIR :

Rougeur des ovaires	17
— des trompes	35
— de l'hymen	3
— de la cavité utérine	56
— du col	58
— du vagin	30
— de la presque totalité de l'utérus	95

Chez les sujets vivans, on ne peut constater que la rougeur plus ou moins grande du vagin et du col de l'utérus, les autres parties des voies utérines étant hors de la portée de nos investigations.

A l'aide du speculum, il est facile de distinguer ses différens tons, depuis le rose pâle (état normal) jusqu'au rouge foncé, et quelquefois même au brun noirâtre. C'est surtout dans les inflammations de ces parties que la rougeur est plus foncée et qu'on l'observe le plus fréquemment; cependant on la remarque souvent aux époques menstruelles; mais alors elle est peu intense et ne s'étend guère au-delà du tiers supérieur du vagin et va en diminuant de haut en bas.

On rencontre aussi quelquefois dans le vagin des espèces de vergetures, de pétéchies d'un rouge violacé; il est facile de les distinguer par leur couleur et leur peu d'étendue; elles ne produisent par elles-mêmes aucun phénomène morbide.

Quant aux simples rougeurs et aux excoriations accidentelles, leur facile disparition leur donne beaucoup d'analogie avec les petites vésications de la peau; elles sont dues ordinairement à une irritation passagère.

HYPERTROPHIE DE L'UTÉRUS ET DE SES ANNEXES.

166 sujets étaient atteints d'hypertrophie.

30 offraient les marques d'une inflammation qui s'étendait au vagin et aux trompes, lesquelles trompes contenaient un liquide purulo-sanguin.

26 cas étaient compliqués d'ulcérations superficielles du vagin et du museau de tanche, de la cavité du col ou de celle de l'utérus.

2 utérus dont le tissu était d'un rouge vif à plus d'une ligne de profondeur, contenaient une fausse membrane analogue, pour la composition, à la fibrine jaunâtre qu'on trouve dans le cœur de certains sujets.

18 étaient accompagnés de l'occlusion de l'une ou des deux trompes; dans quelques cas, ces dernières offraient les signes d'une violente inflammation et contenaient de la matière purulente, des grumeaux de sang.

13 ont offert des kystes disséminés dans l'utérus, les trompes, les ovaires; la plupart d'entre eux étaient remplis de matière purulente noirâtre ou de grumeaux de sang rouge foncé.

7 utérus contenaient des corps fibreux, dont six très petits; mais le septième pesait à lui seul 200 grammes et était logé dans le côté gauche de la matrice hypertrophiée.

6 sujets offraient les follicules du col de l'utérus très développés et sensibles au toucher les [illegible] d'un ulcère.

42 sujets présentaient le col de l'utérus très développé.

NOTE. — On remarque souvent dans les affections du col de la matrice une augmentation dans le volume de son corps, par simple hypertrophie, sans aucune espèce de lésion organique. Ce phénomène se remarque souvent vingt-quatre heures après la cautérisation du col.

GRANULATIONS DU COL DE L'UTÉRUS.

Sur les 800 sujets soumis à nos investigations, 54 offraient des granulations,

SAVOIR :

15 sur la lèvre antérieure du museau de tanche;

27 sur la lèvre postérieure;

12 sur les deux lèvres du museau de tanche et dans l'orifice même du col.

Les granulations sont des corps arrondis, transparens que l'on rencontre avec ou sans hypertrophie, avec ou sans ulcération, sur le col de l'utérus et même dans son orifice; le plus ordinairement, le museau de tanche est lisse, et les granulations qui le recouvrent lui donnent l'aspect d'une fraise par la rougeur qui accompagne chacune d'elles sur le sujet vivant.

Plusieurs médecins croient avoir observé que les granulations utérines peuvent, dans certains cas, empêcher la fécondation. Ainsi, M. Chomel, ainsi M. Émery, médecin à l'hôpital Saint-Louis, ont vu des jeunes femmes qui, après plusieurs mois de mariage passés sans concevoir, étaient venues les consulter à l'effet de savoir s'il n'y avait aucun remède à apporter à leur stérilité; et, en les examinant, on trouvait de légères granulations du col utérin, accompagnées de gonflement du col, ce qui expliquait comment, à cause de l'obstruction momentanée des voies utérines, les spermatozoaires ne pouvaient aller féconder les ovules. M. Émery eut, dans un cas, la satisfaction de voir une jeune femme qui avait été longtemps stérile concevoir aussitôt après que, par un traitement approprié, il eut fait disparaître l'affection du col utérin. (Dr Dumont, *Thèse inaugurale*, 1838.)

FAUSSES MEMBRANES

DANS LE VAGIN, L'UTÉRUS, LES TROMPES.

1° Fausse membrane inflammatoire tapissant le vagin et l'utérus en tout ou en partie	8
2° Fausse membrane inflammatoire fermant le vagin	5
3° *Idem* fermant le col de l'utérus à une hauteur variable	13
4° *Idem* fermant les deux trompes à la fois ou seulement l'une d'elles	20
	46

DANS LE PETIT BASSIN.

On rencontre presque toujours des fausses membranes dans le petit bassin des femmes qui ont dépassé l'âge de trente ans; mais en ne considérant ces produits de l'inflammation que comme causes premières de l'obliquité de l'utérus, de l'antéversion ou de la rétroversion de cet organe, ou des adhérences quelconques de la matrice et de ses annexes, nous trouvons sur 800 sujets, 70 cas remarquables,

SAVOIR :

1° Fausses membranes partant de l'utérus et se portant aux divers points du petit bassin et des organes qu'il contient 36

Dont il est résulté :

11 obliquités,
1 antéroversion.
3 rétroversions.

2° Fausses membranes de divers points de l'utérus aux ovaires 14
Aux trompes 12
Aux ligamens larges 8

Dans le mémoire que nous allons publier sur les déviations de l'utérus, nous démontrerons combien il est important de s'assurer si cet organe n'a pas contracté des adhérences dans le petit bassin, avant de le refouler, comme on le fait quelquefois, assez brusquement de bas en haut, pour introduire des pessaires; car, dans ces cas, on pourrait donner lieu à des ruptures qui amèneraient infailliblement des accidens inflammatoires très graves.

ULCÉRATIONS, ULCÈRES.

84 sujets atteints d'ulcérations ou d'ulcères offraient cette particularité, que le nombre des ulcères s'élevait à 51

Tandis que celui des ulcérations ne montait qu'à 33

ULCÉRATIONS.

Du vagin	12
Du vagin et du col de l'utérus tout à la fois	6
Du col	11
De la cavité du corps	4

ULCÈRES.

Du vagin communiquant dans le rectum, la vessie, le petit bassin	15
Du vagin et du col avec perforation et destruction du col	12
De la cavité du corps	2

Ulcérations ou ulcères ayant leur siége dans des vésicules ou kystes des ovaires 3

Autres altérations pathologiques trouvées sur les 84 sujets atteints d'ulcères ou d'ulcérations.

1° Allongement des parois du col	6
2° Granulations développées, soit sur l'une ou l'autre des lèvres du museau de tanche, ou sur les deux à la fois	12
3° Atrophie des ovaires	6
4° Calculs dans les trompes	2
5° Corps fibreux ou osseux	5
6° Excroissances sur la muqueuse utéro-vaginale	14
7° Courbures diverses de l'utérus	4
8° Polypes de la cavité utérine (petits en général)	12
9° Kystes contenant de la sérosité, du pus, du mucus, du sang	15
10° Masses cancéreuses situées soit dans le tissu cellulaire environnant, soit dans le méso-colon, le méso-rectum, etc.	8

ATROPHIE DE L'UTÉRUS ET DE SES ANNEXES.

Sur 800 sujets, nous avons trouvé 48 cas d'atrophie à un degré prononcé,

SAVOIR :

18 avaient les deux trompes ou quelquefois l'une d'elles non injectables, soit par l'effet de leur oblitération vers le corps de la matrice, par l'agglutination des franges avec l'ovaire ou entre elles, enfin par l'influence de ces deux causes à la fois;

11 avaient des kystes séreux fort petits, soit dans les trompes ou les ovaires;

8 avaient dans l'utérus des corps fibreux ou cartilagineux du volume d'un petit haricot à celui d'une noix;

5 offraient des signes de phlogose, principalement dans le vagin;

4 dans un état d'obésité extraordinaire, présentaient un grand degré d'atrophie de l'utérus;

1 avait tout le col de la matrice transformé en une substance grasse;

1 avait la cavité du col séparée de celle de l'utérus par une fausse membrane.

De ces 48 sujets,

14 avaient tous les signes de la virginité;
32 n'avaient pas eu d'enfans;
2 en avaient eu un.

Les affections pathologiques qui accompagnent l'atrophie de l'utérus sont, d'après leur fréquence :

1° La stérilité;

2° La présence de l'hymen, l'étroitesse du vagin;

3° L'oblitération d'une ou des deux trompes;

4° La présence de petits kystes séreux;

5° Celle de corps fibreux;

6° L'inflammation, qui, cependant, est très rare dans l'utérus même;

7° Le défaut de règles;

8° La transformation du col en stéarine.

* 500 par [illegible], 2e édition de son ouvrage publié en 1828; — 300 par [illegible] et Pichard, Paris inédit.

PLANCHES.

PLANCHE I.

UTÉRUS ET VAGIN CHEZ UNE FEMME QUI N'AVAIT PAS EU D'ENFANT.

(Grandeur naturelle.)

A. — Corps de l'utérus.

B. — Col de la matrice.

C. — Museau de tanche.

D. — Coupe du vagin dans toute son étendue.

E. — Entrée de la vulve.

F. — Grandes et petites lèvres.

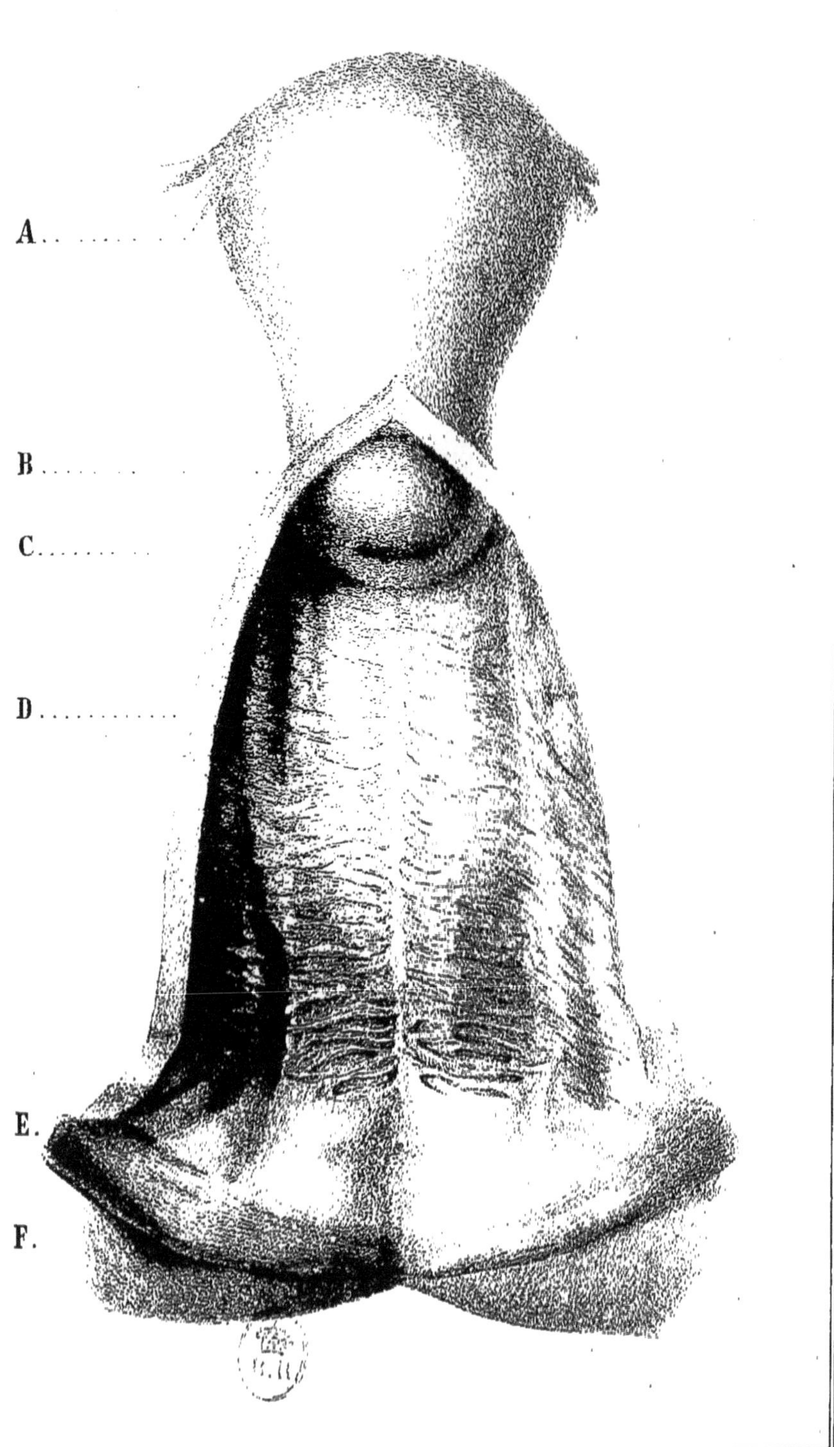
A
B
C
D
E
F

PLANCHE II.

COLS DE L'UTÉRUS A L'ÉTAT NORMAL.

(Grandeur naturelle.)

FIGURE UNE.

Chez la fille avant la puberté.

FIGURE DEUX.

Chez la fille nubile.

FIGURE TROIS.

Chez la femme qui n'a pas eu d'enfant.

FIGURE QUATRE.

Chez la femme qui a eu un enfant.

FIGURE CINQ.

Chez la femme qui a été plusieurs fois mère.

Fig. 1.

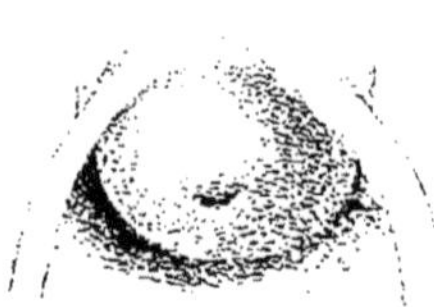

Fig. 2.

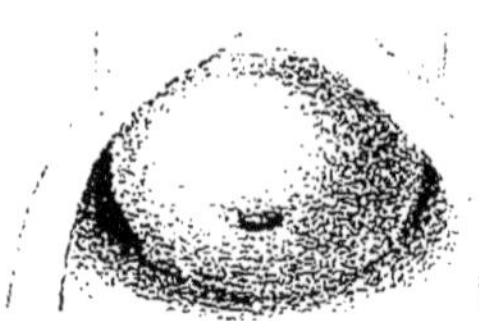

Fig. 3.

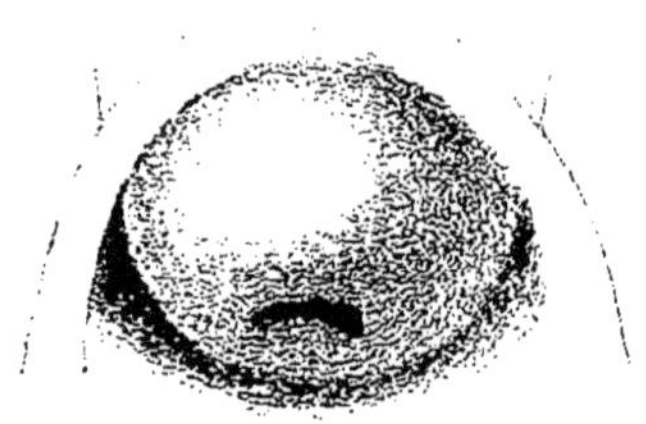

Fig. 4.

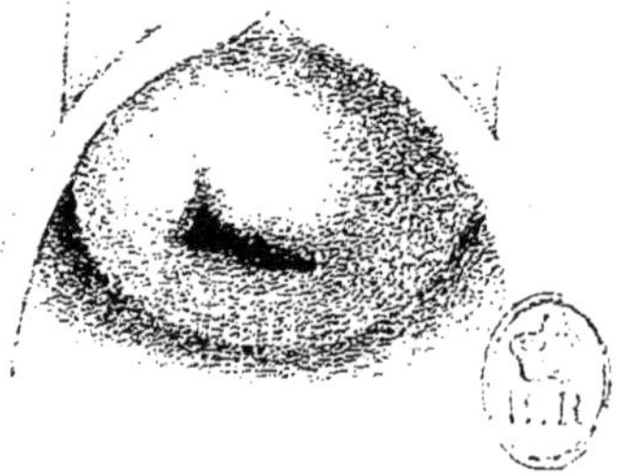

Fig. 5.

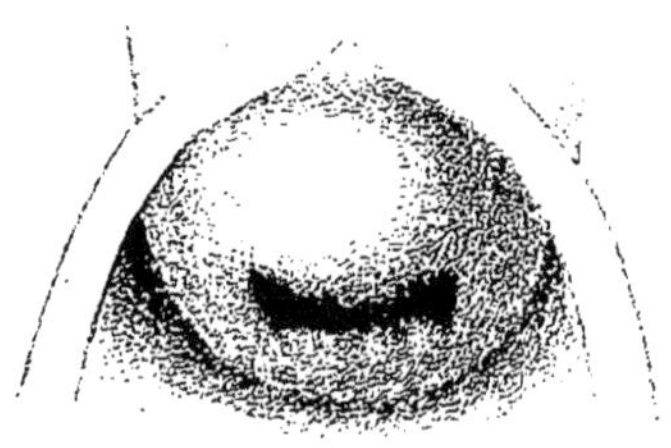

PLANCHE III.

LÉSIONS PAR LESQUELLES COMMENCENT CERTAINES ULCÉRATIONS DU COL DE L'UTÉRUS.

FIGURE UNE.

Congestions sanguines qui se remarquent sur le col à l'approche ou à la suite des règles, ou après des excès vénériens.

FIGURE DEUX.

Points rougeâtres sur le col de l'utérus, précédant l'ulcération.

FIGURE TROIS.

Col de l'utérus couvert de vésicules milliaires.

FIGURE QUATRE.

Col de l'utérus couvert de phlictaines.

FIGURE CINQ.

Col de l'utérus couvert d'un lacis de vaisseaux en relief.

FIGURE SIX.

Granulations simples sans ulcérations.

Fig. 1.

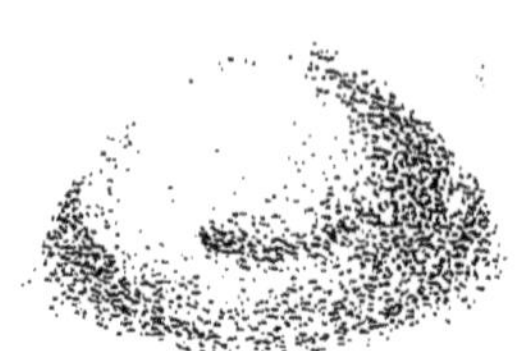

Fig. 2.

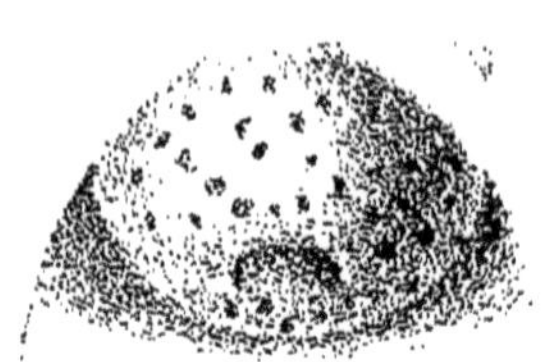

Fig. 3.

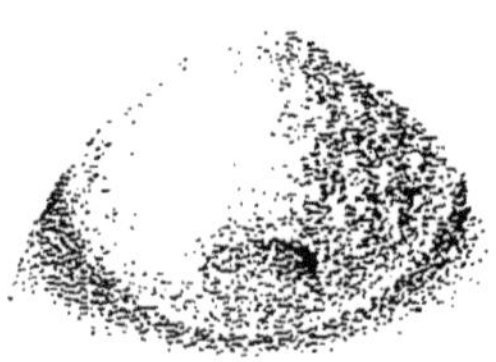

Fig. 4.

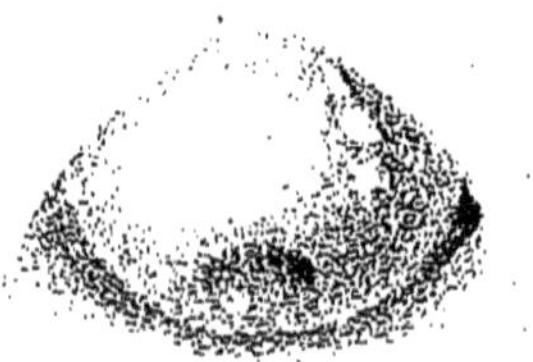

Fig. 5.

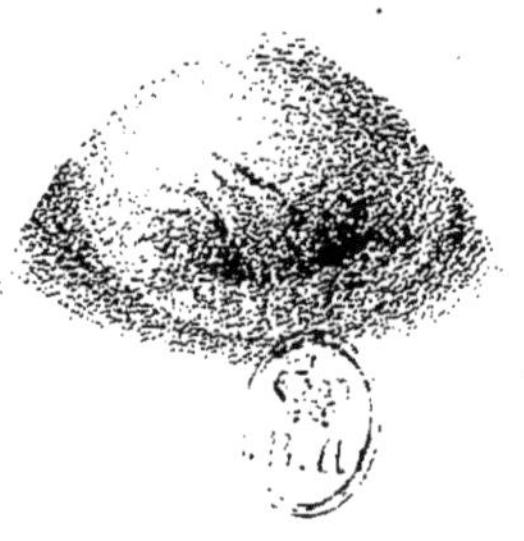

Fig. 6.

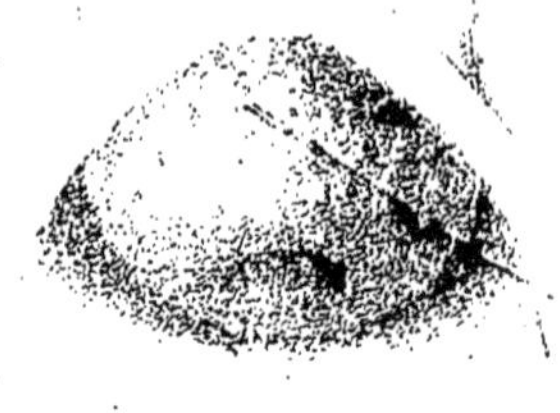

PLANCHE IV.

ULCÉRATIONS SUPERFICIELLES DU COL DE LA MATRICE.

FIGURE UNE.

Col de l'utérus (grandeur nature).

Légère ulcération de la lèvre postérieure.

FIGURE DEUX.

Col de la matrice (grandeur nature).

Ulcérations sur les deux lèvres pénétrant dans l'orifice vaginal de l'utérus.

FIGURE TROIS.

Col de l'utérus (tuméfié).

Son épithelium presque totalement enlevé.

FIGURE QUATRE.

Congestion sanguine du col de l'utérus.

Ulcérations superficielles des bords de son orifice.

FIGURE CINQ.

Tuméfaction du col de la matrice.

Ulcérations très étendues, écoulement blennorrhagique très abondant.

Fig. 1.

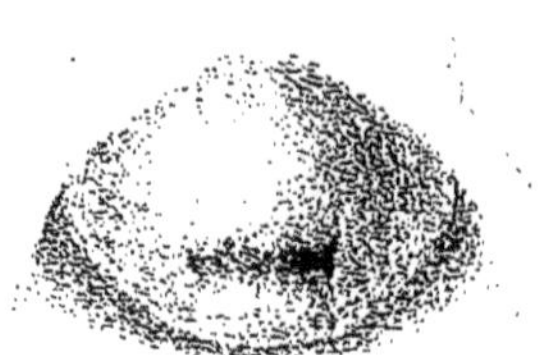

Fig. 2.

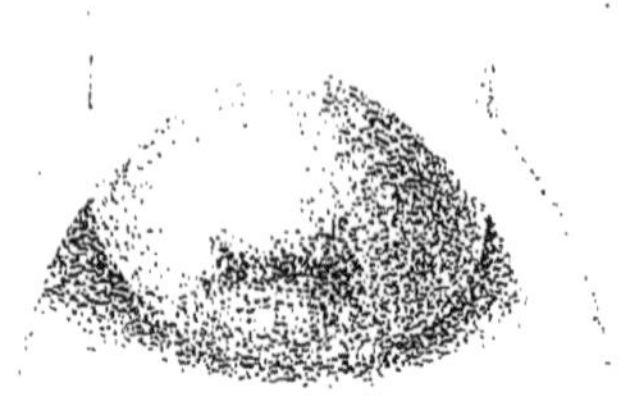

Fig. 3.

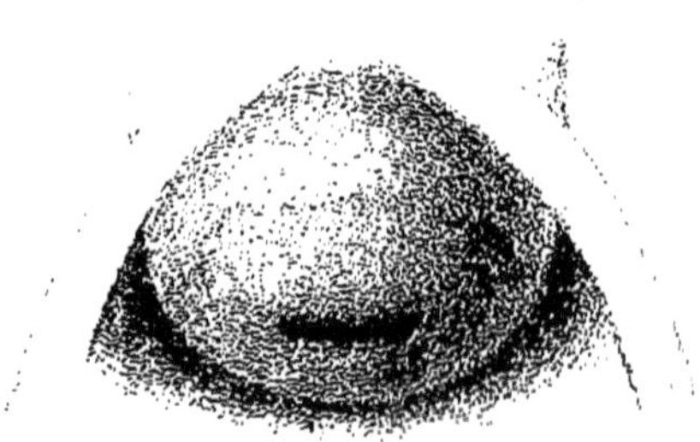

Fig. 4.

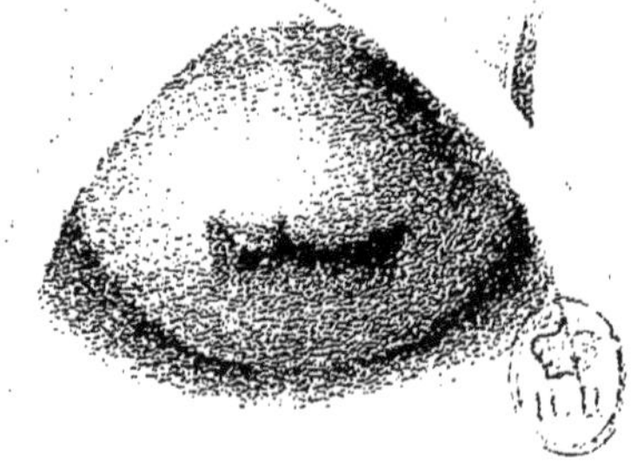

Fig. 5.

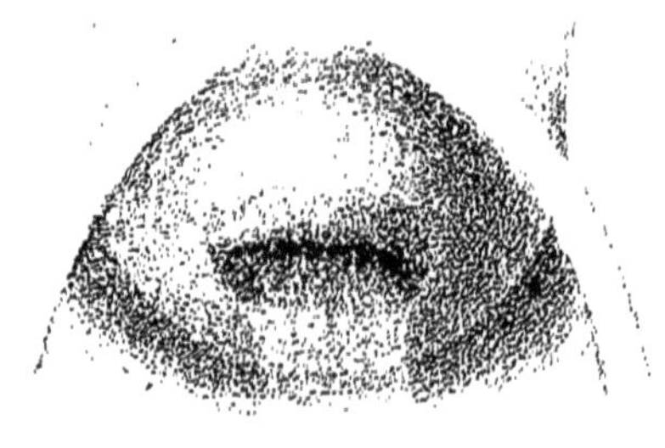

PLANCHE V.

ULCÉRATIONS PROFONDES DU COL DE LA MATRICE.

FIGURE UNE.

Ulcération profonde avec granulations.

FIGURE DEUX.

Ulcération fongueuse.

FIGURE TROIS.

Ulcération calleuse.

FIGURE QUATRE.

Ulcération variqueuse.

Fig. 1.

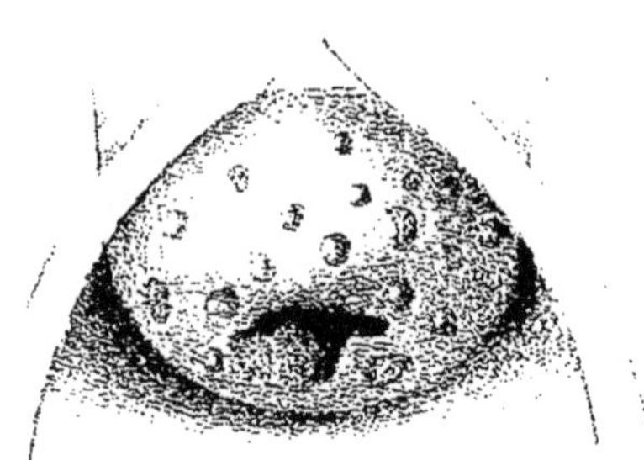

Fig. 2.

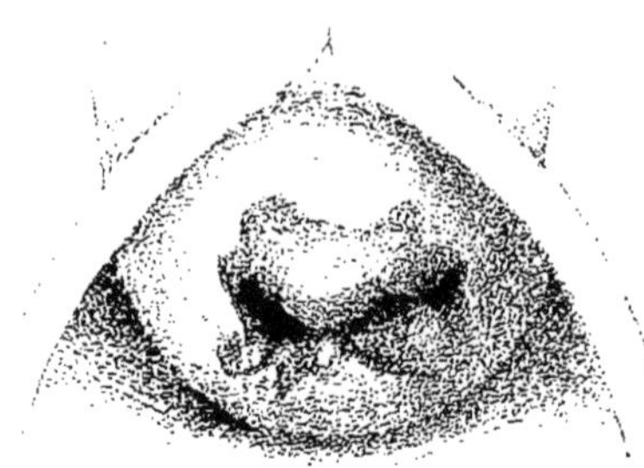

Fig. 3.

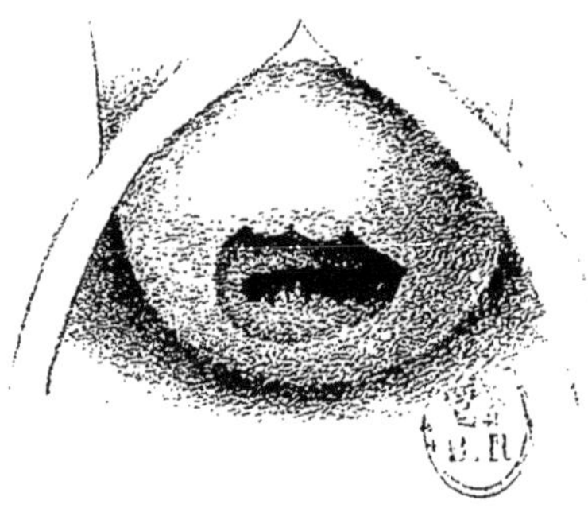

Fig. 4.

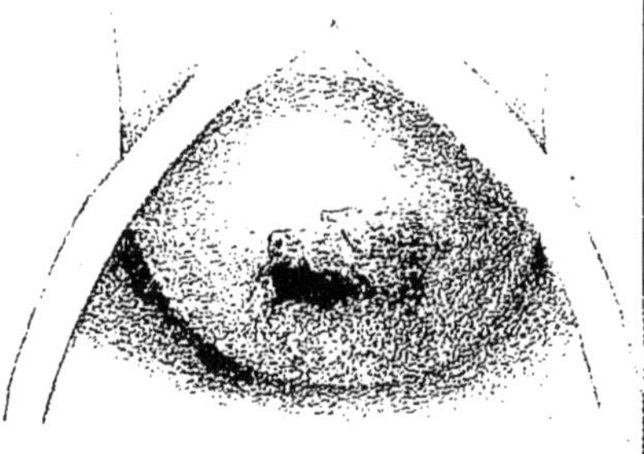

PLANCHE VI.

ULCÈRES DU COL DE L'UTÉRUS.

FIGURE UNE.

Ulcère cancéreux, chancreux ou cancroïde.

FIGURE DEUX.

Ulcère syphilitique profond.

FIGURE TROIS.

Cancer ulcéré.

FIGURE QUATRE.

Engorgement tuberculeux ulcéré.

Fig. 1.

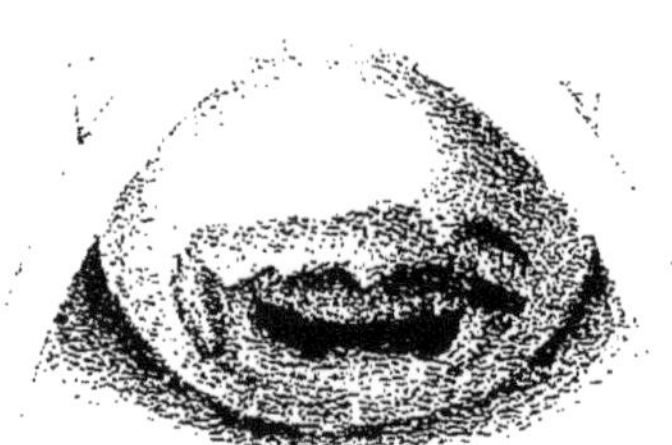

Fig. 2.

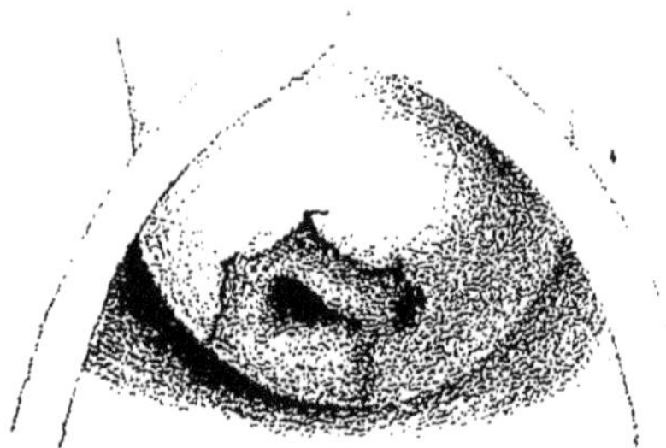

Fig. 3.

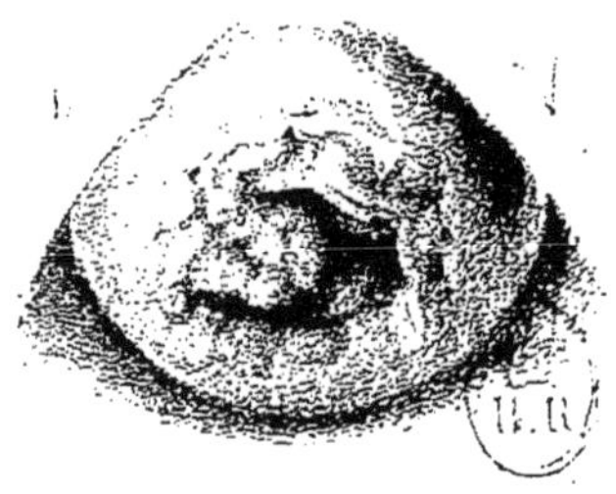

Fig. 4.

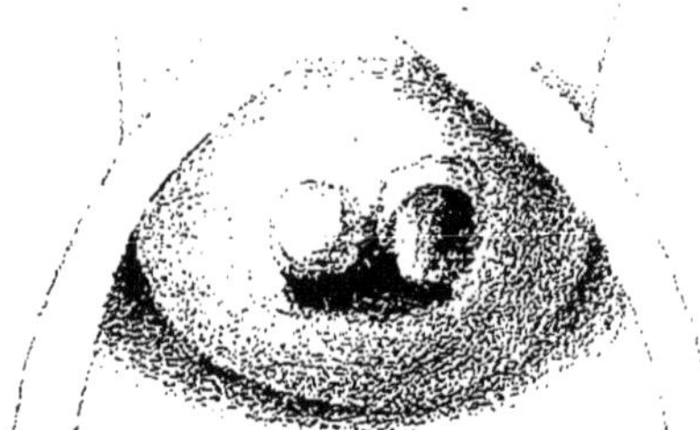

PLANCHE VII.

MÉTRO-THERME CREUSTON.

(Tiers de la grandeur de l'instrument.)

A. — Matras en verre.

B. — Col long et conique.

C. — Tubulure.

D. — Bouchon en liége.

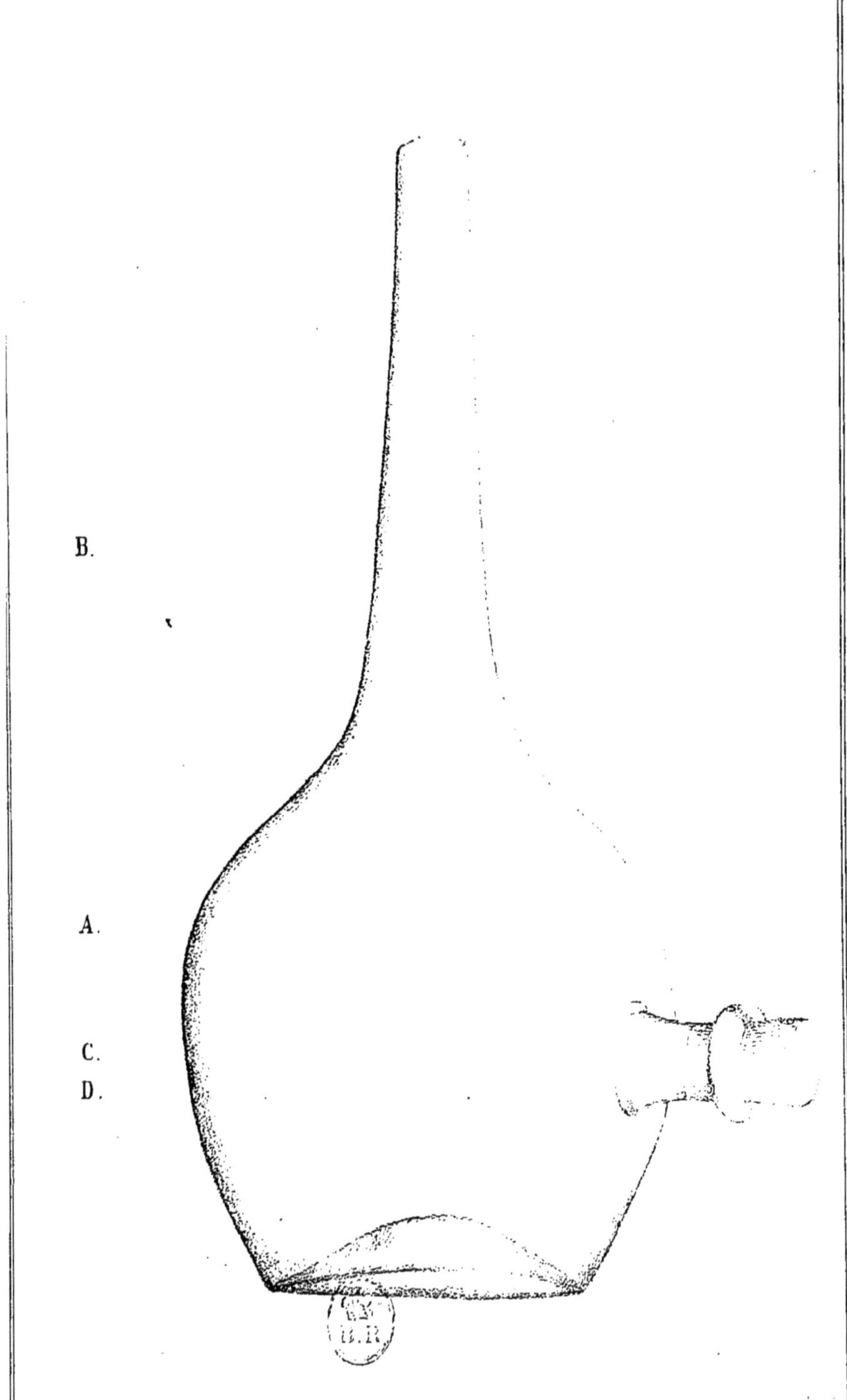
B.
A.
C.
D.

PLANCHE VIII.

UTÉRO-THERME PICHARD.

(Tiers de la grandeur de l'instrument.)

A. — Embout en gomme élastique en forme de spéculum, s'adaptant à l'instrument.

B. — Orifice de l'embout variable dans son diamètre.

C. — Robinet en métal ou en buis.

D. — Matras en verre dont le col a été tronqué pour être adapté au robinet.

E. — Tubulure.

F. — Bouchon en liége.

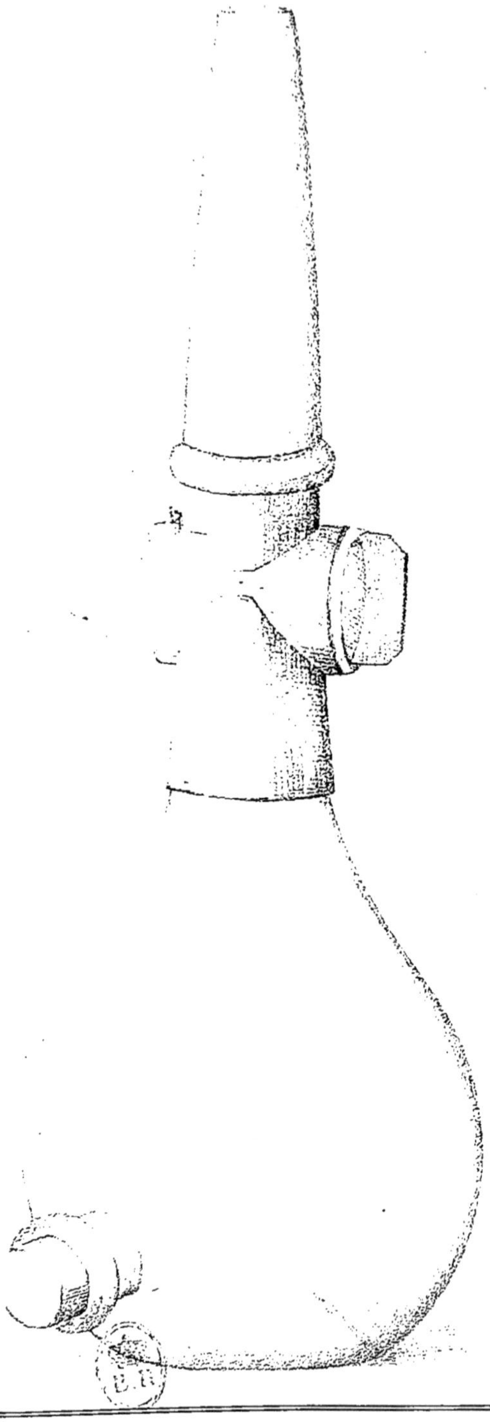

B.

A.

C.

D.

E.

F.

www.ingramcontent.com/pod-product-compliance
Ingram Content Group UK Ltd.
Pitfield, Milton Keynes, MK11 3LW, UK
UKHW021840190726
13855UKWH00001B/65